国家卫生健康委员会"十四五"规划教材

全国高等学校教材

供医学检验技术专业用

临床寄生虫学检验技术

主　　编　郑峻松

副 主 编　湛孝东　张　浩

数 字 主 编　湛孝东

数字副主编　郑峻松　张　浩

人民卫生出版社

·北 京·

图书在版编目（CIP）数据

临床寄生虫学检验技术 / 郑峻松主编. -- 北京：
人民卫生出版社，2025.2. --（全国高等学校医学检验
专业第七轮暨医学检验技术专业第二轮规划教材）.
ISBN 978-7-117-37674-7

Ⅰ. R530.4

中国国家版本馆 CIP 数据核字第 202584CF35 号

人卫智网　**www.ipmph.com**　医学教育、学术、考试、健康，
　　　　　　　　　　　　　　　购书智慧智能综合服务平台
人卫官网　**www.pmph.com**　人卫官方资讯发布平台

临床寄生虫学检验技术
Linchuang Jishengchongxue Jianyan Jishu

主　　编：郑峻松
出版发行：人民卫生出版社（中继线 010-59780011）
地　　址：北京市朝阳区潘家园南里 19 号
邮　　编：100021
E - mail：pmph @ pmph.com
购书热线：010-59787592　010-59787584　010-65264830
印　　刷：天津善印科技有限公司
经　　销：新华书店
开　　本：850×1168　1/16　印张：14
字　　数：376 千字
版　　次：2025 年 2 月第 1 版
印　　次：2025 年 4 月第 1 次印刷
标准书号：ISBN 978-7-117-37674-7
定　　价：55.00 元
打击盗版举报电话：010-59787491　E-mail：WQ @ pmph.com
质量问题联系电话：010-59787234　E-mail：zhiliang @ pmph.com
数字融合服务电话：4001118166　E-mail：zengzhi @ pmph.com

编委名单

编　委（以姓氏笔画为序）

丁淑琴　宁夏医科大学

马　莹　四川大学华西医院

王　蓉　天津医科大学

王立富　广州医科大学

方　强　蚌埠医科大学

尹飞飞　海南医科大学

刘丽梅　北华大学

闫立志　南方医科大学南方医院

李士根　济宁医学院

杨胜辉　湖南中医药大学

宋广忠　杭州医学院

张　浩　齐齐哈尔医学院

陈盛霞　江苏大学医学院

郑峻松　陆军军医大学

曹　喻　遵义医科大学附属医院

彭礼飞　广东医科大学

韩　甦　江南大学无锡医学院

湛孝东　皖南医学院

樊春红　北京大学人民医院

编写秘书　李承红　陆军军医大学

数字编委

新形态教材使用说明

新形态教材是充分利用多种形式的数字资源及现代信息技术,通过二维码将纸书内容与数字资源进行深度融合的教材。本套教材全部以新形态教材形式出版,每本教材均配有特色的数字资源,读者阅读纸书时可以扫描二维码,获取数字资源。

获取数字资源的步骤

❶ 扫描封底红标二维码,获取图书"使用说明"。

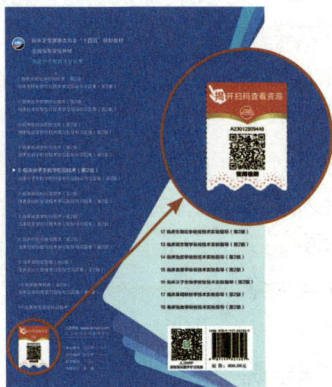

❷ 揭开红标,扫描绿标激活码,注册/登录人卫账号获取数字资源。

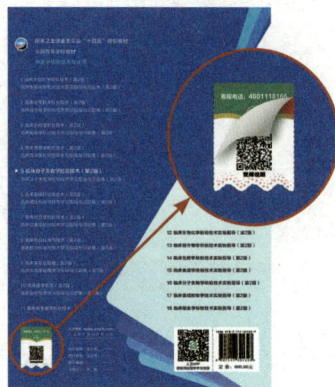

❸ 扫描书内二维码或封底绿标激活码随时查看数字资源。

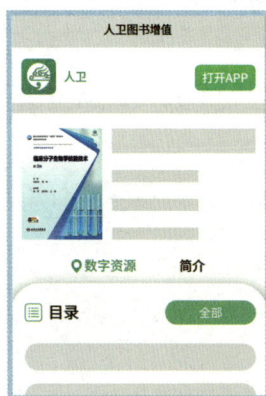

❹ 登录 zengzhi.ipmph.com 或下载应用体验更多功能和服务。

扫描下载应用

客户服务热线 400-111-8166

读者信息反馈方式

欢迎登录"人卫e教"平台官网"medu.pmph.com",在首页注册登录后,即可通过输入书名书号或主编姓名等关键字,查询我社已出版教材,并可对该教材进行读者反馈、图书纠错、撰写书评以及分享资源等。

全国高等学校医学检验专业第七轮暨医学检验技术专业第二轮规划教材修订说明

我国高等医学检验专业建设始于20世纪80年代初，人民卫生出版社于1989年出版了第一套医学检验专业规划教材，共5个品种。至2012年出版的第五轮医学检验专业规划教材，已经形成由理论教材与配套实验指导和习题集组成的比较成熟的教材体系。2012年，教育部对《普通高等学校本科专业目录》进行了调整，将医学检验专业（五年制）改为医学检验技术专业（四年制），隶属医学技术类，授予理学学士学位。人民卫生出版社于2013年启动了新一轮教材的编写，在2015年推出了全国高等学校医学检验专业第六轮暨医学检验技术专业第一轮规划教材，对医学检验技术专业的发展起到了非常关键的引领和规范作用。

进入新时代，在推进健康中国建设，从"以治病为中心"向"以健康为中心"的转变过程中，医学检验技术专业的发展面临更多机遇与挑战。《国务院办公厅关于加快医学教育创新发展的指导意见》中明确指出，要推进医工、医理、医文学科交叉融合，加强"医学+X"多学科背景的复合型创新拔尖人才培养。党的二十大报告也提出，要加强基础学科、新兴学科、交叉学科建设。医学检验技术属于典型的交叉学科，医工、医理结合紧密，发展迅速，学科内容不断扩增，社会需求不断增加，目前开设本专业的本科院校已增加到160余所，广大院校对教材建设也提出了新需求。

为促进教育、科技、人才一体化发展，人民卫生出版社在与教育部高等学校教学指导委员会医学技术类专业教学指导委员会、全国高等医学院校医学检验专业校际协作理事会联合对第一轮医学检验技术专业规划教材的使用情况进行广泛调研的基础上，启动全国高等学校医学检验专业第七轮暨医学检验技术专业第二轮规划教材的编写修订工作。

本轮教材的修订和编写特点如下：

1. 坚持立德树人，满足社会需求　从教材顶层设计到编写的各环节，始终坚持面向需求凝炼教材内容，以立德树人为根本任务，以为党育人、为国育才为根本目标。在专业内容中有机融入思政元素，体现我国医学检验学科40多年取得的辉煌成就，培育具有爱国、创新、求实、奉献精神的医学检验技术专业人才。

2. 优化教材体系，服务学科建设　为了更好地适应医学检验技术专业教育教学改革，体现学科特点，提升专业人才培养质量，本轮教材将原作为理论教材配套的实验指导类教材纳入规划教材体系，突出本专业的技术属性；第一轮教材将医学检验专业规划教材中的《临床寄生虫检验》相关内容并入《临床基础检验学技术》，根据调研反馈意见，本轮另编《临床寄生虫学检验技术》，以适应院校教学实际需要。

3. 坚持编写原则，打造精品教材　本轮教材编写立足医学检验技术专业四年制本科教育，坚持教材"三基"（基础理论、基本知识、基本技能）、"五性"（思想性、科学性、先进性、启发性、适用性）和"三特定"（特定目标、特定对象、特定限制）的编写原则。严格控制纸质教材字数，突出重点；注重内容整体优化，尽量避免套系内教材内容的交叉重复；提升全套教材印刷质量，全彩教材使用便于书写、不反光的纸张。

4. 建设新形态教材，服务数字化转型　为进一步满足医学检验技术专业教育数字化需求，更好地实现理论与实践结合，本轮教材采用纸质教材与数字内容融合出版的形式，实现教材的数字化开发，全面推进新形态教材建设。根据教学实际需求，突出医学检验学科特色资源建设、支持教学深度应用，有效服务线上教学、混合式教学等教学模式，推进医学检验技术专业的智慧智能智育发展。

全国高等学校医学检验专业第七轮暨医学检验技术专业第二轮规划教材共18种，均为国家卫生健康委员会"十四五"规划教材。将于2025年出版发行，数字内容也将同步上线。希望广大院校在使用过程中能多提供宝贵意见，反馈使用信息，为第三轮教材的修订工作建言献策，提高教材质量。

主编简介

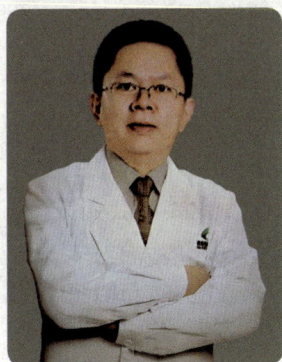

郑峻松

陆军军医大学药学与检验医学系临床检验与野战检验教研室主任,教授,博士研究生导师,博士后合作导师。日本浜松医科大学光量子医学研究所高级访问学者。担任国际分子诊断医学委员会委员、教育部高等学校医学技术类专业教学指导委员会委员、全国普通高等学校本科教育教学评估专家、中国医学装备协会检验医学分会常务委员、解放军医学检验专业委员会委员、科技部科技成果评审专家组专家等学术职务。

长期从事表观遗传 DNA 和 RNA 甲基化分析、病原体感染快速检验以及军事检验医学关键技术研究,先后主持国家自然科学基金,军队"十二五"重点专项、"十三五"重大专项,重庆市基础研究与前沿探索重点专项等科研课题 20 余项,在 *ACS AMI*、*Theranostics* 等发表研究论文 70 余篇;主编、副主编《军事检验医学》《应急检验学》《临床基础检验学》等教材和专著 10 余部。先后荣获总后勤部精品课程、重庆市一流本科课程、中华医学会教育技术优秀成果奖一等奖、军队院校育才奖、陆军军医大学红医名师等表彰奖励。

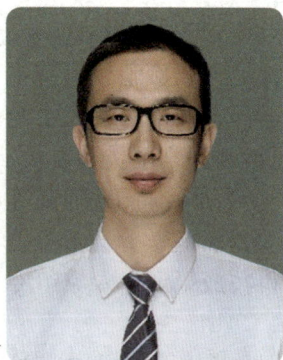

湛孝东

　　博士，教授，皖南医学院科研处副处长，硕士研究生导师，医学寄生虫学教研室主任，全国党建工作样板支部书记，省高校"双带头人"教师党支部书记工作室负责人。安徽省医学会热带病与寄生虫学分会委员，安徽省预防医学会第六届医学寄生虫学专业委员会委员，芜湖欧美同学会理事，《中国热带医学》《医学动物防制》杂志青年编委。

　　从事教学科研工作17年，主要研究方向为螨性疾病与防控。先后主持省级科研项目5项，省级教研项目3项。以第一作者或通信作者发表论文40余篇，授权国家发明专利3项，制定团体标准1项。主编或参编教材和专著20余部。获安徽省教学成果奖二等奖1项。

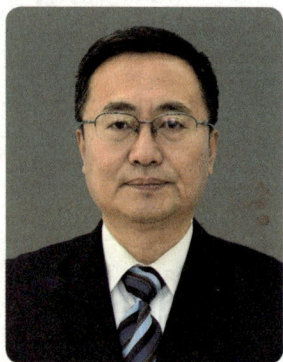

张　浩

　　齐齐哈尔医学院教授，厦门大学博士、苏州大学博士后，硕士研究生导师，学院教学名师。齐齐哈尔医学院医学技术学院党委委员、副院长，医学检验技术专业负责人，省一流专业建设点负责人，病原生物学校级优秀教学团队带头人，黑龙江省医学会热带病与寄生虫病分会专业委员会委员、齐齐哈尔市医学检验技术教育学会副理事长等。

　　从事教学科研工作34年，主持完成黑龙江省高等教育教学改革研究项目等教研项目6项，主持完成黑龙江省自然科学基金项目等科研项目8项。参编教材专著20余部，发表论文34篇。指导学生获黑龙江省大学生生命科学竞赛二等奖2次。

前　言

　　2012年，教育部对医学类本科专业目录进行了修订调整，原有的医学检验专业调整为医学检验技术专业。全国高等医学院校依据新的专业目录，重新调整和制定了四年制医学检验技术专业的培养目标和教学计划。在全国高等医药院校医学检验技术专业规划教材建设指导委员会的指导下，组成《临床寄生虫学检验技术》编写团队。本次编写出版的《临床寄生虫学检验技术》是四年制医学检验技术本科专业规划教材，针对新的专业培养目标内涵，在继承医学检验专业规划教材《临床寄生虫学检验》（第4版）所涵盖的学科主体内容基础上，重点梳理和编写了涉及寄生虫感染、防治所依托的临床检验技术，强调对检验技术的理解和掌握。

　　本次修订，我们按照"三基""五性"的编写要求，注重教材内容的经典性、实用性、新颖性、权威性和兼容性的有机统一。同时，为便于学生学习记忆和实验室检查，对于各种寄生虫病及其检验的阐述，仍然以寄生虫在人体的主要寄生部位为序。在此基础上，我们将寄生虫感染的检验技术做了梳理归纳，独立编写了寄生虫病病原学检验技术、寄生虫病免疫学检验技术和寄生虫病分子生物学检验技术，并系统介绍技术方法、技术应用和方法学评价。在寄生虫病分子生物学检验技术中，介绍了近年来快速发展的核糖体序列检测、线粒体DNA检测、基因芯片技术和高通量测序技术等在寄生虫感染诊断中的应用，突出了对新的检测技术的技能培养。

　　全书共分13章，含常见人体寄生虫种类及其病原学、免疫学和分子生物学检验技术，内容严谨规范，简明扼要，重点突出。本教材既适合医学检验技术和卫生检验与检疫专业的本科教学使用，也可作为临床医师、社区医疗和疾控防疫人员的参考用书。本教材同时附有素材丰富的数字内容，可结合理论教材配套使用。

　　教材编写过程中，书中插图得到了皖南医学院湛孝东教授、南方医科大学闫立志副教授、遵义医科大学曹喻教授和佛山大学医学部龚道元教授的鼎力支持。同时，《临床寄生虫学检验》（第4版）的编写专家和国内外同行的关心与建议，也是本教材编写的重要参考，在此一并表示最衷心的感谢！

　　全体编写人员尽管倾心竭力为本教材进行了认真细致的修订，但由于时间紧、编者的水平及经验有限，瑕疵或不妥之处在所难免，恳请批评指正，以便再版参考。

2024 年 7 月 15 日

目 录

第一章 总论 ·· 1
　第一节 寄生虫病对人类健康的危害 ··························· 1
　第二节 寄生现象与寄生虫病 ······································ 2
　　一、生物种间的几种关系 ······································ 2
　　二、寄生虫的生活史 ·· 3
　第三节 寄生虫的分类 ··· 3
　第四节 寄生虫与宿主的相互作用 ······························ 5
　　一、寄生虫对宿主的影响 ······································ 5
　　二、宿主对寄生虫的影响 ······································ 5
　第五节 寄生虫感染的特点 ··· 6
　　一、带虫者、慢性感染和隐性感染 ························· 6
　　二、多寄生现象 ·· 6
　　三、幼虫移行症 ·· 6
　　四、异位寄生 ··· 6
　第六节 寄生虫感染的免疫 ··· 7
　　一、寄生虫抗原 ·· 7
　　二、寄生虫免疫逃避的机制 ··································· 7
　　三、寄生虫感染宿主免疫应答的特点 ······················ 8
　　四、超敏反应 ··· 8
　第七节 寄生虫病的流行与防治 ··································· 9
　　一、流行的基本环节 ·· 9
　　二、流行因素 ·· 10
　　三、流行特点 ·· 10
　　四、寄生虫病的防治进展及挑战 ···························· 10
　第八节 寄生虫感染的诊断 ·· 12
　　一、临床诊断 ·· 12
　　二、实验室检查 ··· 12
　第九节 临床寄生虫学检验技术 ··································· 13
　　一、寄生虫学检验技术应用范畴 ···························· 13
　　二、检验技术在寄生虫病防治中的作用 ··················· 14
　　三、现代临床寄生虫学检验技术发展方向 ················ 14

第二章 消化道寄生虫 ·· 16
　第一节 似蚓蛔线虫 ··· 17

第二节　十二指肠钩口线虫和美洲板口线虫 …………………………………… 19

第三节　毛首鞭形线虫 ……………………………………………………………… 23

第四节　蠕形住肠线虫 ……………………………………………………………… 24

第五节　粪类圆线虫 ………………………………………………………………… 26

第六节　其他人体消化道寄生线虫 ………………………………………………… 28

　　　　一、东方毛圆线虫 ………………………………………………………… 28

　　　　二、艾氏小杆线虫 ………………………………………………………… 29

第七节　猪巨吻棘头虫 ……………………………………………………………… 29

第八节　布氏姜片吸虫 ……………………………………………………………… 31

第九节　异形吸虫 …………………………………………………………………… 33

第十节　棘口吸虫 …………………………………………………………………… 34

第十一节　带绦虫 …………………………………………………………………… 35

　　　　一、链状带绦虫 …………………………………………………………… 35

　　　　二、肥胖带绦虫 …………………………………………………………… 39

　　　　三、亚洲带绦虫 …………………………………………………………… 41

第十二节　膜壳绦虫 ………………………………………………………………… 42

　　　　一、微小膜壳绦虫 ………………………………………………………… 42

　　　　二、缩小膜壳绦虫 ………………………………………………………… 44

第十三节　其他消化道寄生绦虫 …………………………………………………… 45

　　　　一、阔节裂头绦虫 ………………………………………………………… 45

　　　　二、犬复孔绦虫 …………………………………………………………… 46

　　　　三、西里伯瑞列绦虫 ……………………………………………………… 46

第十四节　溶组织内阿米巴 ………………………………………………………… 47

第十五节　蓝氏贾第鞭毛虫 ………………………………………………………… 53

第十六节　结肠小袋纤毛虫 ………………………………………………………… 55

第十七节　隐孢子虫 ………………………………………………………………… 57

第十八节　其他消化道寄生原虫 …………………………………………………… 59

　　　　一、人芽囊原虫 …………………………………………………………… 59

　　　　二、贝氏等孢球虫 ………………………………………………………… 60

　　　　三、齿龈内阿米巴 ………………………………………………………… 61

　　　　四、人毛滴虫 ……………………………………………………………… 62

第三章　肝脏与胆管寄生虫 ………………………………………………………… 64

第一节　肝毛细线虫 ………………………………………………………………… 64

第二节　华支睾吸虫 ………………………………………………………………… 66

第三节　肝片形吸虫 ………………………………………………………………… 69

第四节　细粒棘球绦虫 ……………………………………………………………… 71

第五节　多房棘球绦虫 ……………………………………………………………… 75

第四章　脉管系统寄生虫 …………………………………………………………… 78

第一节　班氏吴策线虫和马来布鲁线虫 …………………………………………… 78

第二节　日本血吸虫 ………………………………………………………………… 85

　　　　附：尾蚴性皮炎 ………………………………………………………… 95
　　第三节　疟原虫 ………………………………………………………………… 96
　　第四节　利什曼原虫 …………………………………………………………… 105
　　第五节　锥虫 …………………………………………………………………… 109
　　　　一、布氏锥虫 …………………………………………………………… 109
　　　　二、枯氏锥虫 …………………………………………………………… 111
　　第六节　巴贝虫 ………………………………………………………………… 113

第五章　神经系统寄生虫 …………………………………………………………… 115
　　第一节　广州管圆线虫 ………………………………………………………… 115
　　第二节　致病性自生生活阿米巴 ……………………………………………… 117

第六章　皮肤与组织寄生虫 ………………………………………………………… 120
　　第一节　旋毛形线虫 …………………………………………………………… 120
　　第二节　麦地那龙线虫 ………………………………………………………… 124
　　第三节　美丽筒线虫 …………………………………………………………… 125
　　第四节　异尖线虫 ……………………………………………………………… 126
　　第五节　斯氏并殖吸虫 ………………………………………………………… 127
　　第六节　曼氏迭宫绦虫 ………………………………………………………… 128
　　第七节　刚地弓形虫 …………………………………………………………… 129
　　第八节　肉孢子虫 ……………………………………………………………… 133
　　第九节　疥螨 …………………………………………………………………… 135
　　第十节　蠕形螨 ………………………………………………………………… 136
　　第十一节　蝇蛆 ………………………………………………………………… 137
　　第十二节　虱 …………………………………………………………………… 139
　　第十三节　潜蚤 ………………………………………………………………… 140

第七章　呼吸系统寄生虫 …………………………………………………………… 143
　　第一节　卫氏并殖吸虫 ………………………………………………………… 143
　　第二节　兽比翼线虫 …………………………………………………………… 145
　　第三节　粉螨 …………………………………………………………………… 146
　　第四节　蠊缨滴虫 ……………………………………………………………… 147

第八章　眼部寄生虫 ………………………………………………………………… 150
　　第一节　结膜吸吮线虫 ………………………………………………………… 150
　　第二节　旋盘尾线虫 …………………………………………………………… 152

第九章　泌尿生殖系统寄生虫 ……………………………………………………… 154
　　第一节　阴道毛滴虫 …………………………………………………………… 154
　　第二节　肾膨结线虫 …………………………………………………………… 156
　　第三节　埃及血吸虫 …………………………………………………………… 156

第十章 寄生虫病病原学检验技术 158

第一节 消化道寄生虫的检查 158
一、粪便直接涂片法 159
二、厚涂片透明法 160
三、定量透明法 160
四、饱和盐水浮聚法 161
五、自然沉淀法 162
六、钩蚴培养法 163
七、肛门拭子法 163
八、肛周蛲虫检查 164
九、粪便虫体检查法 164
十、铁苏木素染色法 164
十一、溶组织内阿米巴培养 165
十二、隐孢子虫卵囊染色检查 166
十三、内镜检查法 167
十四、十二指肠引流法 167

第二节 肝脏与胆管寄生虫的检查 167
一、倒置沉淀法 167
二、小肠液检查 167
三、棘球蚴砂的显微镜检查 168

第三节 脉管系统寄生虫的检查 168
一、血膜染色法 168
二、溶血离心沉淀法 170
三、穿刺涂片染色检查法 171
四、体液内微丝蚴检查法 171
五、毛蚴孵化法 171
六、直肠活组织检查法 172
七、尼龙绢筛集卵法 173
八、原虫体外培养法 173
九、动物接种法 173

第四节 神经系统寄生虫的检查 174
一、脑脊液离心镜检 174
二、动物接种及人工培养 174

第五节 皮肤与组织寄生虫的检查 174
一、皮下结节和肌肉活组织检查 175
二、疥螨检查 175
三、蠕形螨检查 175
四、蝇蛆检查 176
五、虱检查 176

第六节 呼吸系统寄生虫的检查 177
一、痰液检查 177
二、支气管镜检查 177

第七节 眼部和泌尿生殖系统寄生虫的检查……………………………………… 177
　　　一、眼部寄生虫检查………………………………………………………… 177
　　　二、泌尿生殖系统寄生虫检查……………………………………………… 178

第十一章 寄生虫病免疫学检验技术………………………………………………… 179
第一节 一般免疫学诊断技术………………………………………………………… 179
　　　一、皮内试验…………………………………………………………………… 179
　　　二、乳胶凝集试验……………………………………………………………… 180
　　　三、间接血凝试验……………………………………………………………… 180
　　　四、酶联免疫吸附试验………………………………………………………… 180
　　　五、间接免疫荧光技术………………………………………………………… 181
　　　六、酶联免疫斑点试验………………………………………………………… 181
　　　七、免疫酶染色试验…………………………………………………………… 181
　　　八、免疫印迹试验……………………………………………………………… 182
　　　九、免疫层析技术……………………………………………………………… 182
第二节 寄生虫学特殊免疫学诊断技术……………………………………………… 182
　　　一、血吸虫环卵沉淀试验……………………………………………………… 182
　　　二、诊断弓形虫感染的染色试验……………………………………………… 183
　　　三、旋毛虫环蚴沉淀试验……………………………………………………… 184
第三节 单克隆抗体在寄生虫病诊断中的应用……………………………………… 184

第十二章 寄生虫病分子生物学检验技术…………………………………………… 185
第一节 特异性核酸序列检测………………………………………………………… 185
第二节 生物芯片技术………………………………………………………………… 186
第三节 高通量测序…………………………………………………………………… 187
第四节 其他分子生物学检测技术…………………………………………………… 189

第十三章 临床寄生虫检验技术的质量控制………………………………………… 190
第一节 临床样本的采集和保存……………………………………………………… 190
　　　一、粪便样本的采集和保存…………………………………………………… 190
　　　二、血液样本的采集和保存…………………………………………………… 192
　　　三、其他部位样本的采集和保存……………………………………………… 192
第二节 寄生虫标本的采集和保存…………………………………………………… 193
　　　一、标本的采集………………………………………………………………… 193
　　　二、标本的处理和保存………………………………………………………… 194
　　　三、蠕虫成虫标本的采集及固定保存………………………………………… 195
　　　四、蠕虫虫卵的采集及固定保存……………………………………………… 195
　　　五、肠道原虫标本的采集及固定保存………………………………………… 195
　　　六、腔道内原虫标本的采集及固定保存……………………………………… 195
　　　七、组织内原虫标本的采集及固定保存……………………………………… 196
　　　八、血液内原虫标本的采集及固定保存……………………………………… 196
　　　九、医学昆虫标本的采集及固定保存………………………………………… 196

　　　　十、寄生虫标本的包装和邮寄 ·· 196
　　第三节　寄生虫检验的质量控制 ·· 197
　　　　一、检验前质量控制 ·· 197
　　　　二、检验中质量控制 ·· 197
　　　　三、检验后质量控制 ·· 198

附录　寄生虫病实验室诊断中的生物安全 ·· 200

推荐阅读 ·· 202

中英文名词对照索引 ··· 203

第一章 总 论

通过本章学习,您将能够回答下列问题:

1. 什么是寄生虫和宿主?了解各类寄生虫的生活史对于明确寄生虫的致病和诊断有何重要意义?

2. 寄生虫病对人类有何危害?为什么说寄生虫病仍然是全球社会经济发展的羁绊?

3. 人体寄生虫分为哪几类?各类的形态特征如何?

4. 与其他病原生物相比,寄生虫感染时,宿主的免疫应答有何特征?

5. 如何根据各种寄生虫病的流行因素、流行的环节制定防治措施?

6. 如何根据寄生虫的感染方式、寄生部位和排离人体的阶段,采用相应的病原检查方法?

在学科内涵和学科目标上,临床寄生虫学检验技术(parasitic disease clinical examination technology)是依托寄生虫学和人体寄生虫学等基础学科对寄生虫与人体之间的相互作用、寄生虫病的发生发展和转归规律等研究基础,以及寄生虫的形态、生活史、致病特点、流行规律、免疫和遗传特征等,研究和应用各种检测技术,对寄生虫感染进行病原学诊断或辅助诊断,从而使患者能够得到正确治疗,并及时有效地控制寄生虫病流行,保护人类健康的一门科学。临床寄生虫学检验技术是医学检验技术专业的一门重要专业课程。

第一节 寄生虫病对人类健康的危害

寄生虫病是危害人类健康的重要疾病,在人类社会漫长的发展历史中,寄生虫病防治一直是重要的公共卫生问题之一。尽管人类已进入 21 世纪,许多重要的寄生虫病在一些国家和部分地区已经得到有效控制或消除,但对部分发展中国家,尤其是地处热带和亚热带地区的人民健康的危害仍然十分严重。从全球范围看,寄生虫病仍然是一类不容忽视的重要疾病。据世界卫生组织(World Health Organization,WHO)报告,全球有 90 多个国家和地区超过 30 亿人口仍面临疟疾感染风险,尤其是非洲地区。血吸虫病(schistosomiasis)、丝虫病(filariasis)、蛔虫病(ascariasis)、钩虫病(hookworm disease)、疟疾(malaria)、利什曼病(leishmaniasis)、锥虫病(trypanosomiasis)等在许多发展中国家仍然高发,也是造成儿童死亡和严重疾病负担的主要原因之一。可以认为在 21 世纪后的相当长一段时期内,以上 7 种寄生虫病、某些食源性寄生虫病(food-borne parasitic disease)和一些土源性蠕虫病仍然是发展中国家重点防治的疾病。即使在经济发达国家,由于人口的流动、生活方式及行为的影响、HIV 感染、器官移植及免疫抑制剂的应用,寄生虫病也仍然是一个重要的公共卫生问题。贾第虫病、粪类圆线虫病、隐孢子虫病、弓形虫病等机会性感染(opportunistic infection)均受到普遍关注,并且也是免疫功能低下者(immunocompromised patient)并发感染和婴儿出生缺陷的主要原因之一。输入性疟疾和锥虫病、异尖线虫病(anisakiasis)等在欧美和日本也依然是受到关注的寄生虫病。又由于寄生虫病常被医务人员忽视,属于被忽视热带病

（neglected tropical disease，NTD）。为此，2021 年世界卫生组织（WHO）专门制定*"Ending NTDs together towards 2030"*以加强对寄生虫病及其他被忽视的热带病的重视。

　　我国地跨亚热带和温带，自然条件和人们的生活习惯各异，寄生虫病种类多、分布广，寄生虫病在我国曾广泛流行。新中国成立以来，经过 70 多年的积极防治，寄生虫病的流行和危害已得到相当程度的控制，防治工作取得了举世瞩目的成就，已相继消灭了丝虫病、疟疾，血吸虫病的防控也取得瞩目成绩。但由于华东、华南地区气候温暖湿润，人口密集，是血吸虫病、华支睾吸虫病、钩虫病等重要寄生虫病的主要流行区，西部地区棘球蚴病、绦虫病、黑热病等也时有流行，食源性寄生虫病如旋毛虫病、猪囊尾蚴病、肝吸虫病、肺吸虫病和广州管圆线虫病等，也因人们饮食习惯的改变而时有发生，甚至构成突发性公共卫生事件；再加上许多人体寄生虫病是人兽共患病或自然疫源性疾病，许多重要寄生虫病的流行仍然存在，部分疫区的疫情不稳定、防治难度仍很大。此外，流动人口增多、宠物饲养、国际交流频繁等也给我国寄生虫病防治带来了许多新问题，如输入性疟疾、曼氏或埃及血吸虫病、锥虫病的防治和监测。然而，由于多种因素的影响，临床医生对寄生虫病认识不够或警惕性不高，造成了许多寄生虫病患者被误诊误治，可防可治的疾病常常变成了"疑难杂症"。因此，必须重视寄生虫病的诊治和预防，以保障人民的身体健康。

第二节　寄生现象与寄生虫病

一、生物种间的几种关系

　　一种寄生物同时又可作为另一种寄生物的宿主，反之亦然。生物界也是在普遍的联系中运动与发展的。这种运动与发展在时间上表现为物种的共同进化（coevolution），在空间上表现为生物多样性（biodiversity）分布。各种生物都在一个大的生态系统（ecosystem）中生存繁衍，彼此相互联系，相互依存，从而建立了暂时的或永久的生态关系。从空间和营养的利害关系看，广义的生物共生（symbiosis）方式有如下四种类型。

　　1. 携带（phoresis）　两种生物生活在一起，双方在生理和营养上互不依存，只是旅伴（traveling together）关系。例如蝇类体表携带的细菌等。

　　2. 共栖（commensalism）　两种生物生活在一起，一方受益，但对另一方不造成损害。例如海洋中的鮣鱼用其背鳍演化成的吸盘吸附在大型鱼类的体表被带到各处，觅食时暂时离开。这对鮣鱼有利，但对大鱼无利也无害。在共生方式上，共栖与携带很难区分，因此，很多文献和专著将携带和共栖两个概念合称为共栖。

　　3. 互利共生（mutualism）　两种生物生活在一起，彼此受益，甚至相互依赖，互为生存的前提。例如白蚁（termite）的消化道内的鞭毛虫（flagellate）依靠白蚁消化道内的木屑作为食物，而鞭毛虫合成和分泌的纤维素酶，能将纤维素分解成能被白蚁利用的营养成分。

　　4. 寄生（parasitism）　两种生物生活在一起，其中一方受益，另一方受害，受益的一方称为寄生物，包括微生物（如病毒，部分细菌、真菌、立克次体等）和寄生虫（parasite），受害的一方称为宿主（host）。寄生物侵入植物、动物或人体内方能生存繁殖，在此过程中从对方获取营养并给对方造成损害。例如人蛔虫寄生阶段完全依赖从人体掠夺营养，离开人的小肠在自然界则不能生存，在人体内的寄生造成营养的、机械的和毒性的损害。

　　有些寄生虫只能选择性地寄生于某些宿主。有些寄生虫在人体的寄生适应尚不完善，表现为幼虫侵入人体后出现"迷路移行"，引起异位损害或导致幼虫移行症（larva migrans），此时宿主常表现出更为强烈的排斥反应。寄生虫产卵量大，无性增殖阶段产生的个体数量更是惊人,这一强大的生殖潜力是用来补偿维持种群数量和减少环境压力的影响,同时也为寄生虫的病原检测提供了有利条件。

二、寄生虫的生活史

寄生虫完成一代生长发育和繁殖的过程称为生活史(life cycle)。在生活史中,幼虫(larva)或无性生殖阶段寄生的宿主称为中间宿主(intermediate host)。如具有两个以上的中间宿主,则按先后顺序称为第一中间宿主、第二中间宿主,余类推;寄生虫成虫(adult)或有性生殖阶段寄生的宿主称为终宿主(definitive host);有些寄生虫侵入非适宜宿主后,虽然能够生存,但不能继续发育至性成熟,待有机会进入适宜宿主后方能正常发育,这种宿主称为转续宿主(paratenic host; transport host);有些寄生虫不仅寄生在人体,还可寄生在家禽、家畜及野生动物体内,并传播给人。在流行病学上,这类除人以外的脊椎动物终宿主称为保虫宿主(reservoir host)。在动物和人之间传播的寄生虫病称为人兽共患寄生虫病(parasitic zoonosis)。寄生虫种类繁多,生活史也简繁多样,大致分为以下两种类型。

1. 直接型 生活史中不需要中间宿主。寄生虫在宿主体内或自然环境中发育至感染期后直接感染人。如小肠内的蛔虫和钩虫卵随粪便排出体外,在土壤中分别发育成感染性虫卵和感染性幼虫(丝状蚴),人是它们的唯一宿主。

2. 间接型 生活史中需要中间宿主。寄生虫在中间宿主体内发育后,再侵入终宿主(包括人类),完成其生活史。如丝虫幼虫(微丝蚴)必须先进入蚊虫体内,经发育成感染性幼虫后,随蚊子吸血侵入人体淋巴系统,才能发育为成虫。蚊子是其中间宿主,人为终宿主。

有些寄生虫生活史中仅有无性生殖(asexual reproduction),如溶组织内阿米巴原虫、阴道毛滴虫等;有些寄生虫仅有有性生殖(sexual reproduction),如蛔虫、钩虫、丝虫等;有些寄生虫兼具以上两种生殖方式完成一代的发育,称为世代交替(alternative generation),如疟原虫、弓形虫、吸虫等。在流行病学上,常将具有直接型生活史的蠕虫称为土源性蠕虫;将具有间接型生活史的蠕虫称为生物源性蠕虫。两类寄生虫的防治策略不同。

第三节 寄生虫的分类

寄生虫是高度特化了的小型低等生物,暂时或永久性地寄生在人体内或体表,其形态大小差别显著,小者直径仅 2~3μm(原虫),大者可长达 10m 以上(绦虫)。为了全面准确地认识寄生虫及各虫种之间的关系,生物学上常利用形态鉴定、进化研究、生物化学与分子生物学技术等分类方法,确定寄生虫在生物界的地位,以利于分析种、亚种、变种、地理株和变异型等。现行的生物分类系统主要包括界、门、纲、目、科、属、种七个阶元,其中还有中间阶元。以同属间的亲缘关系较近,同科各种次之,余类推。根据国际动物命名法规定,学名采用双名制表示。一个物种名由两个拉丁词组成,前者为属名(genus name),后者为种名(species name)。有的还附有亚种名(sub-species name)。最后附以命名者的姓名和命名年份。拉丁学名在出版物中应以斜体表示。如阴道毛滴虫的学名为 *Trichomonas vaginalis Donne 1837*。寄生虫的种类是指利用生物学分类的方法进行的分类,生物学分类的任务是建立和界定系统种群的等级状态,这种状态应能反映种群之间过去和现在的进化关系。近年 Cox 采用生物六界分类系统,即将生物分为细菌界(Bacteria)、原生动物界(Protozoa)、动物界(Animalia)、真菌界(Fungi)、植物界(Plantae)和色混界(Chromista)。寄生虫主要归类到原生动物界、动物界、色混界中。

该分类系统最重要的特点是将原生动物与蠕虫置于动物学命名的规则之下,重新建立起原生动物的地位。原生动物的分类发展及变化均较快。按传统的分类方法,常见医学原虫隶属原生物界（Kingdom Protozoa），其中包括 3 个门，分别为顶器复合门（Phylum Apicomplexa）、肉足鞭毛虫门（Phylum Sarcomastigophora）和纤毛虫门（Phylum Ciliophora）。现今，也有将医学原虫归类在原生动物界下的 7 个门中，包括阿米巴门（Amoebozoa）、后滴虫门（Metamonada）、副基体门（Parabasalia）、透色动物门（Percolozoa）、眼虫门（Euglenozoa）、纤毛虫门和孢子虫门（Sporozoa）等。

生物学分类的阶元除七个阶元，还可有亚界、亚门、亚纲、亚科及总纲、总目、总科等中间阶元。种是分类的基本单位，一个种即一个群体。在高等生物中，这个群体中所有成员形态相似，而且能成功交配。在寄生虫分类中，蠕虫的分类较好地遵循了这个分类学原则，因为它们已经有了较确定的形态和涉及有性生殖的生活史特征。但是原虫因个体微小，群体复杂，不少发育增殖细节有待进一步研究，其分类尚难达到这些分类学要求。寄生虫的分类，是一个动态和发展的过程，有些虫种的分类尚处于争论及探讨阶段，随着研究的深入，某些不确切的分类阶元，将会得到进一步的修订和完善。

已记录的人体寄生原虫和蠕虫有 676 种，加上寄生于人体的节肢动物共近 800 种。1997 年以前，我国已见于文献报道的人体寄生虫有 230 种，其中包括：原虫 38 种，蠕虫 122 种（吸虫 54 种、绦虫 16 种、线虫 35 种、铁线虫 6 种、棘头虫 3 种、涡虫 1 种、蚯蚓 5 种、水蛭 2 种），软体动物门的蛞蝓 3 种，舌形动物门的舌形虫 3 种，刺胞动物门水螅纲 1 种，节肢动物门蛛形纲 19 种、昆虫纲 44 种。2004 年的调查数据显示，我国人体寄生虫种类又增加 3 种，包括在福建发现的东方次睾吸虫和埃及棘口吸虫、在广西发现的扇棘单睾吸虫。感染人体的寄生虫中，常见的有 90 种左右，少数虫种可引起严重疾病。

临床上为了便于防治工作的实际需要，通常也采用人为分类方法，根据寄生部位另将寄生虫分为体表寄生虫（ectoparasite）、体内寄生虫（endoparasite）、腔道寄生虫、组织内寄生虫等；有些寄生虫在生理上完全依赖于宿主，离开宿主则无法生存，这类寄生虫称为专性寄生虫（obligatory parasite），如疟原虫；有些本来营自生生活的虫体在生活史中的某一发育阶段也可侵入人体营寄生生活，引起疾病，这类寄生虫称为兼性寄生虫（facultative parasite），如粪类圆线虫、耐格里阿米巴等。还有一些寄生虫通常蛰伏在宿主体内，当宿主免疫功能受损时出现活化而致病，这类寄生虫称为机会性致病性寄生虫（opportunistic parasite），如弓形虫和隐孢子虫等，这类寄生虫在艾滋病等免疫功能受损患者常可致严重疾病。

我国常见人体寄生虫种类及其寄生部位见图 1-1。

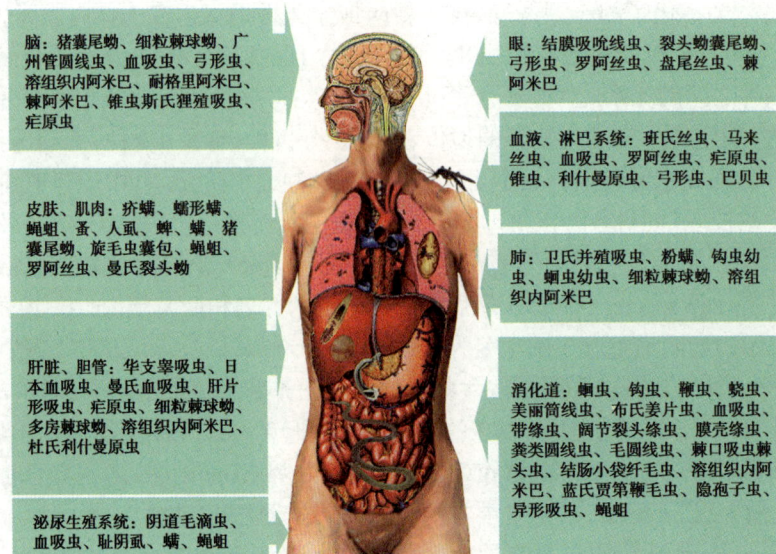

脑：猪囊尾蚴、细粒棘球蚴、广州管圆线虫、血吸虫、弓形虫、溶组织内阿米巴、耐格里阿米巴、棘阿米巴、锥虫斯氏狸殖吸虫、疟原虫

眼：结膜吸吮线虫、裂头蚴囊尾蚴、弓形虫、罗阿丝虫、盘尾丝虫、棘阿米巴

血液、淋巴系统：班氏丝虫、马来丝虫、血吸虫、罗阿丝虫、疟原虫、锥虫、利什曼原虫、弓形虫、巴贝虫

皮肤、肌肉：疥螨、蠕形螨、蝇蛆、蚤、人虱、蜱、螨、猪囊尾蚴、旋毛虫囊包、蝇蛆、罗阿丝虫、曼氏裂头蚴

肺：卫氏并殖吸虫、粉螨、钩虫幼虫、蛔虫幼虫、细粒棘球蚴、溶组织内阿米巴

肝脏、胆管：华支睾吸虫、日本血吸虫、曼氏血吸虫、肝片形吸虫、疟原虫、细粒棘球蚴、多房棘球蚴、溶组织内阿米巴、杜氏利什曼原虫

消化道：蛔虫、钩虫、鞭虫、蛲虫、美丽筒线虫、布氏姜片虫、血吸虫、带绦虫、阔节裂头绦虫、膜壳绦虫、粪类圆线虫、毛圆线虫、棘口吸虫棘头虫、结肠小袋纤毛虫、溶组织内阿米巴、蓝氏贾第鞭毛虫、隐孢子虫、异形吸虫、蝇蛆

泌尿生殖系统：阴道毛滴虫、血吸虫、耻阴虱、螨、蝇蛆

图 1-1 常见人体寄生虫种类及其寄生部位

第四节　寄生虫与宿主的相互作用

寄生虫与人体之间的相互作用是临床寄生虫学的核心内容。寄生虫具有运动、营养、代谢和繁殖等完整的生理功能。入侵人体、组织内移行和定居后的生理和生化代谢是个复杂的过程，相互作用的结果取决于寄生虫的数量和人体的生理状况。

一、寄生虫对宿主的影响

1. 夺取营养　寄生虫生长、发育、繁殖所需的营养物质来源于宿主，如虫体摄取人体的血液、淋巴液、细胞质、组织液和消化物质。小肠内的蛔虫以宿主半消化的食糜为养料；钩虫吸附于宿主肠黏膜，除了吸取血液，还可致慢性失血和吸收功能障碍，从而导致宿主营养不良。

2. 机械性损害　在腔道内、组织内或细胞内的寄生虫和移行的幼虫可导致腔道阻塞、内脏器官的压迫、组织的损伤或细胞的破裂，引起相应疾病。例如蛔虫所致肠梗阻和胆道蛔虫症，棘球蚴在肝脏内的占位性损害，疟原虫导致红细胞的破坏等。

3. 毒性及免疫损害　寄生虫生长繁殖过程中不断向寄生环境排出分泌代谢产物、组织溶解酶以及死亡虫体的分解产物，造成寄生部位组织的增生、化生、坏死等损害，甚至导致癌变。例如溶组织内阿米巴引起的肝脓肿，埃及血吸虫引起的膀胱癌等。有些蜱的涎液具有神经毒性，叮咬后可致宿主肌肉麻痹甚至瘫痪。

寄生虫代谢产物作为异物抗原还能诱导宿主产生免疫病理反应，造成人体自身组织的损伤，如日本血吸虫虫卵在肝脏内引起的虫卵肉芽肿、疟疾患者的严重贫血和肾病、棘球蚴内囊液漏出使宿主发生的过敏性休克等。

4. 免疫调节以及宿主细胞行为的改变　在寄生虫-宿主漫长的演化过程中，寄生虫为了自身的生存，可诱导宿主的免疫耐受，也可使宿主的免疫应答向 Th1 或者 Th2 优势应答偏移，某些原虫感染甚至可以诱导宿主产生完全抵抗再感染的消除性免疫力（如皮肤利什曼病）；某些蠕虫感染可能诱导宿主出现调节性 T 细胞的激活，表现为显著的 Th2 免疫偏移，导致某些自身免疫性疾病病情的缓解。例如有报道血吸虫感染可降低 1 型糖尿病患者的血糖水平，显著减轻类风湿关节炎的关节损伤；肠道蠕虫感染可降低哮喘和过敏性肠炎的发病率等。

近年越来越多的研究表明，某些细胞内寄生原虫（如弓形虫）的分泌蛋白具有激酶活性，可以使宿主蛋白磷酸化，参与细胞内的信号转导，或者通过改变宿主细胞 microRNA 表达来调节宿主细胞的行为。

二、宿主对寄生虫的影响

宿主对寄生虫的影响主要表现为免疫应答，包括非特异性免疫（先天免疫）和特异性免疫（获得性免疫）。

1. 先天免疫（innate immunity）　即固有免疫，宿主对某种寄生虫具有的先天不易感性，亦即抗性（resistance）。例如人类对牛囊尾蚴具有先天的不易感性；西非黑人中 Duffy 血型阴性的居民可免遭间日疟原虫的感染。该抗性是受遗传基因决定的，具有种间的不相容性。此外，宿主的生理屏障、细胞吞噬、炎症反应、补体作用等均是重要的先天免疫机制。

2. 获得性免疫（adaptive immunity）　即适应性免疫，寄生虫抗原刺激宿主的免疫系统诱导的特异性细胞免疫和体液免疫应答。其结果是排出、杀伤虫体或抑制寄生虫的发育和繁殖。获得性免疫是宿主抗寄生虫感染免疫的主要方面。

（郑峻松）

第五节　寄生虫感染的特点

寄生虫进入宿主体内后如果能够定居、生存与繁殖，但宿主未表现出明显的临床症状与体征，此时称为寄生虫感染（parasitic infection）。

一、带虫者、慢性感染和隐性感染

人体感染寄生虫后并不出现明显的临床症状和体征，这些无症状的感染者称为带虫者（carrier）。带虫状态的出现与寄生虫种、寄生部位、感染程度、虫株毒力、宿主的免疫及营养状况有关。从寄生虫感染到临床症状出现的阶段称为潜伏期（incubation period）。某些寄生虫病患者在临床症状与体征持续存在期间不一定具有传染性，如慢性丝虫病的象皮肿或晚期血吸虫病患者。在流行病学上，从宿主受寄生虫感染到宿主具有传染性的阶段称为隐性期（latent period）。有些寄生虫感染后，宿主既无临床表现，又不易用常规方法检查出病原体，这类感染称为隐性感染（latent infection）。例如弓形虫等机会性致病性原虫感染，当宿主免疫状态低下时才出现临床症状。有明显临床症状的寄生虫感染则称为寄生虫病（parasitic disease）。有些寄生虫感染可致宿主免疫力下降，造成继发性免疫抑制（secondary immunosuppression），干扰宿主对其他抗原的免疫应答。

寄生虫感染在多数情况下有别于其他病原微生物（如细菌、病毒）感染。后者通常在体内繁殖快、毒性高、起病急、病情重、进展快，患者病死率高；而寄生虫一般发育较慢，个体增殖数量较少或者不增殖，宿主起病较缓，宿主死亡前多有一段时期的衰竭过程，如血吸虫病等。寄生虫一般在人体内存活时间较长，急性感染后常转入慢性感染（chronic infection）并出现虫体死亡、组织损伤和病变修复，如日本血吸虫病的慢性肝纤维化、丝虫病的象皮肿、细粒棘球蚴病的囊性肝大等。慢性感染是寄生虫感染的特点之一。慢性感染的发病和转归常有免疫病理反应参与。

二、多寄生现象

人体同时感染两种或两种以上的寄生虫时，称多寄生现象（multi parasitism）。不同虫种生活在同一宿主体内可能会相互促进或相互制约，增加或减少各自的致病作用，从而影响临床表现。如蛔虫和钩虫同时存在时，对蓝氏贾第鞭毛虫的生长繁殖起抑制作用，而短膜壳绦虫寄生则有利于蓝氏贾第鞭毛虫的生长发育。

三、幼虫移行症

幼虫移行症（larva migrans）是指某些蠕虫的幼虫侵入非适宜宿主后，不能发育为成虫，但这些幼虫可在非适宜宿主体内长期存活并移行，引起局部或全身性病变。根据幼虫侵犯的部位，幼虫移行症可分为内脏幼虫移行症（visceral larva migrans）和皮肤幼虫移行症（cutaneous larva migrans）两种类型。例如，犬弓首线虫（*Toxocara canis*）是犬类肠道内常见的寄生虫，而人或鼠不是该虫的适宜宿主。如果人或鼠误食了其感染性虫卵，幼虫不能在人或鼠体内发育为成虫，但可在人或鼠体内移行，损伤组织器官，引起幼虫移行症。

四、异位寄生

有些寄生虫在常见寄生部位以外的组织或器官内寄生，这种寄生现象称异位寄生（ectopic parasitism），由异位寄生引起的损害称为异位损害（ectopic lesion）。例如，日本血吸虫的虫卵通常寄生在肝、肠壁,此外还可在肺、脑等部位进行异位寄生,造成异位血吸虫病。

了解寄生虫幼虫移行症和异位寄生现象,对于疾病的诊断和鉴别诊断有重要意义。

第六节　寄生虫感染的免疫

寄生虫感染的免疫是宿主识别寄生虫、产生免疫应答,继而排出或杀伤虫体,以维持自身平衡与稳定的生理功能。近年来,随着免疫学基础与应用研究的发展,寄生虫免疫学以其独特的研究内容和研究手段,成为了免疫学的一个重要分支学科。其研究的目的和意义在于:探讨寄生关系中双方相互作用的机制;研究寄生虫病的发病机制,减轻或消除免疫病理性损害;用于免疫诊断;制备疫苗;增强药物的治疗效果;用于寄生虫的分类等。与宿主抗病毒和细菌感染的特异性免疫一样,寄生虫抗原进入机体后诱发宿主免疫系统的识别、应答和排斥反应。

一、寄生虫抗原

寄生虫结构和生活史的复杂性决定了寄生虫抗原的复杂性。不同的寄生虫抗原诱导不同的免疫应答类型。寄生虫抗原大致分为三类:

1. 表膜抗原(membrane antigen)　虫体表膜(包括原虫的细胞膜)是虫体与宿主接触的界面,是某些寄生虫物质代谢的通道,也是宿主识别寄生虫抗原并产生免疫应答的主要作用部位。例如应用单克隆抗体鉴定出的血吸虫尾蚴表面抗原可诱导机体产生保护性抗体,被动转移这种抗体可达到 70% 的保护率;疟原虫子孢子表面的环子孢子蛋白也具有很强的免疫原性。

2. 分泌排泄抗原(secreted and excreted antigen)　此类抗原源于虫体的分泌排泄物、蜕皮液以及溶解的虫体等,存在于寄生部位的宿主分泌排泄物中或循环血液中(又称循环抗原,circulating antigen)。分泌排泄抗原具有很强的免疫原性,可诱导宿主产生保护性免疫。检测循环抗原有助于现症感染的免疫诊断、虫荷(parasite burden)的估计及疗效考核。血吸虫卵的分泌排泄抗原参与组织肉芽肿(granuloma)的形成,对宿主造成免疫病理性损伤。

3. 虫体抗原　除上述两种抗原以外的其他寄生虫抗原,成分较复杂。并非所有的虫体蛋白质都是功能性抗原,能够诱导宿主产生抗体和致敏淋巴细胞并发挥效应的抗原只占虫体蛋白质的一部分。

寄生虫抗原和宿主的特异性抗体是寄生虫感染实验室诊断的重要靶分子。

二、寄生虫免疫逃避的机制

除了在极少数情况下,宿主感染后所产生的特异性免疫应答能够完全清除体内的感染,并对再感染产生完全的抵抗力(如皮肤利什曼病),称为消除性免疫(sterilizing immunity)。大部分寄生虫感染后,宿主所产生的特异性免疫应答虽然能够在一定程度上抵抗再感染,但并不能消除体内已有的寄生虫,宿主保持低度感染,称为非消除性免疫(non-sterilizing immunity),如疟疾的带虫免疫(premunition)和血吸虫诱导的伴随免疫(concomitant immunity)均属于非消除性免疫。非消除性免疫是寄生虫与宿主之间形成的一种平衡机制。其意义在于既限制了虫荷,又不致使宿主在短期内死亡。寄生虫在免疫的宿主体内能赖以生存的机制尚未明了,已知有如下四个方面。

1. 抗原变异(antigenic variation)　寄生虫通过改变自身的抗原成分逃避免疫系统的攻击。例如某些血液内寄生原虫经常改变表膜抗原表型,导致针对原来表膜蛋白质抗原的血清特异性抗体对新的变异体（variant）无效，因而阻断了抗原抗体的结合。

2. 分子模拟（molecular mimicry） 有些寄生虫（例如血吸虫）体表能够表达与宿主组织相似的成分，称为分子模拟。有些寄生虫能够将宿主的成分结合在体表，形成抗原伪装（antigen disguise），如血吸虫肺期童虫表面可结合宿主的血型抗原（A、B 和 H）和组织相容性抗原，从而逃避宿主的免疫攻击。

3. 免疫抑制（immunosuppression） 有些寄生虫进入宿主体内后，可通过调节性 T 细胞，或抑制抗体产生，或降低巨噬细胞吞噬功能，抑制细胞介导的免疫应答，使宿主易合并其他感染和影响免疫接种的效果。

4. 寄生部位的隔离（local isolation） 对于细胞内寄生原虫，血清抗体难以发挥作用，如红细胞内的疟原虫；有些寄生虫在宿主体内形成囊壁结构使其与宿主免疫系统隔离，如猪囊尾蚴、弓形虫包囊等；腔道寄生虫主要受局部分泌型抗体的作用，而循环抗体和免疫活性细胞难以进入寄生部位，如肠道蠕虫和原虫、阴道毛滴虫等。巨噬细胞内寄生原虫，可避开与巨噬细胞溶酶体的融合，从而得以在该细胞内增殖，如利什曼原虫和弓形虫等。

三、寄生虫感染宿主免疫应答的特点

人体对寄生虫的免疫应答是寄生关系双方相互制约的表现，其反应特点和表现形式因年龄、寄生虫的种类和发育阶段不同而有很大差异。其中原虫免疫和蠕虫免疫之间亦有差别。具有实验诊断意义的人体免疫物质检测主要包括以下几个方面。

1. IgE 抗体水平升高 是蠕虫感染的一个重要免疫反应特点。一般来说，经皮肤黏膜进入的活虫能更有效地诱导 IgE 抗体产生。一方面，IgE 参与速发型超敏反应，如蛔虫性哮喘、荨麻疹、皮肤速发型过敏试验等都有 IgE 抗体参与；另一方面，在寄生虫感染的保护性免疫中，IgE 抗体也发挥重要作用，如肠道排虫和 IgE 介导的巨噬细胞和嗜酸性粒细胞的杀虫作用。

2. 嗜酸性粒细胞增多 为蠕虫感染免疫的另一特征。虫源性嗜酸性粒细胞趋化因子、肥大细胞脱颗粒释放的趋化因子、致敏 T 细胞释放的激活因子及补体裂解片段等均可引起末梢血液中嗜酸性粒细胞增多，可作为蠕虫感染时血常规变化的重要指标。在抗体的参与下，嗜酸性粒细胞参与杀虫和免疫应答的调节。

3. 速发型皮肤超敏反应阳性 为某些蠕虫感染的重要特点，可用于流行病学的筛查，但易出现假阳性，且感染后持续时间较长。

已知所有人体寄生虫均可诱导宿主的免疫应答，免疫机制各有特点。例如肠阿米巴病和贾第虫病患者血清中含有高滴度的抗体，但这些抗体与免疫保护无关；抗体在疟疾免疫中起重要作用；弓形虫病和利什曼病患者则以细胞免疫为主。然而在许多情况下，宿主有效的抗虫免疫依赖于各种免疫成分的共同参与，不存在单一的免疫机制。已知不同的寄生虫抗原表位激活 Th1 和 Th2 亚群，释放各种淋巴因子，调节细胞介导的免疫或体液免疫。寄生虫感染中重要的免疫细胞有巨噬细胞（M1 亚群）、NK 细胞、嗜酸性粒细胞、CD8[+] T 细胞、B 细胞、嗜碱性粒细胞和肥大细胞等；重要的细胞因子有白细胞介素 -2（interleukin-2，IL-2）、γ 干扰素（interferon gamma，IFN-γ）、肿瘤坏死因子 -α（tumor necrosis factor-α，TNF-α）、白细胞介素 -12（interleukin-12，IL-12）、白细胞介素 -4（interleukin-4，IL-4）、白细胞介素 -5（interleukin-5，IL-5）、白细胞介素 -10（interleukin-10，IL-10）和白细胞介素 -13（interleukin-13，IL-13）等。深入研究不同寄生虫抗原诱导的各种细胞因子在抗虫免疫中的作用具有重要的实际意义。补体在抗虫免疫中也发挥重要作用。

四、超敏反应

寄生虫往往可诱导宿主产生超敏反应。超敏反应是特异性免疫应答的超常形式，可引

起炎症反应和组织损伤。超敏反应分为以下四种类型：

1. Ⅰ型超敏反应　寄生虫抗原（变应原，allergen）诱导的 IgE 抗体结合于肥大细胞和嗜碱性粒细胞，当抗原再次进入机体并与 IgE 结合时，上述细胞脱颗粒，释放组胺、5-羟色胺等生物活性物质，引起血管通透性增加。如蠕虫感染后的荨麻疹、尘螨性哮喘、细粒棘球蚴囊液所致的休克等。

2. Ⅱ型超敏反应　寄生虫特异性抗体或自身抗体直接结合感染的宿主细胞或免疫复合物附着于正常细胞，激活补体，导致细胞的溶解或组织的损伤，如某些疟疾患者的贫血。

3. Ⅲ型超敏反应　寄生虫循环抗原与抗体结合形成免疫复合物沉积于毛细血管壁，激活补体。补体裂解碎片引起中性粒细胞的浸润，释放出溶解酶导致炎症。如疟疾和血吸虫病患者的肾病。

4. Ⅳ型超敏反应　感染宿主再次受到抗原刺激后，Th 细胞亚群增殖并释放淋巴因子，病理变化为以淋巴细胞和单核细胞浸润为主的炎症，如血吸虫卵肉芽肿。

第七节　寄生虫病的流行与防治

寄生虫病的流行病学是指从群体的水平研究寄生虫病的传播、分布和发展规律，从而制定出防治措施，消灭和控制寄生虫病。寄生虫病的流行与传播过程是寄生虫由原来的宿主传入其他新宿主的过程，这个过程既是生物学现象，也与自然因素和社会经济因素密切相关。

一、流行的基本环节

1. 传染源　指有寄生虫感染，并能维持其生活史的某一阶段，通过直接或间接的形式传给另一新宿主的人或动物，包括患者、带虫者及保虫宿主。例如蛔虫病的传染源为人；华支睾吸虫病的传染源为人和猫、犬、猪等动物。

2. 传播途径　是指寄生虫从传染源排出，借助于某些传播因素进入另一宿主的过程。

（1）经口感染：是最常见的感染途径。例如原虫的包囊、蠕虫的感染性虫卵等随污染的食物、饮水摄入，生/半生食含有囊蚴的鱼、虾、蟹类或含有绦虫囊尾蚴的猪肉、牛肉而经口感染。此类寄生虫病又称食源性寄生虫病。

（2）经皮肤感染：存在于土壤中的钩虫或粪类圆线虫丝状蚴以及存在于水中的血吸虫尾蚴，与人体皮肤接触后可直接侵入人体。

（3）经媒介昆虫感染：疟原虫的子孢子和丝虫的感染期幼虫通过蚊虫的叮咬，利什曼原虫前鞭毛体通过昆虫白蛉的叮咬进入人体。此类疾病称为虫媒病（vector-borne disease）。

（4）接触感染：阴道毛滴虫、齿龈内阿米巴、疥螨等可分别通过性交、接吻、同床睡眠等直接接触，或通过洗浴具、衣物被褥等间接接触而感染。

（5）其他方式：包括经胎盘（如弓形虫）、输血（如疟原虫）及自体感染（如猪囊尾蚴、微小膜壳绦虫）等。

3. 易感人群　指对某种寄生虫缺乏先天免疫和获得性免疫的人群。人类对多种人体寄生虫，包括人兽共患的寄生虫缺乏先天免疫。寄生虫感染后一般可产生获得性免疫，但多呈带虫免疫状态，当寄生虫自体内消失后，免疫力也随之下降。例如疟疾非流行区的人口进入疟区后，由于缺乏特异性免疫力而成为易感者。易感性（susceptibility）还与年龄有关。免疫功能低下患者易感染某些机会性致病性寄生虫。例如艾滋病、免疫抑制剂使用及成瘾药物滥用等患者更易罹患弓形虫病、贾第虫病等。

二、流行因素

1. 自然因素　包括地理、温度、雨量、光照等气候因素。土壤的性质直接影响土源性蠕虫卵和幼虫的发育；疏松、含氧充分的土壤有利于蛔虫卵和鞭虫卵、幼虫的发育以及钩虫幼虫的活动；土质肥沃、杂草丛生、水流缓慢的湖沼地区适宜于血吸虫中间宿主钉螺的滋生。气候的季节性变化与许多寄生虫感染有关，主要通过以下几个方面产生影响：①宿主的生产活动及行为方式：夏秋季节，农作物耕种和蔬菜瓜果上市等增加人的感染机会；②中间宿主或媒介的数量：气候影响中间宿主或媒介的活动及繁殖，如血吸虫和疟疾感染发生在钉螺和按蚊大量滋生的季节；③感染力：温度影响寄生虫对人体的侵袭力，血吸虫毛蚴侵入钉螺、尾蚴逸出及对人畜的感染力均与温度密切有关。掌握寄生虫感染季节性变化规律的目的在于传播期的防护和在传播休止期加强防治（制）措施，以便达到事半功倍的效果。

2. 生物因素　中间宿主的存在是某些寄生虫病流行的必需条件。我国丝虫病与疟疾的流行同相应蚊媒的地理分布是一致的；无钉螺滋生的长江以北地区无日本血吸虫病的流行。因此，在防治中控制中间宿主是防止感染的一个重要环节。

3. 社会因素　政治、经济、文化、教育、生产活动和生活习惯直接影响寄生虫病的流行。一个地区的自然因素和生物因素在某一时期内是相对稳定的。对于一些寄生寿命较长的寄生虫，如血吸虫、丝虫来说，短暂的环境因素改变对其影响较小，而社会环境因素则可随人类的活动而改变，并可在一定程度上影响着自然环境和生物种类，从而影响寄生虫病在人群中的流行。落后的经济和文化教育一般同时伴有落后的生产、生活方式和不卫生的行为习惯，而许多严重危害人类健康的寄生虫病的流行都与人群防治知识匮乏有关。因此社会经济的发展、科学文化教育的提高是寄生虫病防治的基础。

三、流行特点

寄生虫病的流行特点一般有三个方面。

1. 地方性　寄生虫病的分布有明显的地方性特点。主要是因为气候的差异，如干寒地带少有钩虫病；中间宿主的种类和分布以及当地居民的生活习俗和生产方式不同，如我国某些少数民族有食生肉的习惯，因此有猪带绦虫或牛带绦虫病的流行；在畜牧地区，犬肠内的细粒棘球绦虫卵污染食物和牧草，人畜食入后常罹患细粒棘球蚴病（俗称包虫病）。绦虫病和细粒棘球蚴病是我国西部地区的重要寄生虫病。

2. 季节性　寄生虫病的流行受季节的影响。虫媒寄生虫病的传播季节与昆虫的活动一致，如间日疟的传播季节与嗜人按蚊的活动一致；其次是人类的生产活动和饮食方式因季节而异，多数寄生虫感染好发于温暖、潮湿的季节，如急性血吸虫病多发于夏季。

3. 人兽共患性（自然疫源性）　许多寄生虫除了寄生人体，还可在其他脊椎动物体内寄生，对人类造成威胁。这类在脊椎动物和人之间自然传播着的寄生虫病称为人兽共患寄生虫病。全球此类疾病约有 70 多种，已知我国有 30 多种，如血吸虫病、肝吸虫病、肺吸虫病、旋毛虫病、弓形虫病等。对于人兽共患病的防治，必须在流行病学调查的基础上，采取人兽兼治的综合措施才能收到较好的效果。

四、寄生虫病的防治进展及挑战

寄生虫病的防治是一个系统工程，必须针对寄生虫的生活史、感染方式、传播规律及流行特征，采取综合措施。主要包括：①控制传染源：积极治疗现症患者、带虫者及保虫宿主；②切断传播途径：控制中间宿主，对于土源性蠕虫及食源性寄生虫，尤其注意粪便处理和饮食卫生；③预防感染：改进生产方式和条件，摒弃不良的生活陋习，对于某些寄生虫可采取预防服药和积极开发疫苗研究。对于经皮肤传播和接触传播的寄生虫病,应注意患者的隔离和病房内衣物的消毒。对于虫媒病则须大力控制媒介节肢动物。

20世纪70年代以来,医学寄生虫学从基础到临床出现了许多重大进展。除了一些传统的研究方法,许多研究已深入到亚细胞和分子水平。免疫学诊断已从方法学移植逐步进入特异性诊断抗原的筛选及试剂的标准化;所用的抗原从粗提到纯化,从天然抗原到基因工程重组抗原;从利用抗原检测抗体到利用单克隆抗体检测抗原;从检测抗原蛋白质到检测寄生虫的特异性DNA片段。新方法、新技术的应用将为早期诊断、感染度(虫荷)的估计、现症感染与既往感染的判别以及疗效考核提供更有价值的参考依据。在寄生虫分类学方面,分子分类弥补了传统的形态学分类的不足,所用的方法有限制性片段长度多态性(restriction fragment length polymorphism,PCR-RFLP)分析、单链构象多态性(single strand conformation polymorphism,PCR-SSCP)分析和DNA测序、生物芯片技术等。例如原属于寄生性原虫的卡氏肺孢子虫,根据DNA序列分析已被归属于真菌(耶氏肺孢子菌)。血吸虫基因组和疟原虫基因组的研究成果将对疫苗分子的筛选和新药设计产生显著影响,为人类重大传染病和寄生虫病的防治带来突破性进展。调查发现,弓形虫基因分型在欧美流行的为基因Ⅰ、Ⅱ和Ⅲ型,其中Ⅰ型毒力较强;而在我国具有不同的基因型,为高度的克隆株系(clonal lineage);在南美则表现为丰富的基因多态性。在流行病学方面,经济的繁荣、新的医疗体制的改革、社区医学等初级卫生保健的兴起和发展,将对包括寄生虫病在内的传染病的流行产生重大影响,将使这些感染性疾病患病率明显下降。

虽然人类在寄生虫的防治上取得显著进步,但是我们仍然面临严峻的挑战。根据世界卫生组织发布的《2022年世界疟疾报告》,2021年全球84个疟疾流行国家或地区估计有2.47亿疟疾病例,较2020年有所增加。2021年全球疟疾死亡人数为61.9万人,主要死亡病例为5岁以下儿童,是导致5岁以下儿童死亡的主要杀手,迄今仍居寄生虫病的死因谱之首。血吸虫病主要流行于热带和亚热带地区的78个国家和地区,全球约2.4亿人感染血吸虫,7.79亿人面临感染风险。2021年,全世界仍有44个国家约8.82亿人生活在受到淋巴丝虫病威胁的地区,因患淋巴丝虫病而致残的人数高达4 000万。利什曼病至少在全球的97个国家和地区流行,每年约有70万~100万新发病例和2万~3万死亡病例。全世界估计约有600万~700万人罹患美洲锥虫病(恰加斯病),大多数发生在21个拉丁美洲国家。此外,土源性肠道蠕虫感染也十分严重,尤其在亚洲、非洲、拉丁美洲的农业地区,据估计全球有超过15亿人感染蛔虫、钩虫和鞭虫。

我国在防治五大寄生虫病中取得了举世瞩目的成就。继20世纪50年代基本消灭黑热病之后,经过30多年的防治,我国已基本消除了淋巴丝虫病。疟疾防治亦经过了若干重要阶段,逐步从控制走向消除;2021年6月30日,世界卫生组织宣布中国获得消除疟疾认证。《"健康中国2030"规划纲要》提出2030年全国所有血吸虫病流行县达到消除血吸虫病标准。截至2022年年底,全国452个流行县(市、区)中,343个(75.88%)达到血吸虫病消除标准、106个(23.45%)达到传播阻断标准;血吸虫病的疫情已降到历史最低水平,传染源控制措施已见成效,综合治理措施正稳步推进。据2015年第三次全国人体重要寄生虫病现状调查的结果,土源性肠道蠕虫病感染率大幅下降,与2001—2004年全国第二次寄生虫病调查结果相比,钩虫平均感染率从6.12%下降为2.62%,蛔虫感染率从12.72%下降至1.36%,鞭虫感染率从4.64%下降至1.02%;据2020年31个省、自治区、直辖市的408个监测点报道,钩虫、蛔虫和鞭虫的感染率分别为0.51%、0.19%和0.16%,全国人体土源性线虫感染率总体上继续维持较低水平。

虽然我国社会经济和文明有了很大发展,但寄生虫病仍然是危害流行区人民健康的重要问题。随着国际交往的日益频繁,输入性疟疾病例时有发生,且传播疟疾的蚊媒广泛存在,我国长期存在输入性疟疾引起本土再传播及重症和死亡的风险,因此全社会仍需高度重视防止疟疾输入、再传播,以持续巩固疟疾消除的成果;血吸虫病急性感染时有发生,洞庭湖、鄱阳湖等广大湖沼地区与地形复杂的山区广泛存在媒介钉螺,其流行仍较严重;丝虫病的传病蚊媒未能控制,其潜在威胁仍然存在,流行监测仍需继续。我国人口众多,地区间社会经济发展不平衡,土源性肠道寄生虫例如蛔虫、钩虫等的感染人数基数较大。一些组织内寄生虫病如旋毛虫病、猪囊尾蚴病、棘球蚴病等在西南、西北地区也是常见和多发病种,尤其是棘球蚴病成为流行区人民因病返贫的重要人兽共患病,已引起国家的高度重视。某些地区食源性寄生虫病呈明显上升趋势。华支睾吸虫病、广州管圆线虫病、并殖吸虫病、姜片虫病、细粒棘球蚴病、带绦虫病、猪囊虫病等均被各地规划为重点防治的疾病;一些机会性致病性寄生虫病如弓形虫病、隐孢子虫病等也因艾滋病的传播和优生优育而逐步受到了重视。此外,频繁的国际交往带来一些既往未曾在我国流行过的境外输入性寄生虫病,例如罗阿丝虫病、曼氏血吸虫病、埃及血吸虫病和锥虫病等在我国也时有报道。

因此,在今后相当长的时间内,寄生虫病在我国的流行仍较为严重,防治任务艰巨。

第八节　寄生虫感染的诊断

寄生虫感染的诊断分为临床诊断和实验室诊断。

一、临床诊断

1. 询问病史　应详细了解患者的居住地、旅行史、生活行为方式、饮食习惯、感染史、治疗史等。对于长江以南的血吸虫病流行区患者,如有相应的症状和体征应考虑到血吸虫病;大量频繁的国际人口流动也会带来某些输入性病例(imported case);阴道毛滴虫感染多见于性行为不洁的个体;生食淡水鱼虾有感染肝吸虫的可能;与猫密切接触的孕妇如有不良妊娠结局应警惕弓形虫的感染等。

2. 影像学检查　对于某些病原检查不易确诊,而临床表现又具有一定特征的患者,可采用物理检查方法。除了认真体检,注意寄生虫病的特征性表现,还可辅以各种影像学诊断。例如棘球蚴病的囊性肿大、弓形虫脑炎、血吸虫病肝硬化、胆道蛔虫症等可用计算机断层扫描(computed tomography, CT)、磁共振成像(magnetic resonance imaging, MRI)、超声或胆道造影等。

二、实验室检查

1. 病原检查　在寄生虫感染中,检查出寄生虫病原体是确诊的依据。根据临床诊断提供的线索,通过标本的采集、处理、检验、分析等,得出明确结论,为临床治疗和流行病学调查提供可靠的依据。根据寄生虫的种类、在人体的发育阶段和寄生部位的不同可采集相应的标本(粪便、血液、阴道分泌物、尿液、痰液、组织活检或骨髓穿刺等),采取不同的检查方法(详见第十章)。对于肉眼可见的大部分蠕虫和节肢动物,根据其标本来源和形态特征可作出初步判断,如粪便中的蛔虫、蛲虫、绦虫节片,组织中的蝇蛆等;对于原虫等肉眼无法见到的小型寄生虫,如阿米巴原虫、阴道毛滴虫、疟原虫、各种蠕虫的卵、疥螨、蠕形螨等则需要借助显微镜观察。病原体检查的质量取决于检验医师的责任感和对寄生虫的形态、生活史、致病等基本知识和基本技能的掌握程度。

2. 免疫学检查　有些寄生虫病难以根据症状或体征及病原检查作出诊断,此时需采取免疫学方法辅助诊断。在感染早期、轻度感染、单性感染（仅有雄虫）、隐性感染或由于特殊的寄生部位而使病原检查十分困难以及在流行病学研究中，免疫诊断具有突出的优点。所用的抗原包括同种抗原、生活史某期特异性抗原或基因工程抗原。常用的血清学试验包括沉淀反应、凝集反应和标记反应。检测物质包括特异性抗体、循环抗原、免疫复合物等。检测细胞因子也可了解机体的免疫状态、抗虫感染的免疫机制或作为疗效评价的参考。此外，嗜酸性粒细胞计数和嗜碱性粒细胞脱颗粒试验也可用于蠕虫感染的辅助诊断。免疫诊断方法应具有高度的特异度、灵敏度和可重复性，同时应具有简便、经济、快速且便于基层社区实验室操作等优点。此外，理想的免疫学诊断还应具有能够判别现症感染、估计感染度和疗效考核的价值。

3. 分子生物学诊断　检测的靶物质为寄生虫基因组中特异性的 DNA 片段。例如根据碱基互补原理可设计并标记 DNA 探针进行原位杂交（in situ hybridization）；也可设计合成引物进行聚合酶链式反应（polymerase chain reaction, PCR），扩增样本中微量的 DNA 片段。生物芯片技术通过高通量、自动化的 DNA 杂交或免疫学检测，可在一张芯片上同时检测众多的特异性靶分子，将为包括寄生虫病在内的感染性疾病和遗传性疾病的高通量的组合检测带来一场革命。

第九节　临床寄生虫学检验技术

一、寄生虫学检验技术应用范畴

临床寄生虫学检验技术应用于寄生虫病防治的全过程，包括寄生虫病诊断、筛查、流行病学调查、监测及预警等方面。临床寄生虫学检验技术在寄生虫病防治的不同时期均起着重要作用。

20 世纪 50 年代中期，应用皮内试验首次了解了我国血吸虫病的流行状况，为我国血吸虫病防治规划的制定提供了科学数据。20 世纪 90 年代初，在全国范围内应用直接涂片法、Kato-Katz 厚涂片法等病原学检查方法，初步掌握了我国消化道寄生虫感染状况及种类，为制定全国肠道寄生虫病的防治措施提供了科学依据。21 世纪初，采用病原学检查与免疫学诊断相结合方法，进行了全国人体重要寄生虫病现状调查，对我国寄生虫病防治成就及存在的问题进行了评估，为调整我国寄生虫病防治策略提供了理论依据。经过多年的不懈努力，全国人体寄生虫总感染率明显降低，土源性寄生虫感染显著减少，但食源性寄生虫感染则显著升高，罕见及机会性寄生虫感染有所增加，促使我国及时调整寄生虫病防控策略，并加大了对食源性寄生虫病和新发寄生虫病的监测力度。因此，寄生虫学检验技术在推进寄生虫病防治进程中起着举足轻重的作用。

寄生虫病检测技术有病原学检测、免疫学检测、分子生物学检测及影像学检查等技术。病原学检查仍是当前确诊人体寄生虫感染的唯一方法，但在人体寄生虫感染率和感染度都明显降低的情况下，病原学检查的漏检现象日趋严重，加上该技术操作方法的繁杂、依从性低等因素，促进了敏感、快速、简便的免疫学等相关技术的发展。免疫学检测技术具有快速、敏感等特点，但无法明确病原体是否存在，即无法判断受检者是现症感染者还是既往感染者，因而免疫学检测技术只能作为临床诊断的参考。而基于分子生物学的核酸检测技术是近来发展最快的寄生虫病检验手段，其准确度高，检验过程也越来越快捷、方便。影像学检查是寄生虫感染的辅助诊断手段，但在器官、深部组织感染灶的探查、手术定位等方面有着明显的优势。

二、检验技术在寄生虫病防治中的作用

寄生虫病是严重危害人民身体健康的公共卫生问题之一。经过多年的努力,我国的寄生虫病防治工作取得了显著成效,但仍面临严峻的挑战。寄生虫病的诊断检测技术可为寄生虫病防治活动的计划、实施和防治效果的评价等提供必要的信息和科学依据;为个体或群体水平上确定化疗对象以及评价化疗、预防和传播控制的效果,提供传播控制或阻断后监测方法。检验技术在寄生虫病防治中的最主要的应用是寄生虫病的诊断、流行病学调查和控制或消除后监测。

1. 寄生虫病的诊断 应用寄生虫病检测技术,如从患者的血液、粪便或其他排泄物以及组织中查见病原体的病原学诊断,迄今为止,还是确诊寄生虫病的唯一手段。但某些组织内寄生的寄生虫,不易被查见,给疾病的确诊及鉴别诊断造成困难。寄生虫病的免疫诊断,主要应用免疫学方法检查患者血液循环中或体液中寄生虫的特异性抗体或由寄生虫本身分泌排泄的抗原,方法大多较为敏感,可以检出微量存在的抗体或抗原,对临床上疑似的患者,有重要的辅助诊断价值。

2. 流行病学调查 寄生虫病检测技术是调查寄生虫病流行状况(如确定流行率、感染度)的重要工具。在20世纪50年代,我国科技工作者应用日本血吸虫感染兔肝卵抗原制备的皮内试验方法,共检查血吸虫病流行区人口6 000万人,查出血吸虫感染者1 100万人,为我国制定有效的血吸虫病防治规则提供了科学依据。

3. 控制或消除后监测 寄生虫病检测技术为全国控制和消除再感染提供了有效的监测手段。20世纪90年代初,我国丝虫病流行区都已成为无感染丝虫病地区,为此各地利用病原学检测方法开展了十余年的监测工作,终于在2007年世界卫生组织认可中国消除了淋巴丝虫病。

三、现代临床寄生虫学检验技术发展方向

进入21世纪后,生物技术、电子与信息科学和人工智能等学科的新技术快速发展并在寄生虫学领域获得广泛应用,例如,包括核酸适配体、等温核酸扩增、宏基因组测序、质谱分析等基于核酸与蛋白分析的高效检测技术,高灵敏度化学与光电等技术,基于地理信息系统的多领域数据整合与分析,信息化技术与大数据发展,智能设备与网络联通等新技术的发展与应用等。多学科的理论与技术交叉及应用加速了寄生虫病的预防、筛检、诊断、治疗、疫情监测等技术及快速高效防控响应能力的发展。今后开发适用于医院内个体精确诊断,或流行区现场大样本人群筛查,或不同感染度(虫荷)流行区疫情监测等不同应用目的的寄生虫病诊断试剂盒是以后寄生虫检验技术的发展趋势。同时,高技术移动终端与应用程序(application,APP)的研发与应用越来越普及,共享理念提出并在一些领域开始试行,这些最新的技术与理论也逐渐开始出现于寄生虫病诊断中,例如,建设标准化的寄生虫病参比与网络诊断实验室等。

本章小结

寄生虫是一大类危害人类健康的病原生物,从单细胞的原虫到多细胞的蠕虫,虫体或小至微米,肉眼无法见到,或大至十数米,体长超过宿主。不同的寄生虫具有各自特定的生活史过程和寄生部位,它们或经过多个宿主的转换,或不离开人体即可发育繁殖。但是同类寄生虫往往具有相同或相似的寄生生态、致病机制或实验室检查技术,掌握各种寄生虫的寄生部位、排离阶段和诊断期对于病原检查是至关重要的。此外,患者的居住史、旅游

史、职业特征、生活习惯等对于寄生虫病的诊断也具有特殊的意义。

与病毒和细菌相比，寄生虫更易导致慢性感染。除部分原虫以外，一般而言蠕虫侵入人体后的发育周期较长，如果感染虫数少，早期宿主无明显的临床表现，即临床潜伏期，但此时采用适当的方法仍可进行病原学检查。在进入慢性感染阶段，由于机体免疫力增强、虫荷减轻，加上寄生部位组织的免疫病理变化，有些寄生虫的病原检查可能较为困难。此时应结合流行病学史、临床表现、影像学检查、免疫血清学和病原检查作出综合判断。

（湛孝东）

第二章 消化道寄生虫

通过本章学习,您将能够回答下列问题:

1. 人体消化道主要寄生虫有哪些? 各有何形态特征?
2. 常见消化道寄生虫是如何感染人体的? 寄生在哪些部位?
3. 常见消化道寄生虫以何阶段和方式排离人体?
4. 消化道寄生虫的危害主要表现在哪些方面? 其致病机制如何?
5. 消化道寄生虫病原学检测方法有哪些? 各适用于哪些寄生虫的检查?
6. 消化道哪些寄生虫感染不宜依据粪检方法诊断? 为什么?
7. 在粪便中可查见虫卵和成虫的有哪些寄生虫? 可查见包囊的有哪些寄生虫?

消化道寄生虫或肠道寄生虫(intestinal parasite)是指寄生于人体胃肠道的寄生虫。人体消化道的不同部位形成了多种微环境(microenvironment),可寄生不同寄生虫,如口腔中的齿龈内阿米巴、小肠中的钩虫和带绦虫、结肠中的脆弱双核阿米巴、结肠内阿米巴和鞭虫、肛门周围爬行的蛲虫等。

人体消化道寄生虫的种类多,感染最常见,尤其在热带和亚热带地区的人群中感染较普遍。我国已发现的人体消化道寄生虫有80余种,包括线虫16种,吸虫25种,绦虫13种,原虫19种,棘头虫、节肢动物和共生物种8种。在常见的消化道寄生虫中,据2019年全球疾病负担研究估计,蛔虫感染人数约为4.46亿,鞭虫感染人数约为3.60亿,钩虫感染人数约为1.73亿;较常见的有蛲虫、旋毛虫、布氏姜片吸虫(简称姜片虫)、猪带绦虫、牛带绦虫、溶组织内阿米巴和蓝氏贾第鞭毛虫等;不太常见的有圆线虫、膜壳绦虫、裂头绦虫、异形吸虫、棘口吸虫、隐孢子虫及某些滴虫等。有些虫种是无致病作用的共生原虫,如结肠内阿米巴等;也有些自由生活的生物,偶可进入人体消化道被误认为是人体寄生虫,如蚯蚓、蛞蝓等。此外,还有部分寄生虫不在人体消化道寄生,但可累及消化道引起损害或消化功能紊乱,如血吸虫、肺吸虫、肝吸虫、肝片形吸虫、细粒棘球蚴和疟原虫等。

消化道寄生虫的感染方式主要有经口食入和经皮肤侵入两种。多数虫种通过宿主误食被寄生虫感染阶段(蠕虫虫卵、吸虫囊蚴、原虫包囊或卵囊)污染的食物或水,或生/半生食含寄生虫感染(带绦虫囊尾蚴、旋毛虫肌肉幼虫)的肉类而感染;少数为感染期幼虫通过钻入皮肤而感染,如钩虫和粪类圆线虫。

消化道寄生虫的致病,多数局限于消化系统。寄生于不同部位的寄生虫所引起的临床表现有所不同,如寄生在小肠的蛔虫多表现为上腹部和脐周间歇性腹痛;寄生在盲肠的鞭虫可致下腹部疼痛,并伴有里急后重;活动于肛周的蛲虫则主要表现为肛周皮肤瘙痒。有些虫种因致病机制不同,其导致的主要损害和临床表现并不在消化道,如钩虫的致病主要表现为贫血;有些虫种既可损害消化道,也可累及肠外组织器官,如溶组织内阿米巴首先引起肠壁溃疡,继而侵犯肝、肺、脑等部位形成脓肿;有些蠕虫,成虫寄生于肠道,幼虫寄生于肠外组织,并以幼虫为主要致病阶段,如旋毛虫、猪带绦虫、曼氏迭宫绦虫等;有些寄生虫为机会致病类,如隐孢子虫、粪类圆线虫、短膜壳绦虫等。

消化道寄生虫离开人体的途径和阶段与病原检查密切相关。大多数消化道寄生虫离开人体途径是随粪便排到体外，其实验室诊断多采用粪便检查方法，个别种类可移行到肛门周围产卵。蠕虫离开人体阶段多为虫卵或虫体，在检查时较易判断；原虫离开人体阶段有滋养体、包囊或卵囊等，因虫体微小，多需要通过涂片染色及高倍显微镜检查。

消化道寄生虫的防治，主要通过加强宣传教育以改进饮食卫生，通过群体服药以消除传染源，通过管理粪便以减少病原污染和流行传播。近年来，我国通过社区或农村对粪便管理和学校对儿童实行定期肠道驱虫，使得人群中的肠道线虫感染率普遍下降，取得了很好的防治效果。

第一节　似蚓蛔线虫

似蚓蛔线虫（*Ascaris lumbricoides*）简称蛔虫，是人体最常见的寄生虫之一。蛔虫寄生在小肠，不仅夺取营养，还可引起胆道蛔虫症、肠梗阻、肠穿孔等多种并发症，亦可侵入其他脏器引起严重的异位损害。此外，寄生于犬、猫类动物消化道的犬弓首线虫（*Toxocara canis*，简称犬弓蛔虫）和猫弓首线虫（*T. cati*，简称猫弓蛔虫）也可感染人体，引起内脏幼虫移行症。

【形态】

1. 成虫　呈圆柱形，似蚯蚓，活时呈粉红色，死后为灰白色，头尖细，尾稍钝。雌虫长20～35cm，有的可达49cm，直径3～6mm。雄虫长15～31cm，直径2～4mm。虫体两侧可见明显的侧线，头端口周可见"品"字形排列的3个唇瓣。雌虫消化管末端开口于肛门，雄虫的则通入泄殖腔。雌虫生殖系统为双管型，盘绕在虫体的后2/3部分，阴门位于体前部1/3的位置。雄虫尾向腹面弯曲，生殖器官为单管型，射精管开口于泄殖腔，其背侧有交合刺囊，内有一对可伸缩的象牙状交合刺。

2. 虫卵　蛔虫卵有受精卵和未受精卵之分（图2-1）。受精卵呈宽椭圆形，大小为（45～75）µm×（35～50）µm，卵壳厚，自外向内依次为受精膜、壳质层和蛔苷层，但在光镜下不能区分。卵壳外有一层凹凸不平的蛋白质膜，被胆汁染成棕黄色。卵内含1个大而圆的卵细胞，细胞与卵壳两端间可形成新月形空隙。虫卵在外界发育过程中，卵内细胞分裂，不断发育形成含幼虫的感染期蛔虫卵。未受精蛔虫卵多呈长椭圆形，大小为（88～94）µm×（39～44）µm，卵壳及蛋白质膜较薄，卵内充满大小不等的折光颗粒。蛔虫卵的蛋白质膜可以脱落，成为无蛋白质膜蛔虫卵，观察时应注意与钩虫卵等其他虫卵相鉴别。

【生活史】　蛔虫的生活史为直接型，不需要中间宿主。成虫寄生于小肠中，以宿主半消化食物为食，雌、雄虫交配后产卵，每条雌虫平均每天可产卵24万个。随粪便排出的受精卵在潮湿、荫蔽、氧气充分和21～30℃的环境中，约经3周发育为感染期虫卵。人因误食污染有感染期虫卵的食物或水而感染。感染期虫卵在小肠内孵化出幼虫，幼虫侵入肠黏膜和黏膜下层，进入静脉或淋巴管，随血液循环经右心到达肺，穿破肺泡毛细血管后进入肺泡，在肺部经两次蜕皮后（约在感染后第10天），沿支气管、气管逆行至咽部，随吞咽再达消化道，在小肠内经1次蜕皮后发育为成虫（图2-1）。自感染到雌虫开始产卵需60～75天。蛔虫寿命大约为1年。

【致病】　蛔虫致病包括幼虫移行和成虫寄生所致的损害。

1. 幼虫致病　幼虫经过肺部组织移行，可致肺部点状出血，可引起不同程度的过敏性支气管肺炎或蛔虫性支气管哮喘。严重感染时，幼虫也可侵入脑、肝、脾、肾和甲状腺等器官，引起异位寄生。

2. 成虫致病　成虫为主要致病阶段，致病作用主要表现在以下方面。

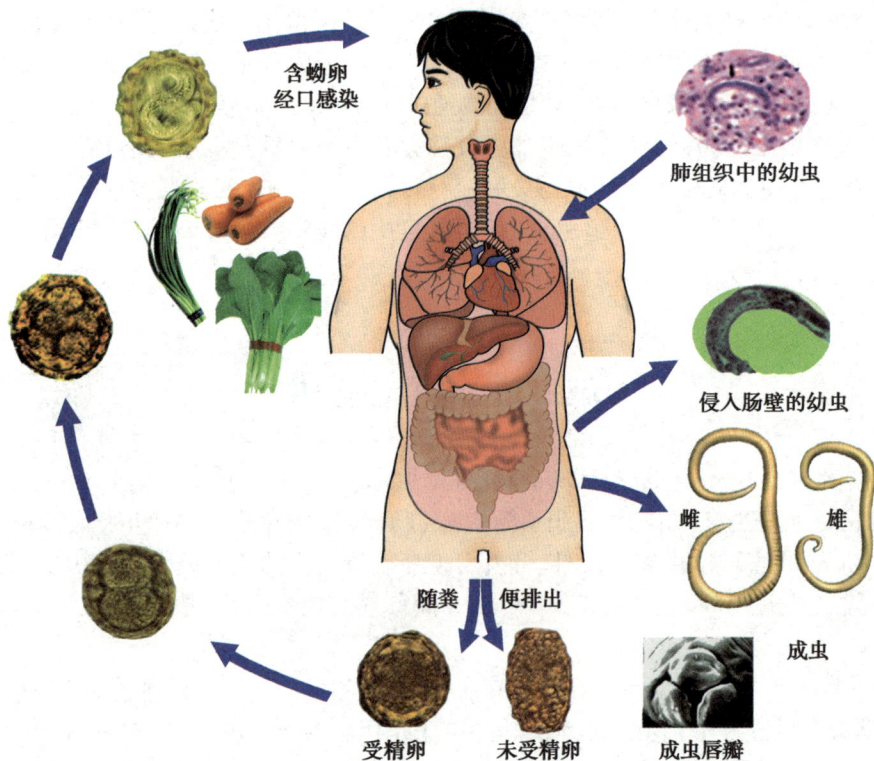

图 2-1 蛔虫生活史与主要阶段形态

（1）掠夺营养和破坏肠黏膜影响吸收：虫体寄生于空肠，夺取宿主营养，损伤肠黏膜，引起消化不良和吸收障碍，可导致营养不良，甚至发育障碍。患者可出现上腹部及脐周间歇性腹痛，并伴有腹泻、食欲减退、恶心、呕吐等症状。

（2）超敏反应：蛔虫的分泌物、代谢物中的成分具有变应原性，被人体吸收后可引起 IgE 介导的超敏反应，使患者出现荨麻疹、皮肤瘙痒、结膜炎以及烦躁甚至惊厥等症状。

（3）并发症：由于蛔虫有钻孔习性，当宿主肠道内环境改变时，如发热或大量食入辛辣食品、服用驱虫药物剂量不当等，蛔虫可钻入开口于肠壁的各种管道（如胆管、阑尾和胰腺管）引起多种并发症。常见并发症有：①胆道蛔虫病：是最为常见的并发症，以急性胆管炎、胆囊炎和胆石症为主要表现；②蛔虫性肠梗阻：因大量虫体扭结成团堵塞肠管，或因肠管正常蠕动发生障碍所致，可发展为绞窄性肠梗阻、肠扭转、肠套叠和肠坏死；③引起肠穿孔和急性腹膜炎：蛔虫可使病变或正常的肠壁发生穿孔，或经胃 / 阑尾肠切除后的缝合口，或经远端憩室进入腹腔。此外，蛔虫还可引起蛔虫性阑尾炎、肝蛔虫病、支气管和气管蛔虫病、尿道或生殖器官蛔虫病。

【诊断】 蛔虫感染的病原学诊断主要依据是从粪便中查出虫卵或虫体（幼虫或成虫）。由于蛔虫产卵量大，常用直接涂片法，一张涂片检出率约为 80%，三张涂片可达 95%。采用沉淀法和饱和盐水浮聚法，检出效果更好，但对未受精蛔虫卵检出率低。用定量透明法可评价感染度。在感染早期（肺部有症状时）作痰液涂片检查可发现蛔虫幼虫。

对蛔虫性肠梗阻、阑尾炎、胆道蛔虫病、肝蛔虫病等，可根据相关部位不同性质的腹痛等局部症状，发热等全身症状以及排虫史，粪便虫卵检查，B 超、X 线及 CT 等影像学检查进行诊断。

【流行】 蛔虫呈世界性分布，主要流行于温暖、潮湿和卫生条件差的地区。人群感染率农村高于城市，儿童高于成人。据 2015 年全国人体重点寄生虫病调查结果，我国人群蛔虫感染率为 1.36%，流行最多的省份为四川、贵州和重庆，感染率依次为 6.83%、6.15%

和 2.48%。全国的平均感染率较 1988—1992 年的首次全国人体寄生虫分布调查（平均感染率为 47.0%）和 2001—2004 年的第二次全国人体重要寄生虫病现状调查（平均感染率为 12.72%）已大幅下降。造成蛔虫感染率高的主要原因：①生活史简单；②产卵量大；③用未经处理的人粪施肥和随地大便的习惯，使蛔虫卵易污染土壤和环境；④人的不良卫生行为和饮食习惯；⑤虫卵对外界环境有较强的抵抗力。由于蛔苷层的保护作用，使得虫卵在荫蔽土壤中或蔬菜上可存活数月至 1 年，食用醋、酱油或腌菜、泡菜盐水等溶液不影响卵内幼虫发育。但苯、氯仿、乙醇、乙醚等有机溶剂和氨、溴甲烷、一氧化碳等气体可较快杀死卵内细胞或幼虫。

【防治】 防治蛔虫感染的措施，包括查治患者及带虫者，加强粪便管理和健康教育。目前常用驱虫药有阿苯达唑、甲苯达唑和伊维菌素。群体驱虫宜在秋、冬季节进行，对感染率高的人群，为避免重复感染，应每隔 3～6 个月驱虫 1 次。蛔虫引起的急腹症主要靠手术治疗。农村改水改厕，建立无害化粪池是杀灭虫卵最有效的方法。开展宣传教育的重点在儿童，引导他们讲究饮食卫生、个人卫生和环境卫生，养成良好的卫生习惯。不随地大便，做到饭前洗手，不生食未洗净的红薯、胡萝卜、甘蔗和生菜，避免不洁饮水。灭蝇也是防止蛔虫卵污染食物和水源的重要措施。

第二节　十二指肠钩口线虫和美洲板口线虫

钩虫（hookworm）是钩口科（Ancylostomatidae）线虫的统称，至少包括 17 个属 100 余种，寄生于人体的主要为十二指肠钩口线虫（*Ancylostoma duodenale*，简称十二指肠钩虫）和美洲板口线虫（*Necator americanus*，简称美洲钩虫）两种。钩虫对宿主的主要致病作用是造成宿主慢性失血，表现为缺铁性贫血。锡兰钩口线虫（*A. ceylanicum*）、巴西钩口线虫（*A. braziliense*）、犬钩口线虫（*A. caninum*）、马来钩口线虫（*A. malayanum*）等动物寄生钩虫偶可在人体发育为成虫。此外，巴西钩口线虫、羊仰口钩虫（*Bunostomum trigonocephalum*）、狭头弯口线虫（*Unclnaria stenocephala*）的感染期幼虫可侵入人体引起局部匐行疹（creeping eruption）或称皮肤幼虫移行症。

【形态】

1. 成虫　虫体细小线状，长约 1cm，雌虫略大于雄虫，半透明，活虫肉红色，死后灰白色。虫体头端略向背面仰曲，头顶端有一发达的角质口囊。在口囊腹侧缘，十二指肠钩虫有两对钩齿，美洲钩虫有一对板齿（图 2-2）。虫体有 3 组单细胞腺体：前部有头腺 1 对，开口于口囊两侧的头感器孔，主要分泌抗凝肽 / 蛋白和乙酰胆碱酯酶；口囊后肌性咽管壁内有 3 个咽腺，主要分泌乙酰胆碱酯酶、蛋白酶、胶原酶以及抗凝肽 / 蛋白；排泄腺 1 对，游离于原体腔的亚腹侧，主要分泌蛋白酶。抗凝肽 / 蛋白有抑制宿主血液凝固作用，乙酰胆碱酯酶可降低宿主肠壁蠕动，有利于钩虫吸血。

雄性虫体末端膨大形成交合伞，由 2 个对称的侧叶和 1 个背叶组成，其内有肌肉性指状辐肋，依其部位分别称为背辐肋、侧辐肋和腹辐肋。背辐肋的分支特点是鉴定虫种的重要依据之一（图 2-2）。雄虫有交合刺 1 对，从泄殖孔伸出，其形状因虫种而异。雌虫末端呈圆锥形，有的虫种有尾刺。十二指肠钩虫与美洲钩虫的形态鉴别见表 2-1。

2. 虫卵　钩虫卵呈椭圆形，壳薄，无色透明，大小为（56～76）μm×（36～40）μm。从新鲜粪便中查见的虫卵，内有 2～8 个浅灰色的细胞，卵壳与细胞间可见明显的透明空隙。若患者便秘或粪便放置时间过长，卵内细胞可发育到幼虫阶段。两种钩虫卵的形态在光镜下不易区别。

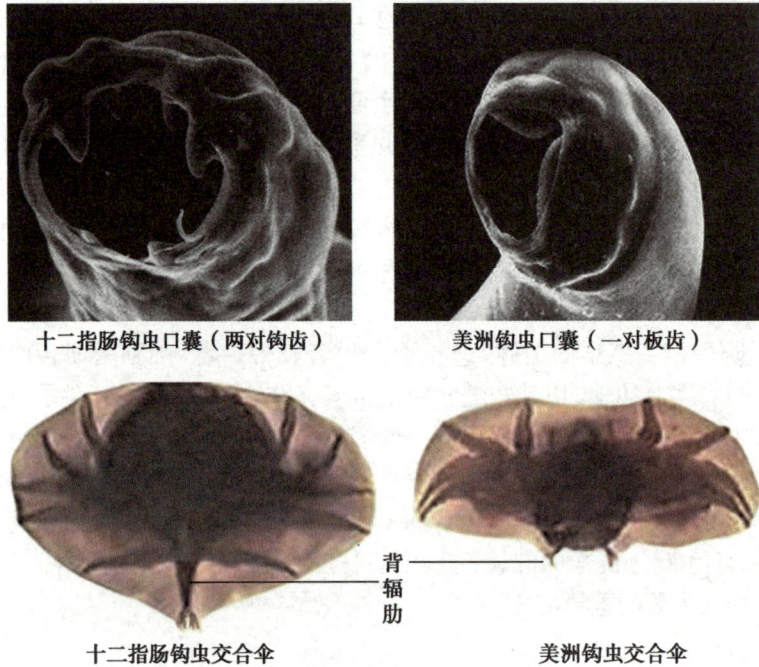

十二指肠钩虫口囊（两对钩齿）　　美洲钩虫口囊（一对板齿）

十二指肠钩虫交合伞　　　　　　背辐肋　　　　　美洲钩虫交合伞

图 2-2　两种人体钩虫成虫口囊和交合伞

表 2-1　两种人体钩虫成虫的鉴别

鉴别要点		十二指肠钩口线虫	美洲板口线虫
大小 /mm	♀	$(10.0 \sim 13.0) \times 0.6$	$(9.0 \sim 11.0) \times 0.4$
	♂	$(8.0 \sim 11.0) \times (0.4 \sim 0.5)$	$(7.0 \sim 9.0) \times 0.3$
体形		头端与尾端均向背侧弯曲,身体呈"C"形	头端向背侧弯曲,尾端向腹侧弯曲,身体呈"S"形
口囊		腹侧前缘有 2 对钩齿	腹侧前缘有 1 对半月形板齿
交合伞		撑开时略呈圆形	撑开时略呈扁圆形
背辐肋		远端分 2 支,每支又分 3 小支	基部分 2 支,每支又分 2 小支
交合刺		两刺长鬃状,末端分开	一刺末端呈钩状,常包套于另一刺的凹槽内
尾刺		有	无

3. **幼虫**　分杆状蚴和丝状蚴两期。自卵内孵出的为第一期杆状蚴,大小为 $(0.23 \sim 0.40)$ mm $\times 0.02$mm,虫体无色透明,前钝后尖,口腔细长,有口孔,咽管前段较粗,中段细,后段膨大呈球状。第一期杆状蚴蜕皮后形成第二期杆状蚴,形态与第一期杆状蚴相似,但略粗长,大小为 0.40mm $\times 0.03$mm。第二期杆状蚴蜕皮形成丝状蚴,其大小为 $(0.50 \sim 0.70)$ mm $\times 0.03$mm,体表覆盖有鞘膜,口腔封闭,与咽管连接处口腔壁背面和腹面各有 1 个角质矛状结构,称为口矛或咽管矛。咽管细长,约为虫体的 1/5。口矛有助于虫体穿刺侵入皮肤,形状可用于丝状蚴虫种的鉴定。

【生活史】　十二指肠钩虫与美洲钩虫的生活史基本相同(图 2-3)。成虫寄生于人体小肠,雌雄虫交配产卵。虫卵随人粪排出体外,在温暖($25 \sim 30 ℃$)、潮湿、荫蔽、含氧充足的疏松土壤中,24 小时即可孵出杆状蚴,再经 $5 \sim 6$ 天发育,幼虫口腔封闭,停止摄食,进行第二次蜕皮后发育成丝状蚴,即感染期幼虫。

绝大多数感染期幼虫生活在深度 6cm 以上的表层土壤内, 活动具有向温性、向湿性和向上性的特点。幼虫可借助覆盖体表水膜的表面张力, 沿植物茎或草叶向上爬行, 最高可达 22cm。感染期幼虫与人体皮肤接触、受到体温刺激后, 虫体活动力显著增强, 经毛囊、汗腺口或皮肤破损处主动钻入人体。丝状蚴钻入皮肤后在皮下组织移行, 24 小时后进入血管或淋巴管, 随血流经右心至肺, 穿过肺微血管进入肺泡, 然后沿小支气管、支气管移行至咽喉, 再随吞咽下行, 经食管到达小肠定居。幼虫在人体内发育过程中, 经 2 次蜕皮发育为成虫。自幼虫钻入皮肤到成虫产卵, 一般需 5~7 周。成虫借口囊内钩齿或板齿咬附于肠黏膜, 以血液、组织液、肠黏膜为食。每条十二指肠钩虫日平均产卵为 10 000~30 000 个, 美洲钩虫为 5 000~10 000 个。十二指肠钩虫在人体内一般可存活 1 年左右, 美洲钩虫一般可存活 3~5 年。

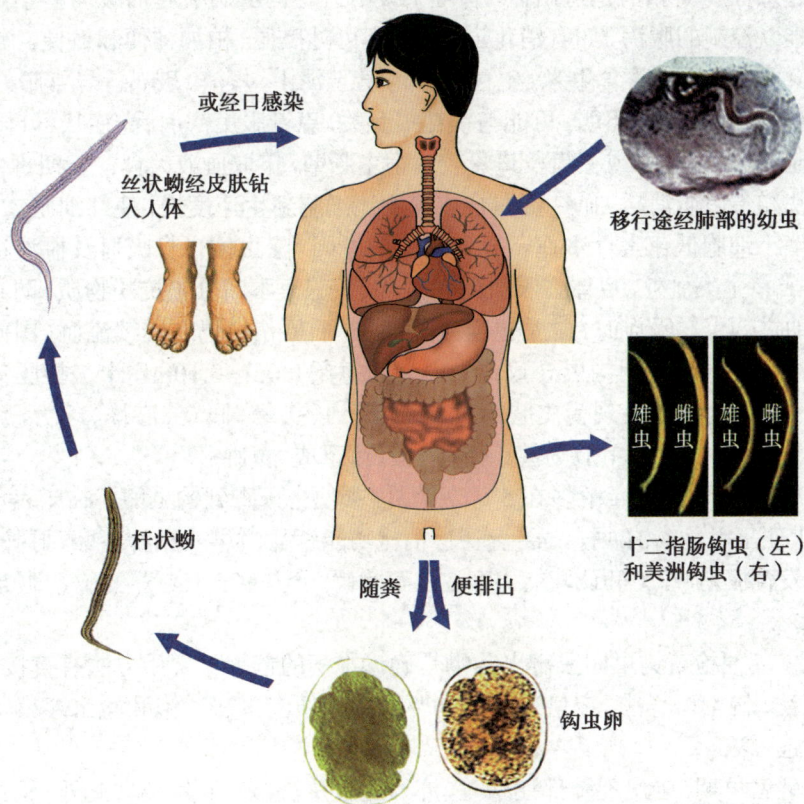

或经口感染

丝状蚴经皮肤钻入人体

移行途经肺部的幼虫

雄虫 雌虫 雄虫 雌虫

十二指肠钩虫（左）和美洲钩虫（右）

杆状蚴

随粪 便排出

钩虫卵

图 2-3 钩虫生活史各期形态

钩虫幼虫在人体内的发育速度可有差异。十二指肠钩虫在人体内发育有迁延移行 (persisting migrant) 现象, 感染后幼虫可滞留于组织中很长时间, 发育缓慢或暂停发育, 经过一段时间后, 才陆续到达小肠发育成熟。

人感染钩虫主要通过皮肤接触含有钩蚴的土壤。钩虫除经皮肤感染外, 丝状蚴也可从口腔和食管黏膜侵入。十二指肠钩虫可通过母乳直接传播给婴儿, 也可垂直传播给胎儿。此外, 猪、犬、兔、小牛、小羊等动物可作为十二指肠钩虫的转续宿主, 美洲钩虫可寄生在猩猩、猴和犀牛等动物, 故人若生食含有钩虫幼虫的肉类, 亦有受感染的可能。

【致病】 钩虫的幼虫和成虫对人体均有致病作用, 但以成虫致病为主。十二指肠钩蚴引起皮炎者较多, 成虫导致贫血程度较重, 并且是引起婴儿钩虫病的主要虫种。人体感染钩虫后是否出现临床症状, 除与感染数量有关外, 也与人体健康状况、营养条件及免疫力有着密切的关系。

1. 幼虫致病 包括穿过皮肤和肺微血管时造成的损害。

(1) 钩蚴性皮炎：当人赤手光足下地劳动接触土壤时，感染期幼虫从足趾或手指间较薄的皮肤、足背部及其他暴露部位的皮肤侵入人体，在侵入部位可出现充血斑点或丘疹，有奇痒，搔破后常有继发感染而变成脓疱，俗称"粪毒"或"着土疹"。

(2) 呼吸道症状：幼虫移行穿破肺微血管，可引起出血及炎症细胞浸润，患者可有阵发性咳嗽、血痰及哮喘，甚至大量咯血等表现。肺部病变常发生于感染后 1 周左右，可持续数周或 1 个月以上。十二指肠钩虫幼虫引起的肺部症状通常较美洲钩虫明显且持续时间长。

2. 成虫致病 可引起消化道症状和贫血，主要是小细胞低色素性贫血。

(1) 消化道症状和异嗜症(allotriophagy)：钩虫以口齿咬附在肠黏膜上，可造成散在的出血及小溃疡(大小为 3～5mm)，有时可形成片状出血性瘀斑，其病变可累及黏膜下层甚至肌层，可引起急性肠炎和消化道出血，偶可见大出血。钩虫病引起的腹泻呈黏液样或水样便，有时呈难以控制的腹泻，如有消化道出血，则可见黑便、柏油样便和血便。钩虫患者食量多增加，少数患者出现喜食生米、生豆、茶叶，甚至泥土、煤渣、破布等异常嗜好，称为"异嗜症"。异嗜症发生的原因不明，可能与铁耗损有关，患者服用铁剂后，症状可自行消失。

(2) 贫血：钩虫以钩齿或板齿及口囊咬附宿主肠壁，摄取血液为食。长期寄生造成患者慢性失血，铁和蛋白质消耗，血红蛋白合成速度比细胞新生速度慢，使红细胞体积变小、着色变浅，故呈小细胞低色素性贫血。导致贫血的原因，除虫体自身吸血及血液迅速从其消化道排出造成宿主失血外，虫体在吸血的同时，其头腺等不断分泌抗凝物质，防止咬附部位血液凝固，加之钩虫在吸血时，常常更换咬附部位，而原伤口仍在继续流血，因此患者常处于失血状态。据测算，美洲钩虫导致日失血量为每条 0.03～0.10ml，十二指肠钩虫为每条 0.15～0.26ml。贫血患者表现为皮肤蜡黄、黏膜苍白、头晕、眼花、心悸、乏力，重症患者可出现面部及全身水肿，尤以下肢为甚。俗称"懒黄病"或"黄肿病"。

(3) 婴儿钩虫病：发病年龄多在 5～12 个月，粪便中可查到钩虫卵。临床表现为急性便血性腹泻、大便呈黑色或柏油样、面色苍白、消化功能紊乱、发热、精神萎靡、肝脾大、贫血较严重。患儿发育极差，智力和认知能力存在发育障碍，合并症多(支气管肺炎、肠出血等)，预后差。

【诊断】 粪便检获钩虫卵或孵出钩蚴是确诊本病的依据。常用方法有直接涂片法、饱和盐水浮聚法、钩蚴培养法、定量透明法和驱虫后粪便淘虫法。饱和盐水浮聚法是诊断钩虫感染的首选方法。

在钩虫感染早期，当出现肺部症状时，亦可通过痰液检查到钩蚴。此外，钩虫感染早期或急性期患者，血液学检验周围血中嗜酸性粒细胞比例常达 15% 以上，最高可达 86%。钩虫病患者均可表现出不同程度贫血。

【流行】 本病在世界上广泛分布，钩虫感染在 2019 年造成的伤残调整生命年(disability adjusted life year, DALY)全球约为 100 万。据 2015 年全国人体重点寄生虫病调查，我国农村地区钩虫感染人数约为 1 700 万，平均感染率为 2.62%，四川省的感染率最高(14.55%)，然后依次为海南省(8.10%)、重庆市(5.67%)。我国北方以十二指肠钩虫为主，南方以美洲钩虫为主，但两种钩虫混合感染较普遍。

本病的传染源是无症状带虫者和钩虫病患者。本病的流行与自然环境、农作物种植、生产方式及生活习惯等因素有着密切关系。种植红薯、玉米、甘蔗、桑树、棉花等旱地作物的田地，如用未经无害化处理的粪便施肥，可造成钩虫卵传播，这些农作物提供了较好的荫蔽条件，利于虫卵和幼虫的发育和存活，而劳作时手、足有较多的机会直接接触土壤中的钩蚴，因此易受到感染。

婴儿钩虫病的感染，往往是因为母亲在田间耕作时将婴儿放在地上或将尿布晾在地面上，且未经晾干使用，从而使婴儿有可能接触疫土而感染钩蚴。此外，钩虫也可经垂直传播感染胎儿或经母乳传递感染婴儿。

【防治】 防治钩虫病包括驱虫治疗、粪便管理和个人防护等措施。常用驱虫药物有阿苯达唑、甲苯咪唑、噻嘧啶和三苯双脒等。对钩蚴性皮炎和幼虫移行症患者可用阿苯达唑和伊维菌治疗，或在感染 24 小时内，用透热疗法杀死皮下幼虫。贫血严重者需服用铁剂以纠正贫血。预防钩虫感染的措施包括管理好粪便和加强个人防护。耕作时穿鞋下地，在手足皮肤涂抹 1.5% 右旋咪唑硼酸酒精或 15% 噻苯唑软膏，可有效减少感染可能。

第三节 毛首鞭形线虫

毛首鞭形线虫（*Trichuris trichiura*）简称鞭虫，成虫主要寄生于人体盲肠，可致肠壁组织慢性炎症反应，严重感染者可出现慢性贫血或直肠脱垂。

【形态】
1. **成虫** 虫体前 3/5 细长，后 2/5 粗大，形似马鞭。成虫活体呈淡灰色。雌虫长 35～50mm，尾端钝圆。雄虫长 30～45mm，尾端向腹面呈环状卷曲。雌雄成虫的生殖系统均为单管型。虫体可见口和细长的咽管，咽管外有呈串珠状排列的杆细胞组成的杆状体包绕。
2. **虫卵** 呈纺锤形，大小为（50～54）μm ×（22～23）μm，黄褐色，卵壳较厚，两端各具一透明塞状突起，卵内有一尚未分裂的卵细胞（图 2-4）。

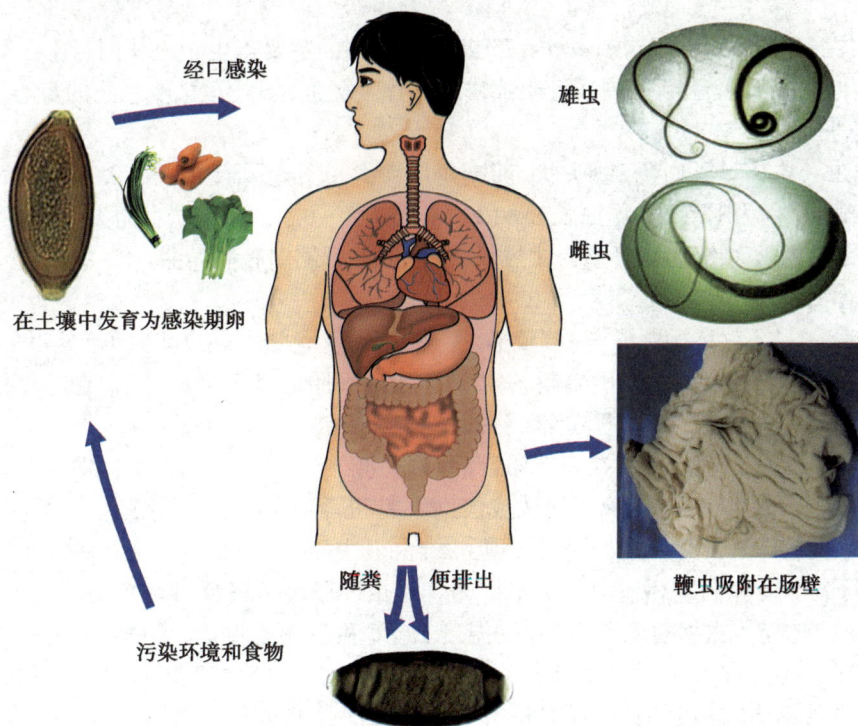

图 2-4 鞭虫生活史与各期形态

【生活史】 成虫主要寄生于盲肠内，重度感染时亦可在结肠、直肠甚至回肠下段寄生。雌虫每日产卵 1 000～7 000 个，虫卵随粪便排出体外，在适宜条件下，经 3～5 周即可发育为感染期卵。感染期卵污染的食物和水被人误食后，则可引起人体感染。在小肠内，幼虫从卵内孵出并侵入肠黏膜，经 8～10 天，幼虫重新回到肠腔，再移行至盲肠。虫体以纤细的前端钻入肠壁黏膜和黏膜下层组织摄取组织液和血液,发育为成虫。自虫卵感染至虫体发育成熟,需1～3个月。鞭虫寿命为3～5年。

【致病】 成虫以细长前端钻入肠壁黏膜、黏膜下层乃至肌层,可致肠壁黏膜组织充血、水肿或出血等慢性炎症反应,继后可形成肉芽肿病变。一般轻度感染无明显症状,在粪检时发现有虫卵。重度感染时,患者可有下腹部阵发性腹痛、慢性腹泻、里急后重、大便隐血或带血、消瘦等表现。因鞭虫吸血及损伤肠黏膜导致渗血,可导致患者贫血。儿童重度感染,可导致直肠脱垂。少数患者亦可见发热、荨麻疹、嗜酸性粒细胞增多、四肢水肿等全身反应。

【诊断】 鞭虫感染的诊断以检获虫卵为依据,可采用粪便直接涂片法、沉淀集卵法、饱和盐水浮聚法和定量透明法等,其中以定量透明法检查效果为最佳。

【流行】 据2015年的第三次全国人体重要寄生虫病现状调查,我国人群鞭虫感染率为1.02%,感染率较前两次全国寄生虫调查的感染率呈快速下降趋势。鞭虫的流行分布多与蛔虫相似,但虫卵对低温、干燥的抵抗力不及蛔虫卵强,故南方的感染率高于北方。儿童的感染率较成人高,这与儿童卫生习惯较差有关。

【防治】 鞭虫感染的防治措施同蛔虫。治疗常用药有奥克太尔、复方噻嘧啶、甲苯达唑、阿苯达唑和伊维菌素等。

第四节 蠕形住肠线虫

蠕形住肠线虫(*Enterobius vermicularis*)又称蛲虫,主要寄生于人体回盲部。雌虫夜间爬行到宿主肛周产卵,引起肛周或会阴部皮肤瘙痒及炎症,可严重影响患儿的身心健康。

【形态】

1. **成虫** 虫体呈乳白色,线头状,前端角皮膨大,形成头翼,口周有3个唇瓣。咽管末端膨大呈球形,称为咽管球;雌虫长8～13mm,宽0.3～0.5mm,尾端直而尖细,尖细部占虫体总长的1/3,生殖系统为双管型。雄虫长2～5mm,后端向腹侧卷曲,有一根交合刺,生殖系统为单管型。

2. **虫卵** 呈不对称椭圆形,一侧较平,一侧稍凸,无色透明。虫卵大小为(50～60)μm×(20～30)μm。卵壳较厚。虫卵从雌虫排出时,卵内胚胎已发育至蝌蚪期,在外界仅需数小时就可发育成为含幼虫的感染性虫卵(图2-5)。

【生活史】 成虫一般寄生在人体回盲部,以盲肠、升结肠及回肠下段多见,有时也可到达小肠上段、胃等处。虫体游离于肠腔或借助头翼和唇瓣附着于肠黏膜,以肠腔内容物、组织液和血液为食(图2-6)。雌、雄虫交配后,雄虫很快死亡,随粪便排出。雌虫子宫内充满虫卵,在肠道温度和低氧环境中一般不排卵。雌虫向肠腔下段移行至直肠。当人熟睡时,肛门括约肌放松,雌虫移行到肛门外,受温度、湿度和空气的刺激,雌虫开始大量排卵。一条雌虫产卵5 000～17 000个。大多雌虫排卵后干枯死亡,少数雌虫也可再进入肛门,有时雌虫还可进入阴道、尿道等处引起异位寄生。在肛周处的虫卵发育很快,约经4～6小时,发育为感染性卵。感染性卵污染的食物,被人吞食后,幼虫在十二指肠孵化,沿小肠移行至回盲部,发育为成虫。自吞入感染性卵至虫体发育成熟需2～6周,一般为4周。雌虫寿命为2～4周。

【致病】 蛲虫致病主要引起肛门及会阴部皮肤瘙痒,从而影响患者休息和睡眠。临床以儿童多见,常见患儿有烦躁不安、夜惊、失眠、夜间磨牙等症状。患者肛周皮肤瘙痒,抓破后可引起继发感染。蛲虫异位寄生可导致严重后果,如钻入阑尾引起蛲虫性阑尾炎;雌

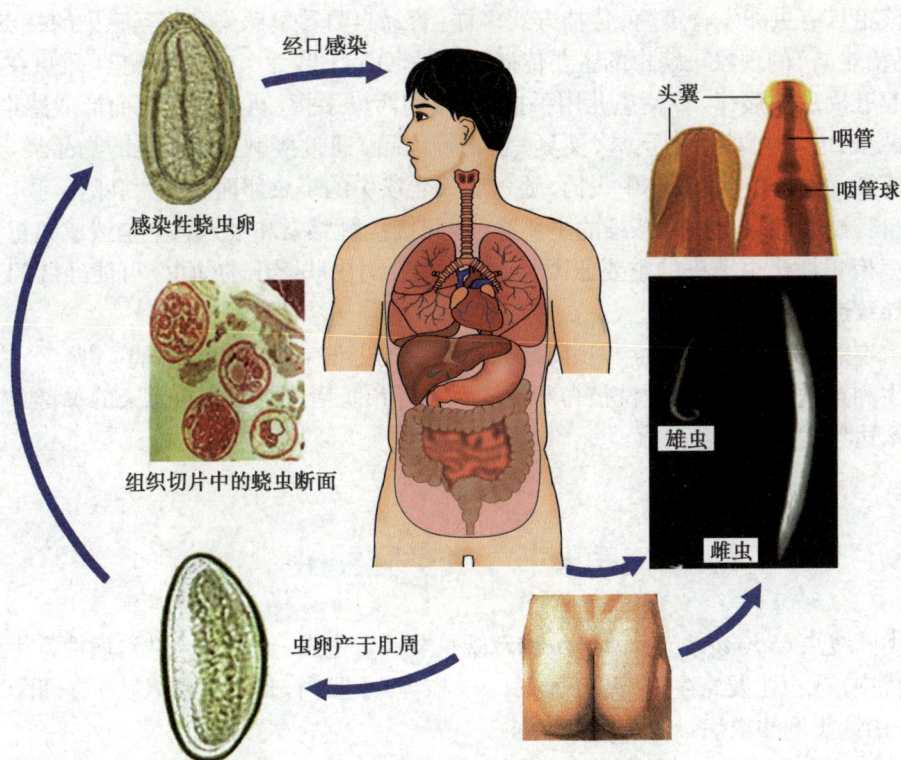

图 2-5   蛲虫生活史及各期形态

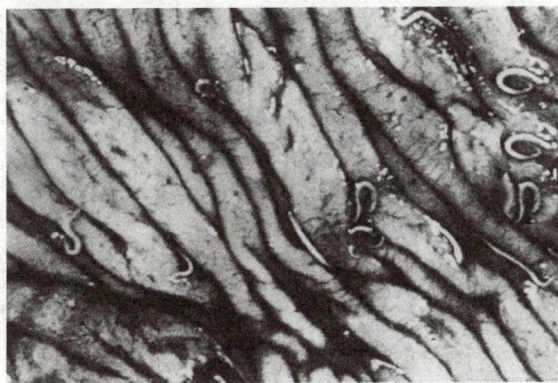

图 2-6   蛲虫寄生在肠壁

虫经阴道逆行进入子宫和输卵管，可致阴道炎、子宫颈炎、子宫内膜炎、输卵管和盆腔炎等；也可进入腹腔引起腹膜、肠壁和输卵管组织的肉芽肿病变。此外，偶可见蛲虫感染引起肺部及膀胱异位损害。

【诊断】　粪便检查很难查到虫卵，常采用透明胶纸法或棉签拭子法于清晨解便前或洗澡前采集肛周虫卵检查，或者在睡后 1～3 小时收集肛周雌虫检查。虫体数量多时，也可在粪便中检获成虫。

【流行】　蛲虫病呈世界性分布，儿童的人群感染率高于成人，有儿童集体机构及家庭聚集性特点。据第三次全国人体重要寄生虫病现状调查，我国人群蛲虫感染率为 0.33%。据 2016—2018 年全国儿童蛲虫感染监测数据，江西、广西、广东、四川、福建、重庆和海南 3～9 岁儿童蛲虫感染率≥5.00%。

【防治】　人是蛲虫的唯一宿主。蛲虫生活史简单，成虫寿命较短，对驱虫药物较敏感，但由于该虫具有虫卵发育迅速、传播方式多样、容易自身重复感染和相互感染的特点,本病存在"易治难防"的现象。蛲虫的主要传播途径是,①肛门 - 手 - 口直接感染:雌虫在肛周产卵并引起肛周皮肤瘙痒,促使患儿用手搔抓,虫卵污染手指,再经口食入而形成感染;②间接接触感染:虫卵可能污染玩具、文具、食物等物品,通过接触虫卵污染的物品经口感染;③吸入感染:虫卵随尘埃在空中飞扬,通过吸入尘埃中的蛲虫卵而感染。肛门 - 手 - 口直接感染是自身感染和自身重复感染的主要途径,间接接触感染和吸入感染是造成儿童集体机构或家庭聚集性蛲虫感染的重要原因。此外,在肛周皮肤孵出的幼虫,可能经肛门逆行至肠内而导致逆行感染。

防治本病应采用驱虫治疗和预防感染相结合的办法。开展健康教育,讲究公共卫生、个人卫生和饮食卫生,定期烫洗被褥和清洗玩具等预防措施是防止再感染的关键。常用驱虫药阿苯达唑或甲苯咪唑治疗。

第五节　粪类圆线虫

粪类圆线虫(*Strongyloides stercoralis*)既是兼性寄生虫,又是机会性致病性寄生虫。在寄生世代中,成虫主要寄生于宿主(如人、犬、猫等)小肠内,幼虫可侵入肺、脑、肝、肾等组织器官,引起类圆线虫病(strongyloidiasis)。

【形态】　在寄生世代中,有成虫、虫卵、杆状蚴和丝状蚴 4 个阶段。寄生世代成虫仅见雌虫,其大小为 2.2mm×(0.03~0.07)mm,体表具细横纹,尾尖细,末端略呈锥形,口腔短,咽管细长,生殖器官为双管型。虫卵与钩虫卵相似,但较小,部分卵内含 1 条胚蚴。杆状蚴头端钝圆,尾部尖细,长 0.20~0.45mm,咽管为双球型。丝状蚴即感染期幼虫(图 2-7),虫体细长,长 0.6~0.7mm,咽管约为体长的 1/2,尾端尖细具分叉。粪类圆线虫的丝状蚴与钩虫和东方毛圆线虫的幼虫极为相似,镜检时应注意鉴别(图 2-7)。

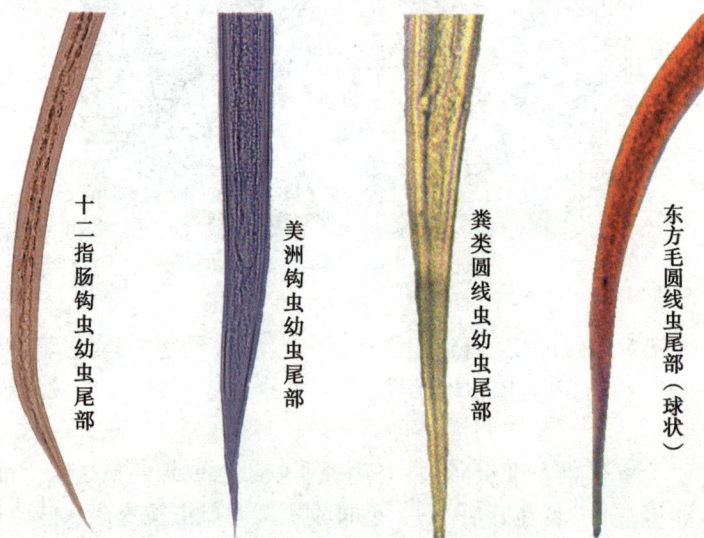

图 2-7　四种线虫丝状蚴形态比较

十二指肠钩虫幼虫尾部　　美洲钩虫幼虫尾部　　粪类圆线虫幼虫尾部　　东方毛圆线虫尾部(球状)

【生活史】　粪类圆线虫生活史复杂,包括自生世代和寄生世代(图 2-8)。

1. 自生世代　成虫在潮湿、温暖的土壤中产卵,孵出杆状蚴,其经 4 次蜕皮后直接发育为成虫。在适宜环境下,自生世代可重复多次;在不利环境下,杆状蚴发育为对宿主具有感染性的丝状蚴,经皮肤或黏膜侵入人体,开始寄生世代。

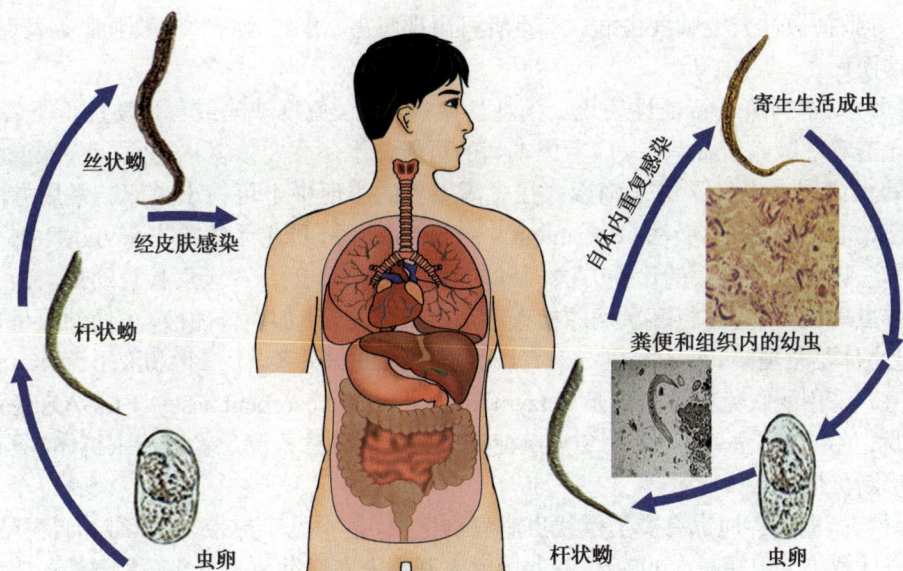

图 2-8　粪类圆线虫生活史与各期形态

2. 寄生世代　丝状蚴侵入人体皮肤或黏膜，随血液循环经右心至肺。大多数虫体穿破毛细血管，进入肺泡，沿支气管逆行至咽，然后被吞咽至消化道，钻入小肠黏膜发育为成虫。少数幼虫在肺和支气管内也可发育为成虫。寄生世代罕见雄虫，雌虫多藏于肠黏膜内，并在此产卵。虫卵发育很快，数小时后即可孵出杆状蚴，并自肠黏膜逸出，进入肠腔，随粪便排出体外。从丝状蚴感染人体至杆状蚴排出一般需 17 天。杆状蚴在外界既可经 2 次蜕皮直接发育为感染性丝状蚴，也可在外界发育为自生世代的成虫。当宿主机体免疫力低下或发生便秘时，寄生于肠道中的杆状蚴可迅速发育为丝状蚴，丝状蚴可在小肠下段或结肠经黏膜侵入血液循环，引起体内自身感染（endo-autoinfection）。当排出的丝状蚴附着在肛周时，可钻入皮肤，导致体外自身感染（exo-autoinfection）。

【致病】　粪类圆线虫的致病作用与其感染程度以及人体健康状况，特别是机体免疫功能状态有密切关系。绝大多数人感染粪类圆线虫后无症状或表现为周期性的嗜酸性粒细胞增高，少数人可有间歇性胃肠症状出现。在免疫功能受损时，如长期使用免疫抑制剂、肿瘤化疗或艾滋病患者，则可出现播散性超度感染（disseminated hyperinfection），患者可因严重衰竭而死亡，故认为粪类圆线虫是一种机会性致病性寄生虫。患者的临床表现因虫体侵犯部位和感染程度不同而异。

1. 皮肤损害　丝状蚴侵入皮肤，可引起小出血点、丘疹、水肿充血，并伴有刺痛和痒感，甚至可出现移行性线状荨麻疹，可持续数周。如果为体外自身感染所致，病变常可反复出现在肛周、腹股沟、臀部等处皮肤。

2. 肺部损害　丝状蚴在肺部移行可引起点状出血和炎性细胞浸润。轻者有刺激性干咳、气促、咯血等。重度感染者可出现咳嗽、多痰、持续性哮喘、呼吸困难等。当雌虫于肺和支气管内寄生繁殖时，则病情更重，病程更长，可发生支气管肺炎。肺部弥漫性感染的病例，可出现高热、肺衰竭，尸检可见肺内有大量幼虫，肺泡大量出血。痰中可查出幼虫。

3. 肠壁损害　成虫寄生在小肠黏膜内的机械性刺激和其代谢产物的毒性作用，可引起组织的炎症反应。轻者表现为以黏膜充血为主的卡他性肠炎；重者可表现为水肿性肠炎或溃疡性肠炎，甚至引起肠壁糜烂，导致肠穿孔。

4. 自身感染与机会致病　粪类圆线虫的感染常伴随一些消耗性疾病或免疫功能低下疾病而出现，虫体可在人体内迅速繁殖，丝状蚴可移行到脑、肝、肺、肾等部位，引起自身重度感染,导致播散性粪类圆线虫病。严重者可出现腹泻、出血、脑膜炎、败血症等表现,甚至全身衰竭而死亡。

【诊断】 本病缺乏特征性表现。消耗性疾病患者、免疫缺陷或免疫功能低下者,又同时有消化道和呼吸系统症状者,应考虑本病的可能。本病主要依据从粪便、痰、尿或脑积液中检获幼虫或培养出丝状蚴来确诊。在腹泻患者的粪便中也可检出虫卵。常用方法有直接涂片法、沉淀法及贝尔曼法(Baermann's technique)等,贝尔曼法检出率可达98%。琼脂平板培养法也是一种高效的诊断方法,新鲜粪便室温培养2 ~ 3天后检查幼虫。由于患者有间歇排虫现象,故应进行多次病原检查。观察虫体时,滴加卢氏碘液,可使幼虫呈现棕黄色,而且虫体结构清晰,便于鉴别。对胃肠粪类圆线虫病患者,十二指肠液引流具有较好的诊断价值。采用酶联免疫吸附试验(enzyme-linked immunosorbent assay, ELISA)、免疫荧光抗体试验、免疫印迹法、萤光素酶免疫沉淀反应系统等方法检测患者血清中抗体,具有较好的辅助诊断价值。

【流行】 世界各地都有粪类圆线虫病病例记录,最常见于热带、亚热带和暖温带地区,据估计全球感染人数超过3 000万,有些国家人群感染率超过80%。我国主要流行于南部地区,据首次全国人体寄生虫分布调查报告,有26个省(自治区、直辖市)查到粪类圆线虫感染者,全国平均感染率为0.122%。一些地区,如广西的东南地区,人群感染率可达11%～14%。人的感染主要是与土壤中的丝状蚴接触所致。近年来,在海南、湖南、福建、云南和北京等地均有因重度感染致死的病例报道。由于存在自身感染,虫体可在人体内持续感染多年,甚至长达30年。

【防治】 本病的流行因素和防治原则与钩虫相似。除应加强粪便与水源管理以及做好个人防护外,对使用激素类药物和免疫抑制剂的患者,应在用药之前,对粪类圆线虫做常规检查或常规杀虫治疗,以免发生自身感染。此外,对犬、猫也应检查和治疗。治疗本病首选药物是伊维菌素,疗效好且副作用小;噻苯达唑疗效与伊维菌素相当,但有肝、肾副作用;阿苯达唑有一定的疗效。

第六节 其他人体消化道寄生线虫

一、东方毛圆线虫

东方毛圆线虫(*Trichostrongylus orientalis*)是绵羊、骆驼、兔等食草类动物胃和小肠内的寄生虫,也可寄生于人胃和小肠,引起毛圆线虫病。

【形态】 成虫纤细,无色透明,口囊不明显,咽管为体长的1/7～1/6。雄虫长4.3～5.5mm,尾端交合伞明显,由左右两叶组成,交合刺1对粗短同形,末端呈倒钩状。雌虫长5.5～6.5mm,尾端呈锥形。

虫卵呈长椭圆形,一端较圆,另一端稍尖,一侧常较另一侧稍隆起,无色透明,大小为(80～100)μm×(40～47)μm,比钩虫卵略长,壳薄,卵膜与卵壳间空隙在两端较明显。新鲜粪便中虫卵内含分裂的胚细胞10～20个。(图2-9)

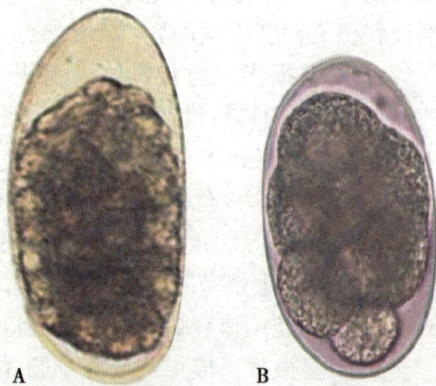

图2-9　东方毛圆线虫卵与钩虫卵形态比较
A. 东方毛圆线虫卵;B. 钩虫卵。

【生活史】 成虫寄生于宿主消化道,虫卵随宿主粪便排出后在土壤中发育,幼虫孵出并蜕皮发育成感染期幼虫。人因食入含有感染期幼虫的生菜而感染。幼虫在宿主小肠内钻入肠黏膜，数日后逸出，虫体头端插入肠黏膜发育为成虫。

【诊断】 本虫可引起腹痛，症状较钩虫感染者明显。常与钩虫感染混合发生，其症状不易与钩虫病区分。本病诊断依据是在粪便中查见虫卵或幼虫。粪检常用饱和盐水浮集法，镜检观察虫卵时，应注意与钩虫卵相鉴别。可用钩蚴培养法检查丝状蚴，对培养出的幼虫，应注意与钩虫的丝状蚴相鉴别。

【流行与防治】 东方毛圆线虫主要分布于亚洲，感染主要发生在农村和牧区。据首次全国人体寄生虫分布调查，我国平均感染率为 0.025%。本病防治原则同钩虫病。

二、艾氏小杆线虫

艾氏小杆线虫[*Rhabditis*（*Rhabditella*）*axei*]是一种自生生活线虫，常出现于污水中，偶可侵入人体消化或泌尿系统寄生，引起艾氏小杆线虫病（rhabditelliasis axei）。

【形态】 成虫纤细，圆柱状，体表光滑。前端有 6 片等大的唇片，食管呈杆棒状，前后各有 1 个咽管球。尾部尖长如针状。雄虫长约 1.2mm。雌虫长约 1.55mm，生殖器官为双管型，子宫内含卵 4～6 个，虫卵形态与钩虫卵相似，但较小。

【生活史】 本虫生活史包括成虫、卵和杆状蚴 3 个阶段。雌雄虫在外界交配，产卵，孵化出杆状蚴，经 4 次蜕皮发育为自生生活的成虫。该虫常生活在腐败的有机物内，也常出现于污水中。研究表明，各期虫体对人工肠液（pH 8.4）均有较高耐受性；在人工胃液（pH 1.4）内虫卵也可存活 24 小时；虫体在正常人尿中存活能力较差，但在肾炎、肾病或乳糜尿患者的尿中能生长发育。

人感染本虫的途径可能是幼虫经口进入消化道或经泌尿系上行感染，如通过游泳、下水捕鱼等接触污水或误饮污水，均可使幼虫有机会侵入人体。

【致病】 艾氏小杆线虫侵入消化系统常引起腹痛，腹泻与便秘交替出现等症状。虫体侵入泌尿系统可引起发热、腰痛、血尿、尿频或尿痛等症状，当肾实质受累时亦可出现下肢和阴囊水肿、乳糜尿、蛋白尿或脓尿，尿液镜检有红、白细胞和管型。

【诊断】 本病诊断依据是从患者尿液沉淀物中或从粪便中镜检出虫体或虫卵。

【流行与防治】 本病在俄罗斯、日本、以色列和北美国家均有发生。我国 17 个省、自治区和直辖市共发现病例 160 多例。可用甲苯咪唑、阿苯达唑、左旋咪唑等药物治疗。注意个人卫生，避免饮（食）用或接触污水及腐败植物是预防本病发生的关键。

（彭礼飞）

第七节　猪巨吻棘头虫

猪巨吻棘头虫（*Macracanthorhynchus hirudinaceus*）是一种大型蠕虫，成虫主要寄生于猪的小肠内，偶可寄生于人体小肠，引起人体棘头虫病（acanthocephaliasis）。此病属人兽共患寄生虫病。

【形态】 成虫呈乳白色或淡红色，体表有明显的横纹。活体时背腹略扁平，固定后为圆柱形。虫体由吻突、颈部和躯干三部分组成。吻突呈类球形，可伸缩，位于虫体前端，其周围 5～6 排尖锐透明的吻钩，每排 6 个，交错排列。颈部短，与吻鞘相连，吻突可缩入吻鞘内。消化器官缺如，通过体壁吸收营养。雄虫较小，为（5～10）cm×（0.3～0.5）cm，尾端有一钟形交合伞；雌虫较大，为（20～65）cm×（0.4～1.0）cm，尾端钝圆（图 2-10）。

虫卵呈椭圆形，棕褐色，大小为（67～110）μm×（40～65）μm，卵壳厚，由三层构成，内外层薄而透明,中层厚,一端闭合不全,呈透明状,易破裂。成熟卵内含 1 个具有小钩的棘头蚴(图 2-10)。

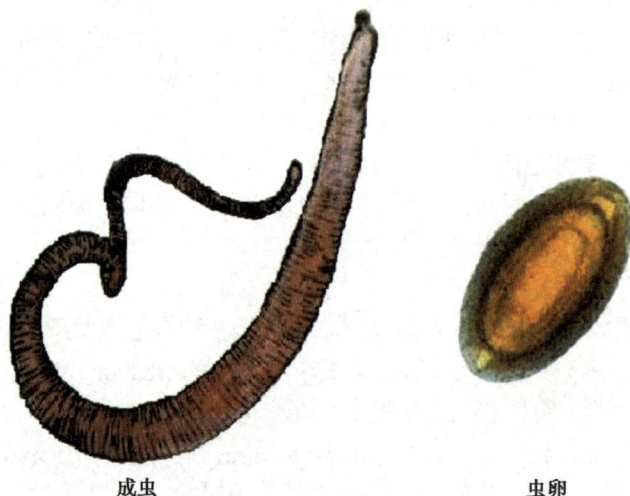

成虫　　　　　　　　　　　　虫卵

图 2-10　猪巨吻棘头虫

【生活史】　猪巨吻棘头虫生活史包括虫卵、棘头蚴、棘头体、感染性棘头体和成虫五个时期。其主要终宿主是猪和野猪,偶尔寄生于人、犬、猫体内。中间宿主为鞘翅目昆虫,包括多种天牛和金龟子。成虫寄生在终宿主小肠内,虫卵随粪便排出,虫卵抵抗力强,在土壤中可存活数月至数年。当虫卵被甲虫的幼虫吞食后,棘头蚴逸出,经肠壁进入甲虫血腔,经 3～5 个月发育为感染性棘头体。感染性棘头体存活于甲虫的各个变态过程(幼虫、蛹、成虫)中,可存活 2～3 年。当猪等动物吞食含感染性棘头体的甲虫任一阶段后,在其小肠经 1～3 个月发育为成虫。如果第一中间宿主被转续宿主吞食,虫体则不能发育成熟。成虫在猪体内可存活 10～23 个月。人误食含感染性棘头体的甲虫也可以感染,但人不是棘头虫的适宜宿主,所以本虫在人体内极少能发育成熟、产卵。

【致病】　猪巨吻棘头虫多寄生于人回肠的中、下段,一般为 1～3 条,也可多达 21 条。虫体以吻钩固着于肠黏膜,使肠黏膜出血、坏死,同时在虫体分泌的毒素作用下,形成溃疡。伴随着结缔组织增生,形成棘头虫结节。结节突向浆膜面,可与大网膜或附近的肠管粘连形成包块。虫体常常更换附着部位,使肠壁多处受累,可累及肠壁深层,甚至穿破肠壁造成肠穿孔,导致局限性腹膜炎及腹腔脓肿,亦可因肠粘连出现肠梗阻。

棘头虫病的临床症状不一。潜伏期为 1～3 个月,病程一般为 20～30 天。早期症状不明显,出现消化不良、食欲减退、乏力、不规则腹痛等症状。继之病情加重,小腹或脐周疼痛呈阵发性或持续性,可出现明显消瘦、发热、腹泻、黑便及腹内明显压痛性包块。随着虫体代谢产物和毒性物质的吸收,患者亦可出现恶心、呕吐、失眠、夜惊等症状和嗜酸性粒细胞增多。本病对人体主要危害是引起外科并发症,国内报道半数以上病例发生肠穿孔。

【诊断】　根据流行病学史,询问患者有无食甲虫的病史及临床表现。亦可诊断性驱虫。因人不是本虫的适宜宿主,故在患者粪便内极少能查出虫卵。免疫学检查可用虫卵抗原做皮试,对诊断本病有一定价值。本病常被误诊,尤其在早期。单纯有本虫寄生无合并症时,需与蛔虫病鉴别;出现合并症需与阑尾炎、肠梗阻、腹膜炎等外科疾病鉴别。

【流行】　猪巨吻棘头虫病在国外仅有数例报道,目前国内已报道 300 余例,分布于辽宁、山东、河南、河北、吉林、安徽、海南、四川、内蒙古、海南和西藏等 16 个省(自治区、直辖市)。猪是本病的主要传染源。鞘翅目昆虫既是本虫的中间宿主,又是传播媒介,其中以曲牙锯天牛、大牙锯天牛和棕色金龟子的感染率最高。

人感染棘头虫主要与生/半生食甲虫的习惯有关。在流行区，人们习惯将天牛或某些金龟子捕获后用沸水烫，去翅烹炒食用，因食入未熟的含活棘头体的甲虫而感染；儿童常喜生吃或烤吃天牛和金龟子，故患者以学龄儿童和青少年为主。

【防治】 加强宣传教育，禁食甲虫。加强对猪的饲养管理，提倡圈养，对猪粪进行无害化处理。出现并发症者，应及时手术治疗。目前尚无理想的驱虫药物，阿苯达唑和甲苯咪唑有一定疗效。

第八节 布氏姜片吸虫

布氏姜片吸虫（*Fasciolopsis buski*）是寄生于人、猪小肠内的一种大型吸虫，俗称肠吸虫，简称姜片虫，可致姜片虫病（fasciolopsiasis）。

【形态】 成虫呈长椭圆形，活体时呈肉红色，固定后呈灰白色，体形似姜片。虫体肥厚，背腹扁平，前窄后宽，质地柔软，长20～75mm，宽8～20mm，厚0.5～3.0mm，体表有体棘。消化道有口、咽、食管和肠支，末端为盲管。口吸盘位于虫体前端，直径约0.5mm。腹吸盘靠近口吸盘后方，呈漏斗状，较口吸盘大4～6倍，肌肉发达，肉眼可见。咽和食管短，肠支在腹吸盘前一分为二，呈波浪状弯曲，向后延伸至虫体末端。雌雄同体。有睾丸两个，呈珊瑚状分支，前后排列于虫体的后半部。卵巢呈分支状，位于子宫与睾丸之间。子宫呈带状，盘曲在卵巢和腹吸盘之间，开口于腹吸盘前缘的生殖孔。无受精囊，有劳氏管。卵黄腺发达，分布于虫体的两侧。

虫卵呈长椭圆形，淡黄色，大小为(130～140)μm×(80～85)μm，是人体中最大的蠕虫卵。虫卵两端钝圆，卵盖小而不明显，卵壳薄，内含1个卵细胞和20～40个卵黄细胞（图2-11）。

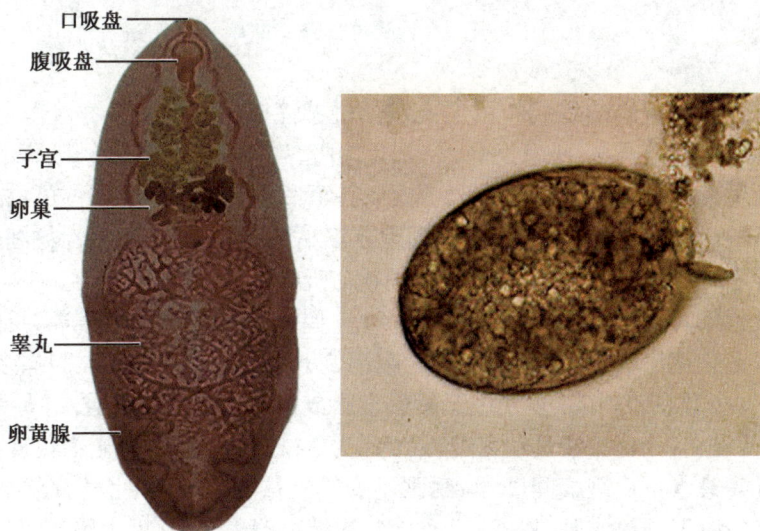

图2-11 布氏姜片吸虫成虫和虫卵

【生活史】 姜片虫的终宿主是人和猪，猪也是保虫宿主，第一中间宿主为扁卷螺，菱角等水生植物是其传播媒介。成虫寄生于人或猪的小肠上段，感染严重时可扩展至胃和结肠，寄生的虫体数目通常为数条至数十条，多时可达数千条。虫卵随粪便排出，落入水中，在26～32℃条件下，3～7周孵出毛蚴。毛蚴侵入扁卷螺，经1～2个月完成胞蚴、母雷蚴、子雷蚴的无性增殖，发育为尾蚴。尾蚴从螺体逸出，在水生植物如水红菱、荸荠、茭白等及其他物体的表面形成囊蚴。人或猪生食带有囊蚴的水生植物后，在消化液和胆汁的作用下尾蚴逸出，吸附在肠黏膜上，经 1~3 个月发育为成虫（图 2-12）。尾蚴可直接在水面成囊，喝生水亦可被感染。成虫在人体内的寿命一般为 1~3 年，在猪体内的寿命约为 1 年。

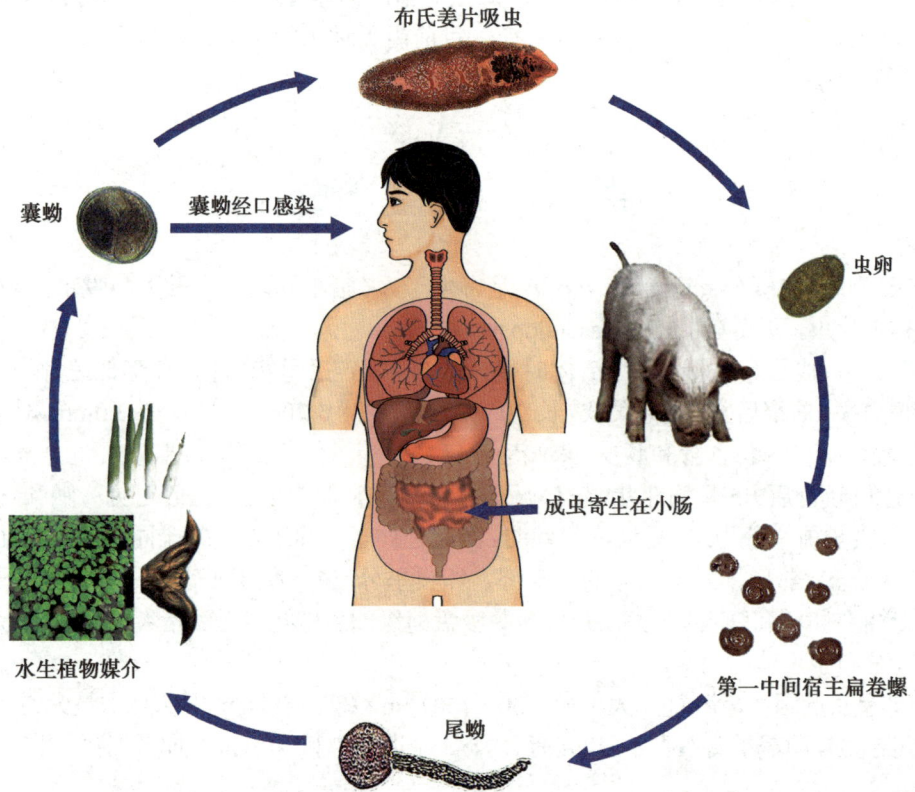

布氏姜片吸虫

囊蚴

囊蚴经口感染

虫卵

成虫寄生在小肠

水生植物媒介

第一中间宿主扁卷螺

尾蚴

图 2-12　布氏姜片吸虫生活史

【致病】　姜片虫成虫的致病作用主要包括机械性损伤和代谢产物被宿主吸收引起的超敏反应。姜片虫虫体硕大，吸盘发达，特别是腹吸盘的吸附力更强，被吸附的肠黏膜及其附近组织可发生炎症、出血、水肿、坏死、脱落，甚至形成溃疡。病变部位可见中性粒细胞、淋巴细胞和嗜酸性粒细胞浸润，黏膜上皮细胞分泌黏液增加，血中嗜酸性粒细胞明显增多。虫体数量多时还可覆盖肠壁，妨碍肠黏膜的消化与吸收，甚至引起肠梗阻。

一般轻度感染者常无症状，或表现为食欲差，偶有上腹部间歇性疼痛，粪便性状正常。中度感染者以消化道症状为主，常有间歇性腹泻、腹痛、恶心或呕吐等，腹痛多位于上腹部或右季肋下部，少数在脐周部，多发生于早晨空腹或饭后。腹泻每天数次，便量较多，有腥臭，或腹泻与便秘交替出现，肠蠕动亢进，肠鸣音增强，大便中常含有未消化食物，隐血试验偶呈阳性。儿童患者可出现夜间磨牙、睡眠不安等。重度感染者，上述症状加重。严重感染的儿童可有消瘦、贫血、水肿、腹水（又称腹腔积液）、智力减退、发育障碍等。

【诊断】

1. 病原学检查　粪便检获虫卵是确诊姜片虫感染的主要依据，因姜片虫卵大，容易识别，用直接涂片法检查 3 张涂片，即可查出绝大多数患者。但轻度感染病例易漏检，浓集法如水洗沉淀法可显著提高检出率。定量透明厚涂片法（即改良加藤法）的检出效果与沉淀法相仿，既可定性检查，又可进行虫卵计数，测定感染度。少数患者的呕吐物或粪便中偶可发现成虫，也可确诊。姜片虫卵与肝片形吸虫卵和棘口吸虫卵的形态相似，应注意鉴别。

2. 免疫学检查 免疫学方法对大规模人群普查有较好的辅助诊断价值,常用的方法有酶联免疫吸附试验(ELISA)和间接免疫荧光技术(indirect immunofluorescence technique,IFT)等。

【流行】

1. 分布 姜片虫病是人、猪共患的食源性寄生虫病。主要流行于东南亚、南亚及东亚各国。在中国,姜片虫病流行的地区有浙江、福建、广东、广西、云南、贵州、四川、湖南、湖北、江西、安徽、江苏、上海、山东、河北、陕西和台湾等省(自治区、直辖市)。目前,就全国而言,姜片虫病流行区在缩小,人群感染率已明显降低。

2. 流行因素

(1)传染源:患者、带虫者和猪是本病的传染源,猪是主要保虫宿主,野猪及猕猴也有自然感染的报道。

(2)中间宿主和传播媒介:可作为姜片虫中间宿主的扁卷螺种类多达10余种。很多水生植物均可作为姜片虫的传播媒介,如水红菱、荸荠、茭白、水浮莲及浮萍等。用新鲜的人和猪粪便施肥,虫卵有机会入水发育,水塘、田内有其中间宿主及传播媒介存在,容易引起姜片虫病的流行和传播。

(3)生食水生植物的习惯:生食菱角、荸荠、茭白或用牙啃水生植物皮的不良习惯,是导致人体感染姜片虫的主要方式;用新鲜水生植物作猪饲料,是猪感染姜片虫的主要方式。饮用含有囊蚴的生水也是感染姜片虫的一种方式,应引起重视。

【防治】 大力开展卫生宣传教育,勿啃吃带皮壳的、生的水生植物,吃前充分洗干净,用沸水浸烫并去皮后食用,不喝生水是防治姜片虫病的关键。勿用被囊蚴污染的生水和青饲料喂猪。加强粪便管理,防止虫卵入水是切断传播途径的有效方法。吡喹酮是姜片虫患者首选驱虫药,槟榔煎剂也有显著疗效。

第九节　异形吸虫

异形吸虫(*Heterophyids* spp.)是指属于异形科(Heterophyidae)的一类小型吸虫。其成虫主要寄生于鸟类及哺乳动物小肠,偶尔可寄生于人体,引起异形吸虫病(heterophydiasis)。我国常见的异形吸虫有10多种,其中已有人体感染报告的有9种,如异形异形吸虫(*Heterophyes heterophyes*)、横川后殖吸虫(*Metagonimus yokogawai*)、微小后殖吸虫(*Metagonimus minutus*)、钩棘单睾吸虫(*Haplorchis pumilio*)和台湾棘带吸虫(*Centrocestus formosanus*)等。

【形态】 成虫微小,体长为0.3～0.5mm,最长者不超过3mm。虫体呈椭圆形,前部略扁,后部较肥大,有体棘。除口、腹吸盘外,很多种类还有生殖吸盘。前咽明显,食管细长,肠支长短不一。睾丸1～2个,一般不分支。卵巢在睾丸之前紧接卵模,贮精囊和受精囊明显。虫卵小,除台湾棘带吸虫的卵壳表面有格子状花纹外,其他异形吸虫卵与后睾科吸虫(如华支睾吸虫)的虫卵相似,鉴别有一定的困难。

【生活史】 各种异形吸虫生活史基本相同。成虫一般寄生于鸟类及哺乳动物的肠管。虫卵随终宿主粪便进入水中,被第一中间宿主淡水螺吞食,毛蚴在螺体孵出,经胞蚴、雷蚴、尾蚴的发育繁殖,尾蚴从螺体逸出,侵入第二中间宿主淡水鱼或蛙体内,发育为囊蚴。终宿主因误食生/半生的含囊蚴的淡水鱼或蛙而受感染,囊蚴在肠道脱囊而出,在小肠内发育为成虫。从终宿主种类和感染情况看,异形吸虫主要是鸟类的寄生虫。

【致病】 成虫吸附在人体和鸟类小肠黏膜或钻入肠壁内,引起局部机械性损伤及炎症反应,导致腹痛、腹泻、食欲减退等消化道症状。虫卵偶可滞留在肠壁黏膜,经血流沉积在其他组织或器官,如心肌、脑、脊髓、肝、脾及肺等,引起急性或慢性损害。例如虫卵沉积在脑、脊髓,可引起血栓形成、脑组织退化等病变,甚至因血管破裂而死亡。

【诊断】　异形吸虫感染的病原学检查方法主要是通过粪便检查虫卵。因各种异形吸虫卵与华支睾吸虫、后睾吸虫、微茎吸虫的虫卵及灵芝孢子形态相似,应注意鉴别。如能检获成虫,对鉴别虫种更有意义。

【流行】　异形吸虫病分布广泛,日本、韩国、朝鲜、菲律宾、泰国、印度尼西亚、澳大利亚、埃及、西班牙、希腊等都有流行,在我国主要分布在东部和南部。

【防治】　防治措施主要包括注意饮食卫生,不食用生/半生的淡水鱼肉或蛙肉,不用生/半生的鱼作动物饲料,加强粪便管理。治疗药物首选吡喹酮。

第十节　棘口吸虫

棘口吸虫(*Echinostome*)是属于棘口科(Echinostomatidae)的一类中、小型吸虫,种类繁多,呈世界性分布,已报告存在 600 多种,宿主主要是禽类,其次是哺乳类、爬行类,少数寄生于鱼类。棘口吸虫也可寄生于人类,引起棘口吸虫病(echinostomiasis)。寄生于人体的棘口吸虫主要分布于亚洲,尤其是东南亚地区。我国已报告可在人体寄生的棘口吸虫有16 种,主要包括藐小棘隙吸虫(*Echinochasmus liliputanus*)、日本棘隙吸虫(*Echinochasmus japonicus*)、抱茎棘隙吸虫(*Echinochasmus perfoliatus*)、福建棘隙吸虫(*Echinochasmus fujianensis*)、卷棘口吸虫(*Echinostoma revolutum*)等。

【形态】　成虫(图 2-13)为长条形,前端稍窄,略似瓶状,有体棘。口吸盘位于体前端亚腹面,其周围形成膨大的头冠,头冠上有 1～2 圈头棘。腹吸盘大于口吸盘,两者相距较近。有睾丸 2 个,边缘平整或分裂,前后排列或斜列于虫体后半部。卵巢球形,位于睾丸之前。虫卵较大,椭圆形,淡黄色,有卵盖,卵壳薄,内含 1 个卵细胞和若干个卵黄细胞。

【生活史】　棘口吸虫成虫寄生于鱼类、爬行类、禽类和哺乳类的终宿主的小肠,偶尔也可侵入胆管。虫卵随宿主的粪便排出体外,在水中孵出毛蚴,而后侵入第一中间宿主淡水螺体内,经胞蚴、两代雷蚴发育成尾蚴。尾蚴从螺体逸出后侵入第二中间宿主淡水鱼、蝌蚪或蛙形成囊蚴,或在其他物体的表面形成囊蚴。尾蚴也可不逸出第一中间宿主,直接在其体内形成囊蚴,或附在水生植物上结囊。人或动物因食入生/半生的含囊蚴的淡水鱼、蛙或蝌蚪、螺蛳或水生植物等而感染,囊蚴经 7～9 天发育为成虫。

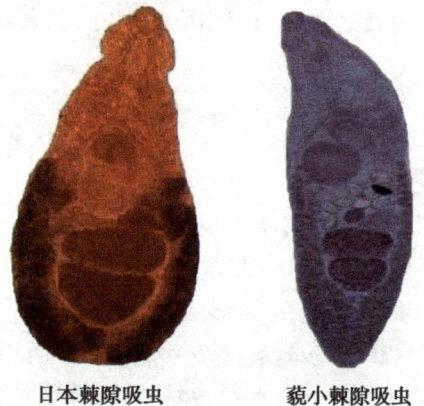

日本棘隙吸虫　　　　藐小棘隙吸虫

图 2-13　棘口吸虫成虫

【致病】　成虫的体棘、头棘和吸盘对人体肠黏膜有损伤作用,可引起肠壁局部炎症及浅表黏膜上皮细胞脱落、充血、炎症细胞浸润。轻度感染常无明显症状,或者仅出现腹痛、腹泻、便中带血、食欲减退、乏力、头昏、头痛等症状,严重感染者可有消瘦、贫血、发育不良,甚至并发其他疾病而死亡。

【诊断】　实验室诊断常用粪便检查,如直接涂片法、水洗沉淀法等。多种棘口吸虫虫卵在形态上都很相似,不易区分,若能获得成虫,则有助于鉴定虫种。

【流行】　棘口吸虫病是人兽共患病,动物感染极为常见。人体棘口吸虫病主要分布于亚洲的朝鲜、韩国、日本、中国、泰国等国家和地区，多数为散发病例。我国主要见于广东、福建、海南、江西、安徽、湖南、湖北、云南、新疆等地。

【防治】 改变不良的饮食习惯是预防本病的关键，在流行区应大力开展饮食卫生宣传教育。动物宿主是重要的传染源，提倡家畜圈养，管理好粪便。吡喹酮是治疗的首选药物。

（韩 甦）

第十一节 带绦虫

人体寄生的带绦虫主要有链状带绦虫（*Taenia solium*）和肥胖带绦虫（*Taenia saginata*），在局部地区还有亚洲带绦虫（*Taenia asiatica*）。

一、链状带绦虫

链状带绦虫又称猪肉绦虫、猪带绦虫或有钩绦虫，是主要的人体寄生绦虫。成虫寄生于人体小肠，引起猪带绦虫病（taeniasis solium）。幼虫寄生于猪，也可以寄生于人体各器官、组织引起囊尾蚴病（cysticercosis），又称囊虫病。

【形态】 成虫雌雄同体，长 2～4m，乳白色，略透明。背腹扁平，带状，前端较细，向后渐扁阔。由头节、颈部和链体三部分组成。头节近似球形，直径 0.6～1.0mm，有 4 个大而深的吸盘，顶端有顶突和排列成内外两圈的 25～50 个小钩。颈部细小，宽约头节的一半，长 5～10mm，颈部具有生发细胞，是虫体生长发育的基础。链体由 700～1 000 节片组成，由前向后分别为幼节（未成熟节片）、成节（成熟节片）和孕节（妊娠节片）。幼节短而宽，生殖器官尚未发育成熟。成节略呈方形，具有成熟的雌雄性生殖器官各一套。睾丸滤泡状，约 150～200 个，分布于节片背侧。卵巢位于节片后 1/3 中央，分 3 叶，左右侧叶较大，另有一中央小叶。子宫为一细长的盲管，纵行于节片中央。卵黄腺位于卵巢之后。生殖孔位于节片侧缘，或左或右，排列不规则。孕节长大于宽，除充满虫卵的子宫外，其他生殖器官均已萎缩退化。子宫有主干与侧支，侧支可再分支，从分支的基部计数，每侧 7～13 支。每个孕节内含虫卵 3 万～5 万个。（图 2-14）

虫卵近圆形，大小为 50～60μm。卵壳薄而透明，易破碎，从孕节散出后多已脱落。不完整的虫卵，近圆球形，直径 31～43μm，胚膜较厚，棕黄色，具放射状条纹，内含 1 个有 3 对小钩的六钩蚴。

囊尾蚴又称囊虫，其大小、数目、形态因寄生部位不同而存在差异，小至粟粒或豌豆，大可至乒乓球。一般为乳白色半透明的囊状物，大小为 5mm×10mm，囊内充满透明的囊液。囊壁分 2 层，外为皮层，内为间质层。间质层有一处向囊内增厚，形成 1 个米粒大小的白点，为凹入囊内的头节，其构造与成虫头节相同。

【生活史】 人既是猪带绦虫的终宿主，也是其中间宿主；猪和野猪是主要的中间宿主（图 2-15）。成虫寄生于人的小肠，以头节上的吸盘和小钩附着在肠壁。孕节常单节或 5～6 节相连从链体脱落，或孕节因挤压破裂后散出虫卵，随粪便排出体外。孕节或虫卵被猪或野猪吞食，虫卵在小肠消化液作用下，1～3 日后胚膜破裂，六钩蚴逸出，钻入肠壁进入血管或淋巴管，被带至全身各处，约经 10 周发育为囊尾蚴。囊尾蚴在猪体寄生部位多为运动较多的肌肉，如股、肩、心、舌、颈等，也可寄生于脑、眼等处。被囊尾蚴寄生的猪肉俗称"米猪肉"或"豆猪肉"。囊尾蚴在猪体内可存活数年。当人误食生 / 半生的含囊尾蚴的猪肉后，囊尾蚴到达小肠，受胆汁刺激，囊壁破裂，翻出头节，附着在肠壁上，经 2～3 个月发育为成虫。成虫在人体内可活 10～20 年，有的可达 25 年。

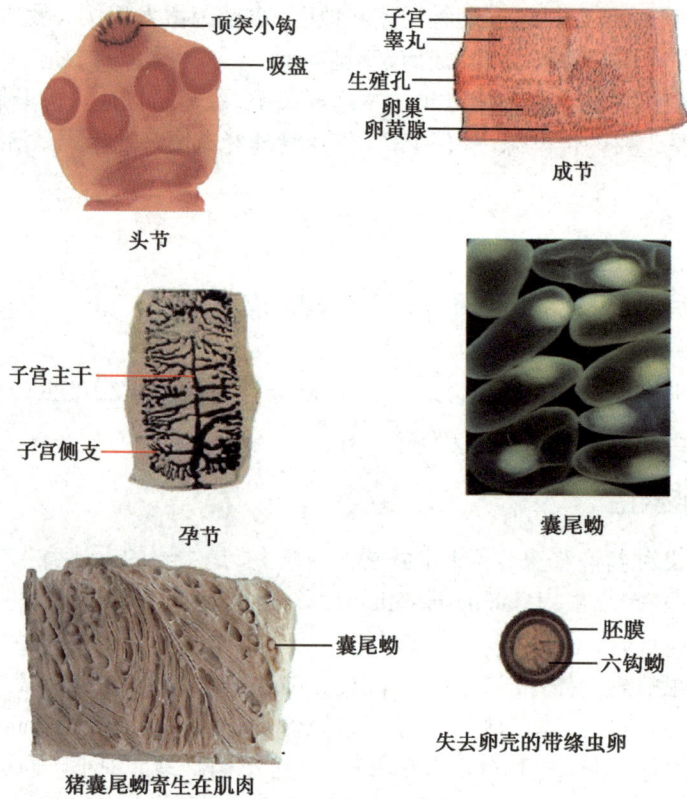

图 2-14　猪带绦虫各期形态

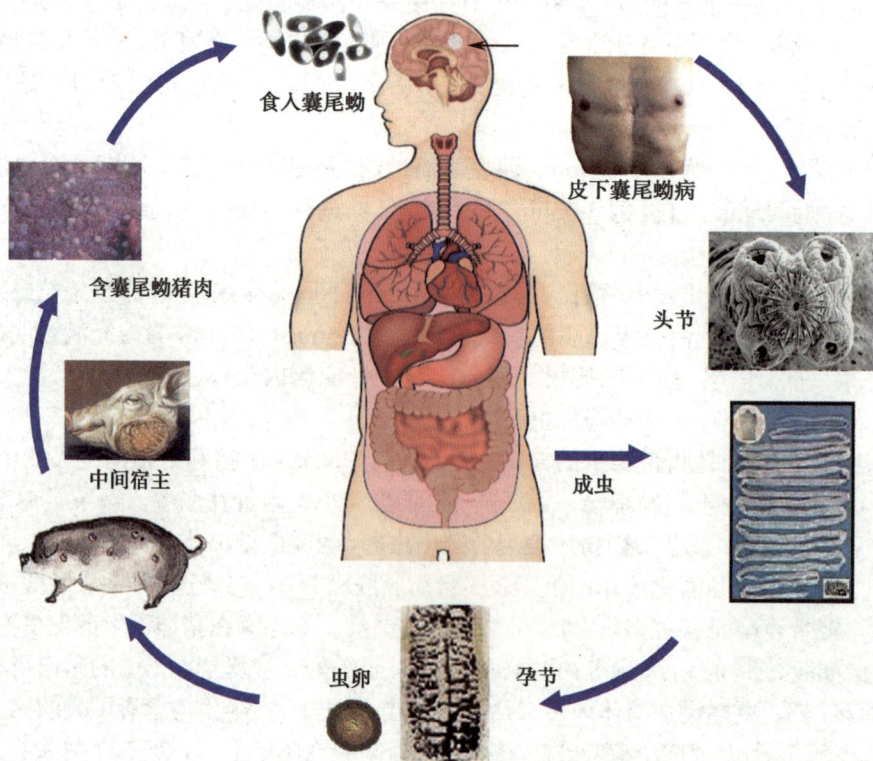

图 2-15　猪带绦虫生活史

当人误食虫卵或含有虫卵的孕节后，其可发育为囊尾蚴，但不能继续发育为成虫。人体感染猪带绦虫卵的方式有 3 种：①自体内重复感染，即体内有成虫寄生时，因恶心、呕吐，虫卵及孕节随肠的逆蠕动反流入胃，经消化液作用，六钩蚴孵出，引起自身囊尾蚴病；②自体外重复感染，即体内有成虫寄生，排出的虫卵污染食物或手指，食入后引起自身囊尾蚴病；③异体感染，误食他人排出的虫卵而受感染。

【致病】 猪带绦虫的成虫及囊尾蚴均可寄生于人体，成虫引起猪带绦虫病，囊尾蚴引起猪囊尾蚴病（囊虫病）。

猪带绦虫成虫寄生于人体小肠，头节固着肠壁，刺激肠黏膜引起炎症反应并致局部损伤。虫体分泌物及代谢产物可刺激人体，导致人体出现胃肠道反应。寄生于人体的成虫一般为 1 条，有时为 2～3 条，国内报道感染最多者有 19 条。猪带绦虫病患者常无明显症状，粪便中发现节片是求医的主要原因。部分患者可出现腹部不适、腹泻、消化不良、腹胀、消瘦等消化道症状以及头痛、头晕、失眠等神经系统症状。曾有少数因头节穿破肠壁而致腹膜炎以及肠梗阻的病例。

囊尾蚴病是因误食虫卵所致，是严重危害人体健康的寄生虫病之一，其危害程度远远大于成虫致病。猪带绦虫病和猪囊尾蚴病可单独发生，也可同时存在。据报道，平均 14.9%（2.3%～25.0%）的猪带绦虫感染者伴有猪囊尾蚴病。

囊尾蚴病的危害程度因其寄生的部位和数量而不同。人体寄生的囊尾蚴可少至 1 个，也可多达成千上万个。囊尾蚴在人体的寄生部位很广，常见于皮下、肌肉、脑和眼，其次为心、舌、口、肝、肺、腹膜、上唇、乳房、子宫、神经鞘、骨等。囊尾蚴寄生在组织器官内，由于机械性刺激及毒素作用造成局部组织炎症和超敏反应。囊尾蚴在人体内可存活数年，其死后的崩解产物诱发脑、眼等组织产生急性或慢性炎症反应，甚至比活囊尾蚴的刺激更为剧烈。根据主要寄生部位将囊尾蚴病分为 3 种。

1. 皮下及肌肉囊尾蚴病 最常见。囊尾蚴寄生在皮下时呈结节状，直径为 0.5～1.5cm，圆形或椭圆形，硬如软骨，可在皮下稍有移动，无压痛，常出现在头部及躯干部。数量不等，可为数个至数百个，或更多。常周期性出现，并可逐渐消失。寄生在肌肉时，可引起局部肌肉酸痛、发胀，轻者也可无症状。

2. 脑囊尾蚴病 囊尾蚴在脑内的寄生部位与数量不同，机体的免疫反应不同，患者可终身无症状，也可极为严重或引起猝死（图 2-16）。脑囊尾蚴病的临床症状极为复杂多样，根据其症状的不同可将脑囊尾蚴病分为以下五型。

（1）癫痫型：最为常见。以反复发作各种类型的癫痫为特征，临床表现为小发作、大发作、精神运动性发作。发作后常遗留一时性肢体瘫痪、脑神经麻痹或失语等症状，可能与囊尾蚴寄生于大脑皮质运动区及感觉区有关。

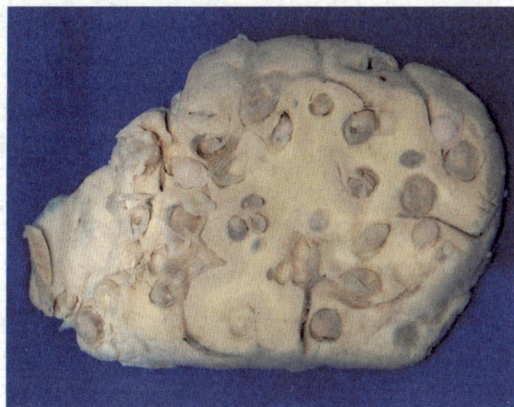

图 2-16 脑囊尾蚴病理标本

（2）高颅压型：以急性起病或进行性加重的颅内压增高为特征，临床表现有头晕、剧烈头痛、恶心、呕吐、耳鸣、记忆力减退等，可因囊尾蚴寄生导致脑脊液循环障碍，或由脑组织水肿、血管变性所致。

（3）脑膜炎型：囊尾蚴寄生于脑底部，引起慢性脑膜炎，以急性或亚急性脑膜刺激征为特点，临床表现有恶心、呕吐、颈部强直、克尼格征阳性等。

（4）精神障碍型：患者有进行性加剧的精神异常及精神障碍，可出现神经衰弱、精神分裂、忧郁、言语不清或失语、类躁狂和痴呆等症状。

（5）运动障碍型：虫体寄生于小脑或第四脑室所致。患者可出现肌张力增高、肌反射亢进、步态蹒跚、眼球震颤等症状。

3. 眼囊尾蚴病 占囊尾蚴病的 2% 以下，常累及单眼。囊尾蚴可寄生在眼的任何部位，但以玻璃体及视网膜下多见，也可寄生于结膜下、眼前房、眼眶内、眼睑及眼肌等处。症状轻者表现为视力障碍，常可见虫体蠕动，重者可失明。当眼内囊尾蚴存活时，一般患者尚能忍受；但囊尾蚴一旦死亡，虫体崩解物产生强烈刺激，导致玻璃体混浊、视网膜炎、脉络膜炎等，或并发白内障，继发青光眼等，终致眼球萎缩而失明。

【诊断】

1. 病原学检查

（1）猪带绦虫病：可用粪便直接涂片法、饱和盐水浮聚法、改良加藤厚涂片法等检查虫卵，可疑者应连续检查数天。由于猪带绦虫与牛带绦虫卵无法区别，只能诊断为带绦虫卵，不能确定虫种。有排节片者，用两张载玻片压片后，肉眼或镜下计数子宫侧支数，即可鉴别虫种。若节片已干硬，可用生理盐水泡软后再观察；若节片不够透明，可用甘油等浸泡透明后观察。对可疑患者进行试验性驱虫，通过驱出虫体的头节、成节和孕节检查确定虫种。询问有无生 / 半生食猪肉以及有无排节片史有助于诊断。

（2）囊尾蚴病：皮下肌肉囊尾蚴结节可手术摘除后活检。脑部组织的囊尾蚴可用 X 线、CT 和 MRI 检查，能为确诊提供直接依据。眼囊尾蚴病可做检眼镜检查，如在眼睑处可活检。

2. 免疫学检查 酶联免疫吸附试验（ELISA）可检测粪便中虫卵抗原。免疫学方法对于深部组织中的囊尾蚴病具有重要的辅助诊断价值。

（1）抗体检测：用已知抗原检测患者体内特异性抗体。常用抗原包括囊尾蚴粗抗原、初步纯化抗原及重组抗原等。检测的抗体有特异性 IgG、IgG4 和 IgE 等。常用的方法有间接血凝试验（indirect hemagglutination test，IHA）、间接免疫荧光技术（IFT）、酶联免疫吸附试验（ELISA）、酶联免疫印迹技术（ELIB）、斑点免疫胶体金渗滤试验（DIGFA）和免疫金标层析试验（ICT）等。以上诊断方法都有各自的优缺点。为了提高免疫诊断可靠性，可选择两种或两种以上方法联合检测。通常检查患者的血清、脑脊液或唾液抗体，但血清检测效果优于脑脊液。人体感染囊尾蚴后产生的抗体，在体内持续时间较长，检测抗体只能说明机体曾经感染过囊尾蚴，不能作为现症患者的依据及疗效考核。

（2）抗原检测：循环抗原检测阳性提示体内有活囊尾蚴存在。检测方法有单克隆抗体酶联免疫吸附试验（ELISA）和单克隆抗体胶乳凝集试验等。可检测患者血清和脑脊液中抗原，脑脊液抗原的检测阳性率高于血清。

3. 分子生物学诊断 聚合酶链式反应（PCR）技术扩增猪带绦虫细胞色素 c 亚单位 1（COX1）基因和细胞色素 b 基因，可以检测虫体孕节或粪便虫卵 DNA，有利于鉴别诊断。检测囊虫病患者脑脊液 DNA 具有辅助诊断价值，下一代测序（NGS）技术具有早期准确诊断价值。

【流行】 猪带绦虫病在全世界分布很广，以中非、南非、拉丁美洲及亚洲的南亚地区为高发区。在我国分布亦较普遍，散发病例见于全国各地，在东北、西北、华北、华东、西南等地区以及中原一带曾有地方性流行。2015 年第三次全国人体重要寄生虫病现状调查报告显示，带绦虫（猪带绦虫和牛带绦虫）感染率为 0.06%，推断带绦虫全国感染人数约为 37 万，其中高感染率的省（自治区）分别为西藏（9.83%）、四川（0.18%）和云南（0.12%）。

囊尾蚴病呈世界性分布，多见于中美、南美、东欧和东南亚等地区。在国内，凡有猪带绦虫病的地区均可见囊尾蚴病散发病例，其中以黑龙江、吉林、云南和广西等省（自治区）较常见。

人感染猪带绦虫病多是由于食入生/半生含囊尾蚴的猪肉而引起的,患者以青壮年为主,农村多于城市。猪带绦虫病的流行与当地居民爱吃生/半生猪肉的习惯或不良的生活习惯密切相关,如"生皮""剁生"均用生猪肉制作;"生片火锅""过桥米线"等均可能因温度低,不足以杀死囊尾蚴而使人感染;生、熟砧板不分,造成交叉污染,也可致人感染。养猪方法不当是造成猪感染囊尾蚴的主要原因。有些地区猪采用放养,加上人随地排便;有的地区厕所与猪圈相连(连茅圈),均增加了猪吃人便的机会,造成猪的感染。另外,若肉品检疫不严格造成病猪肉流入市场,增加了人群感染猪带绦虫的机会。

人感染囊尾蚴是因误食猪带绦虫卵,用新鲜人便施肥、生食未洗净的瓜果蔬菜或饭前便后不洗手是造成囊尾蚴病传播、流行的主要原因。

【防治】 采取"驱、管、检、改"的综合性防治措施。

1.**"驱"** 即治疗患者。开展普查普治,对患者进行驱虫治疗。由于猪带绦虫的寄生常可导致囊尾蚴病,故必须尽早并彻底驱虫治疗。多采用槟榔-南瓜子合剂驱虫。驱虫时药量要足够,时间要长,并需要服用硫酸镁或甘露醇导泄。驱虫后,要将全部粪便加以淘洗,仔细查找头节,此为驱虫疗效考核的标准。如未找到头节,应加强随访,若3~4个月内未再发现节片和虫卵则可视为治愈。此外,吡喹酮、阿苯达唑等都有很好的驱虫效果,但服药后虫体破碎,无法找到节片。

囊尾蚴病的治疗常用手术摘除法。皮下、肌肉囊尾蚴病患者的囊尾蚴位于浅表部位且数量不多的可以手术摘除,眼囊尾蚴病以手术取虫为主,数量少、重要部位的脑囊尾蚴,如脑室囊尾蚴应予手术摘除。不能手术摘除的囊尾蚴仍以药物治疗为主。吡喹酮与阿苯达唑治疗囊尾蚴病均有较好效果。脑囊尾蚴病应住院治疗,以免发生意外。

2.**"管"** 即加强厕所和猪圈的管理。管理好环境卫生,猪应圈养,以防猪吃到猪带绦虫病患者的粪便,切断人、猪间互相传播的途径。

3.**"检"** 即加强肉类检疫。严禁出售"米猪肉",抓好肉类食品的卫生检疫,尤其是个体屠宰的肉类,在供应市场前,必须经过严格的检查和处理。猪肉在-13~-12℃经12小时,其中的囊尾蚴可全部被杀死。

4.**"改"** 即改变不良的饮食习惯。大力宣传本病的危害性,改变不良的食肉习惯,不吃生/半生的猪肉,这是预防本病的关键。讲究个人卫生,饭前便后洗手,以防误食虫卵。务必将肉煮熟,肉中的囊尾蚴在54℃经5分钟即可被杀死,切生、熟肉的刀和砧板要分开。

二、肥胖带绦虫

肥胖带绦虫又称牛带绦虫、牛肉绦虫或无钩绦虫,成虫寄生于人体小肠引起牛带绦虫病(taeniasis saginata)。

【形态】 牛带绦虫成虫外形与猪带绦虫很相似(图2-17),主要区别见表2-2。两种带绦虫的虫卵在形态上也难以区别,统称为带绦虫卵。

【生活史】 人是牛带绦虫的唯一终宿主。成虫寄生于人体小肠,以吸盘附着于肠壁。末端孕节常单个节片从链体脱落,也可数节相连脱落,随宿主粪便排出。从链体脱落的孕节仍具有显著的蠕动能力,亦可自动从肛门逸出。每一孕节含虫卵8万~10万个。孕节散出的虫卵污染牧草和水源,如被牛食入,卵内的六钩蚴在其小肠内孵出,钻入肠壁,随血液循环到全身各处,尤其是到运动较多的股、肩、心、舌和颈部等肌肉内,经60~70天发育为囊尾蚴。中间宿主除牛之外,羊、羚羊、美洲驼、长颈鹿等也可被牛囊尾蚴寄生。人若吃生/半生的含有囊尾蚴的牛肉,在消化液的作用下,囊尾蚴的头节翻出并吸附于肠壁,经8~10周发育为成虫。成虫寿命可达20~30年,甚至更长。人一般不能成为牛带绦虫的中间宿主。

头节

孕节

成虫

成节

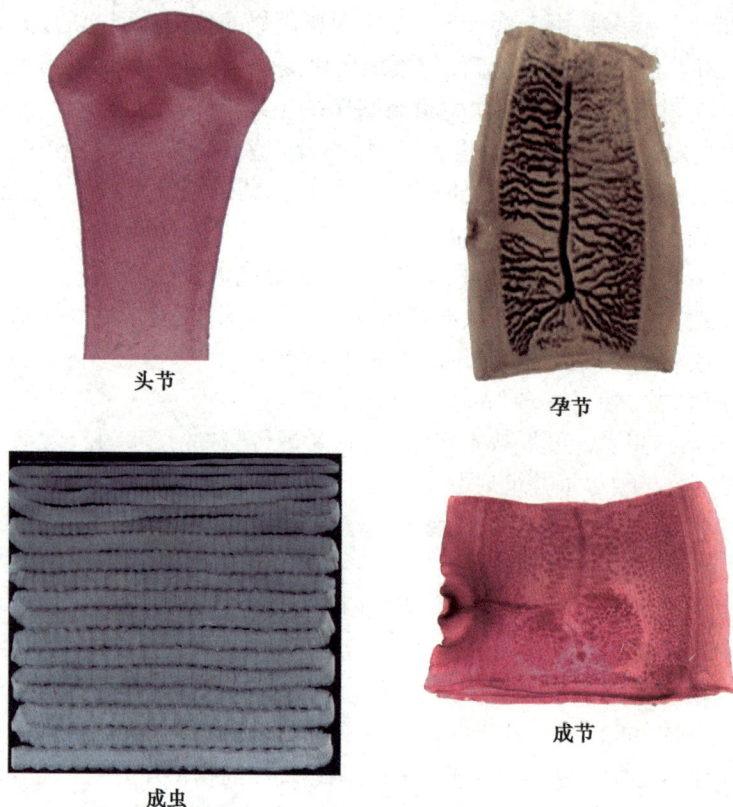

图 2-17　牛带绦虫成虫

表 2-2　牛带绦虫与猪带绦虫的形态区别

鉴别点	猪带绦虫	牛带绦虫
体长 /m	2～4	4～8
节片	700～1 000 节,较薄,略透明	1 000～2 000 节,较厚,不透明
头节	球形,直径约 1mm,有顶突和小钩	略呈方形,直径 1.5～2.0mm,无顶突和小钩
成节	卵巢分为 3 叶,子宫前端呈棒状	卵巢只分 2 叶,子宫前端常见短小的分支
孕节	子宫分支不整齐,每侧为 7～13 支	子宫分支较整齐,每侧为 15～30 支
囊尾蚴	头节有顶突和小钩	头节无顶突和小钩

【致病】　牛带绦虫病的危害与猪带绦虫病相似。寄生人体的成虫多为 1 条,严重感染者可达 7～8 条或更多。一般无明显症状,有时可出现恶心、呕吐、腹部不适、腹痛、腹胀、腹泻、头昏或体重减轻等症状。孕节常主动逸出肛门,可引起患者肛门及会阴部的瘙痒。婴幼儿感染后症状更明显,并可致发育迟缓和贫血。个别患者可出现严重症状,甚至死亡。偶有肠梗阻或阑尾炎的报道。

【诊断】　常采用病原学方法检获虫体或虫卵确诊牛带绦虫病。询问有无自动排节片史对诊断牛带绦虫病比猪带绦虫病更有价值。免疫学检查在牛带绦虫病的诊断上较少应用。

1. **孕节检查**　患者常因粪便中发现孕节或孕节主动从肛门逸出,散落在衣、被上而来就诊。观察孕节的方法与猪带绦虫相同,根据送检孕节子宫分支数即可确诊。若从孕节的形态不能确定虫种,可用聚合酶链式反应(PCR)扩增 COX1、NAD1、RRNS 等基因,测序序列经比对,可明确诊断。

2. **头节检查**　对患者或可疑患者进行驱虫或试验性驱虫,患者服药后,用粪便淘洗法寻找头节,用于判定疗效和/或鉴定虫种。

3. 虫卵检查 通过各种粪检方法可查到虫卵,但检出率不高。用肛门拭子法或透明胶纸法在肛门周围检查虫卵较粪检法阳性率高,也高于猪带绦虫卵的检出率,但根据虫卵形态无法鉴别两种带绦虫。

【流行】 牛带绦虫呈世界性分布。在我国西藏、新疆、内蒙古、云南、四川、广西、贵州、甘肃及台湾的一些地区有地方性流行。患者多为青壮年,一般男性稍多于女性。在多吃牛肉,尤其是在有吃生/半生牛肉习惯的地区和民族中形成流行,感染率可高达70%以上,一般地区仅有散在的感染。

人粪便管理不善导致牛被感染,以及当地居民生食牛肉的不良习惯是造成牛带绦虫病流行的主要原因。流行区多为牧区,牛的放牧很普遍,当地牧民常在牧场及野外排便,致使人粪便污染牧场、水源和地面等。牛带绦虫卵在外界可存活8周或更久,因此牛很容易吃到虫卵或孕节而受感染。有的流行区人畜共居,楼上住人,楼下养牛,人粪直接排入牛圈内,使牛受感染机会增多,牛的囊尾蚴感染率可高达40%。当地居民又有吃生/半生牛肉的习惯,如喜欢吃"红肉""腌肉""剁生"等,这些食肉习惯都容易造成人群的感染。不食生牛肉的居民,偶尔因肉块过大,烹调温度不够或使用切过生牛肉的刀、砧板再切熟食,吃到未杀死的牛囊尾蚴而患牛带绦虫病。

【防治】 防治措施同猪带绦虫病。

三、亚洲带绦虫

亚洲带绦虫的外形似牛带绦虫,成虫寄生于人体小肠,引起亚洲带绦虫病(taeniasis asiatica)。

【形态】 亚洲带绦虫的形态与牛带绦虫相似(表2-3)。成虫比牛带绦虫略短。头节呈圆形或锥形,上有1个尖的顶突和4个吸盘,无小钩。成节及孕节的特点也相似。虫卵亦与带绦虫卵相似。亚洲带绦虫囊尾蚴近似圆形,较小,直径平均2.5mm,头节上有两圈小钩,常呈退化状态。

表2-3 亚洲带绦虫与牛带绦虫的比较

鉴别点	亚洲带绦虫	牛带绦虫
成虫节片数/节	260～1 016	1 000～2 000
成虫头节直径/mm	1.43～1.76	0.94～1.43
成节睾丸数/个	354～1 197	800～1 200
中间宿主	猪、野猪等	牛、其他牛科动物
囊尾蚴分布	肝脏(多见于表面)	全身肌肉,内脏较少见
囊尾蚴发育时间	4周	10～12周
囊尾蚴大小	(0.45～2.00)mm×(0.58～1.85)mm	(1.65～5.72)mm×(1.16～3.58)mm
囊尾蚴头节大小/mm	0.58～1.85	1.16～3.58
囊尾蚴头节小钩	2圈	无
人的感染方式	吃生/半生猪内脏获得感染	吃生/半生牛肉获得感染

【生活史】 人是亚洲带绦虫唯一终宿主,中间宿主有猪、牛、羊、猴等。成虫寄生在终宿主小肠,以头节附着在肠壁上,孕节、虫卵随粪便排出。被中间宿主吞食后,在其小肠内孵出六钩蚴,钻入肠壁,随血液循环到达周身,在内脏(肝、大网膜、肠系膜等处)发育为囊

尾蚴。人误食含活囊尾蚴的内脏而感染。

【致病】 亚洲带绦虫的危害与牛带绦虫相似,仅成虫致病,囊尾蚴致病尚未见报道。成虫以吸盘和小钩对肠壁产生刺激,引起炎症反应。常见症状有腹泻、腹痛、食欲增加或减退、呕吐和肛门瘙痒等。

【诊断】 本病的诊断以患者粪便中检获孕节或虫卵为准。方法同牛带绦虫。

【流行】 亚洲带绦虫主要分布于亚洲,如日本、韩国、新加坡、泰国、缅甸、菲律宾等国,我国台湾、云南及贵州等地也有报道。流行区的人们较少或不吃牛肉,而有生/半生食猪、野猪或松鼠等野生动物内脏的习惯。

【防治】 预防的关键是加强卫生宣传教育,使当地居民了解生食动物内脏的危害性,不生食动物内脏。加强动物内脏检疫,防止病畜内脏流入市场。加强人粪便管理,预防动物(猪、野猪)受感染。彻底治疗患者,减少传染源。治疗药物有槟榔 - 南瓜子合剂或吡喹酮等。

第十二节　膜壳绦虫

膜壳绦虫是人兽共患寄生虫,主要以动物感染为主,有些虫种也可寄生于人体。我国以微小膜壳绦虫(*Hymenolepis nana*)和缩小膜壳绦虫(*Hymenolepis diminuta*)多见。

一、微小膜壳绦虫

微小膜壳绦虫又称短膜壳绦虫,主要寄生于鼠类,亦可寄生于人体,引起微小膜壳绦虫病(hymenolepiasis nana)。

【形态】 成虫纤细,乳白色,体长5~80mm,宽0.5~1.0mm。头节呈球形,直径0.13~0.40mm,上有4个吸盘和1个可自由伸缩的顶突。顶突上有20~30个小钩,排成1圈。颈部长而纤细。链体有100~200个节片,最多可达1 000节。所有节片均宽大于长,由前向后逐渐变宽,各节片生殖孔都位于虫体同一侧。幼节短小。成节有3个睾丸,椭圆形,横向排列在节片中部,贮精囊较发达。卵巢呈分叶状,位于节片中央;卵黄腺球形,在卵巢后方的腹面。孕节大小为(0.15~0.30)mm×(0.8~1.0)mm,子宫呈袋状,充满虫卵。

虫卵近圆形或椭圆形,大小为(48~60)μm×(36~48)μm,无色透明。卵壳很薄,其内有一层较厚的胚膜,胚膜两端稍隆起,并由此处各发出4~8根丝状物,弯曲地延伸在卵壳和胚膜之间,胚膜内含有1个六钩蚴,小钩较宽大,易见。

【生活史】 微小膜壳绦虫完成生活史可以无中间宿主,也可以有中间宿主。成虫寄生在鼠或人的小肠,脱落的孕节或虫卵随宿主粪便排出体外。被新宿主吞食,六钩蚴在小肠内孵出,钻入肠绒毛,3~4天发育为似囊尾蚴,再经2~3天,似囊尾蚴自肠绒毛返回肠腔,以其吸盘和小钩附着于肠壁上发育为成虫。从吞食虫卵到发育为成虫产卵需2~4周,成虫寿命仅数周。某些情况下,肠道内的虫卵亦可在消化液的作用下孵出六钩蚴,经上述过程发育为成虫,即在同一宿主肠道内完成整个生活史,这种现象称为自体感染(autoinfection)。国内曾报道一患者连续驱虫3次,共驱出完整成虫37 982条,显然是自体内重复感染的结果(图2-18)。

微小膜壳绦虫也可经中间宿主传播,多种蚤类、面粉甲虫等昆虫可作为微小膜壳绦虫的中间宿主。卵被中间宿主食入,六钩蚴在肠内孵出、穿过肠壁,在血腔内发育为似囊尾蚴。鼠或人食入含似囊尾蚴的中间宿主昆虫而感染(图2-18)。成虫除寄生于鼠和人体外,还可实验感染其他啮齿类动物如松鼠等;另外,曾有报道在犬粪便中发现微小膜壳绦虫卵。

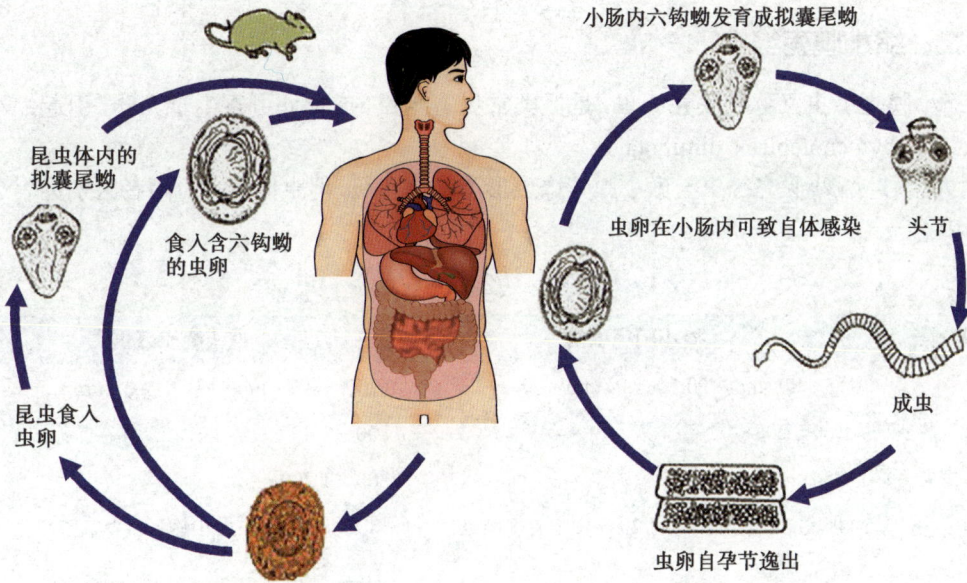

图 2-18　微小膜壳绦虫生活史

【致病】　微小膜壳绦虫的致病作用主要是由成虫头节的顶突、小钩以及体表微毛对宿主肠壁的机械性损伤以及虫体的毒性分泌物所致。在虫体附着部位，肠黏膜发生充血、溃疡，甚至坏死，并有淋巴细胞和中性粒细胞浸润。轻者一般无明显症状，常在粪检时查到虫卵而证实感染。严重感染者多为自体内重复感染，特别是儿童患者可出现胃肠道和神经系统症状，如恶心、呕吐、食欲减退、腹痛、腹泻，以及头痛、头晕、烦躁和失眠，甚至惊厥等。患者的红细胞和血红蛋白普遍减少，嗜酸性粒细胞增多。少数患者还可出现皮肤瘙痒和荨麻疹等过敏症状，驱虫后症状消失。

除寄生于肠道外，微小膜壳绦虫还可侵犯其他组织，曾有报道在日本一老年妇女胸部的肿块中检获含卵的微小膜壳绦虫成虫。宿主的免疫状态对该虫的感染和发育影响较大，大多数重度感染者都曾有过使用免疫抑制剂的病史，因此，在临床进行免疫抑制治疗前，微小膜壳绦虫感染者应先驱除该虫。

【诊断】　从患者粪便中检查到虫卵或孕节可以确诊。如用饱和盐水浮聚法或水洗沉淀法等可提高虫卵检出率。

【流行】　微小膜壳绦虫呈世界性分布，热带和温带地区较多见。在我国分布于 17 个省、自治区、直辖市，各年龄组均可感染，但以 10 岁以下儿童居多，男性多于女性。

微小膜壳绦虫病的流行主要与卫生习惯有关。虫卵对潮湿的环境抵抗力强，在粪水中可存活较长时间，在抽水马桶和尿液中可分别存活 8.5 小时和 7.5 小时；而对干燥环境的抵抗力较弱，不久即可失去感染性。虫卵自孕节散出后便具有感染性，因此，微小膜壳绦虫主要通过粪便或污染的厕所、便盆，再经手 - 口而进入人体，在儿童集聚的场所更易互相传播。偶然误食带有似囊尾蚴的中间宿主昆虫是流行的另一原因，免疫功能低下或免疫缺陷患者自体内重复感染造成顽固性寄生也是一个重要原因。另外，鼠体与人体间存在相互传播，鼠类是重要的保虫宿主，在流行病学上有重要意义。

【防治】　彻底治疗患者，搞好环境卫生、消灭鼠类、杜绝传染源。加强健康教育，养成良好的个人卫生习惯、饭前便后洗手，注意营养、提高个人抵抗力是预防本病的重要措施。槟榔 - 南瓜子合剂、吡喹酮、阿苯达唑均可用于微小膜壳绦虫病的治疗。

二、缩小膜壳绦虫

缩小膜壳绦虫又称长膜壳绦虫,是鼠类常见寄生虫,成虫偶可寄生于人体,引起缩小膜壳绦虫病(hymenolepiasis diminuta)。

【形态】 缩小膜壳绦虫与微小膜壳绦虫形态基本相似,但虫体较大。两者区别见表 2-4、图 2-19。

表 2-4　微小膜壳绦虫与缩小膜壳绦虫形态鉴别

鉴别点	微小膜壳绦虫	缩小膜壳绦虫
大小	(5~80)mm×(0.5~1.0)mm	(200~600)mm×(3.5~4.0)mm
链体/节	100~200	800~1 000
成节睾丸/个	354~1 197	800~1 200
头节	顶突可自由伸缩,有 20~30 个小钩	顶突不能伸出,无小钩
孕节	子宫袋状	子宫瓣状
虫卵	较小,大小为(48~60)μm×(36~48)μm,近圆形或椭圆形,无色透明,卵壳较薄,胚膜两端有 4~8 根丝状物	稍大,大小为(60~79)μm×(72~86)μm,圆形或近圆形,黄褐色,卵壳较厚,有隐约可见的放射状条纹,胚膜两端无丝状物,卵壳与胚膜间有透明胶状物

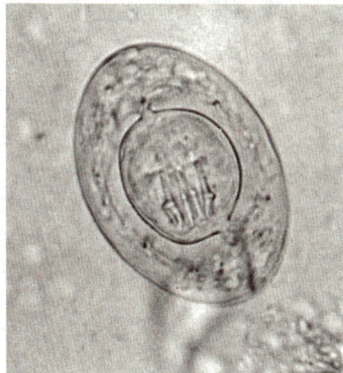

微小膜壳绦虫虫卵　　　　　缩小膜壳绦虫虫卵

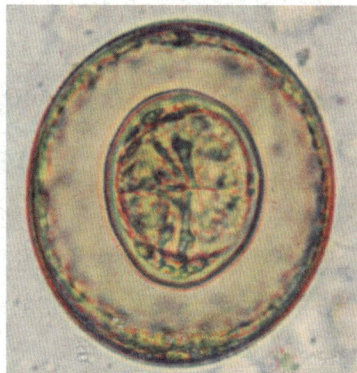

图 2-19　微小膜壳绦虫虫卵与缩小膜壳绦虫虫卵的比较

【生活史】 与微小膜壳绦虫相似,但其必须经过中间宿主才能完成生活史。成虫寄生在终宿主小肠,脱落的孕节和虫卵随粪便排出体外。虫卵被中间宿主吞食,在其小肠内孵出六钩蚴,六钩蚴穿过肠壁至血腔,经 7~10 天发育为似囊尾蚴,鼠类或人吞食了含有似囊尾蚴的昆虫后,似囊尾蚴在小肠中经 12~13 天发育为成虫。中间宿主包括蚤类、甲虫、蜚蠊、倍足类和鳞翅目昆虫等,以大黄粉虫、谷蛾、具带病蚤和印鼠客蚤多见。

【致病】 缩小膜壳绦虫对人体的危害较微小膜壳绦虫小。患者一般无症状或仅有轻微的胃肠道和神经症状,如头痛、失眠、磨牙、恶心、腹胀和腹痛等。严重者可出现眩晕、痴呆或恶病质等。

【诊断】 实验诊断方法同微小膜壳绦虫。

【流行】 缩小膜壳绦虫在鼠类极为普遍,人体感染则较少见。国外分布于亚洲、欧洲、美洲、非洲等地区。国内分布广泛,已有 26 个省(自治区、直辖市)报道了人体感染 500 余例,多数为散发的儿童病例。

人体感染主要是误食了混杂在粮食中的含有似囊尾蚴的中间宿主昆虫，儿童因不良卫生习惯则更易误食昆虫，故感染率较高。缩小膜壳绦虫的中间宿主种类较多，分布广泛，特别是最适中间宿主大黄粉虫和谷蛾等都是粮食的害虫。这些地方有多种家鼠栖息、活动，易造成鼠类感染，从而导致人体感染。

【防治】 防治措施与微小膜壳绦虫相同，在预防措施上更应注意消灭仓库害虫和灭鼠等。

第十三节 其他消化道寄生绦虫

一、阔节裂头绦虫

阔节裂头绦虫（*Diphyllobothrium latum*）为一种大型绦虫，成虫主要寄生于犬科动物肠道，也可寄生于人，其幼虫（裂头蚴）寄生于各种鱼类。

【形态】 成虫形态与曼氏迭宫绦虫相似，但较长，可长达 10m，甚至更长，最宽处约 20cm，由 3 000～4 000 个节片组成。头节细小，呈匙形，大小为（2～3）mm×（0.7～1.0）mm，背、腹侧各有一条深凹的吸槽。颈部狭长。成节呈宽扁的矩形，睾丸 750～800 个，散布于节片背面两侧，雄生殖孔和阴道外口共同开口于节片前部腹面的生殖腔。卵巢位于节片后 1/3 的腹面，呈对称的两瓣。子宫盘曲呈玫瑰花状，开口于生殖腔之后。卵黄腺呈小圆粒状，散布于节片的两侧睾丸的腹面。孕节的结构与成节基本相同。虫卵近卵圆形，两端较钝圆，长 55～76μm，宽 41～56μm，呈浅灰褐色，卵壳较厚，一端有明显的卵盖，另一端有一小棘，卵内含 1 个卵细胞及若干个卵黄细胞。裂头蚴长形，长度为 2～20mm，宽度为 2～3mm，头节与成虫相同，有 2 条吸槽。

【生活史】 与曼氏迭宫绦虫相似，不同的是阔节裂头绦虫第二中间宿主是鱼类，人是其终宿主。成虫寄生于人，以及犬、猫、熊、狐、猪等食肉动物的小肠。虫卵随宿主粪便排出，进入水中孵出钩球蚴。钩球蚴被剑水蚤吞食，在其体内发育为原尾蚴。受感染的剑水蚤被小鱼或幼鱼吞食，原尾蚴在鱼体内发育为裂头蚴。终宿主食入带有裂头蚴的鱼，裂头蚴在其小肠内经 5～6 周发育为成虫。成虫在终宿主体内可存活 5～13 年。

【致病】 成虫在人体肠道寄生不引起特殊病理变化，大多数感染者无明显临床症状。间或有乏力、四肢麻木、腹泻或便秘、饥饿感等较轻微症状。当虫体扭结成团时，可导致胆道、肠道阻塞，甚至出现肠穿孔或肠膀胱瘘等。有阔节裂头绦虫裂头蚴在人肺部及腹膜外寄生的报道。

阔节裂头绦虫病患者可并发巨幼红细胞贫血（约占 2%），可能因虫体大量吸收维生素 B_{12}，且患者食物中维生素 B_{12} 供给不足，导致维生素 B_{12} 缺乏，影响造血功能所致。患者常出现头痛、头晕、消瘦、贫血、全身衰弱、腹泻等症状，部分患者可有感觉异常、运动失调、深部感觉缺失等神经紊乱现象，严重者甚至失去工作能力。驱虫治疗后贫血即很快好转。

【诊断】 病原诊断依据从患者粪便中检获虫卵或孕节。有报道用结肠镜进行其他检查时偶然发现阔节裂头绦虫感染。

【流行】 阔节裂头绦虫主要分布于欧洲、美洲和亚洲的亚寒带和温带地区。我国至今有 10 多例报道。

人体感染是误食了生/半生的含裂头蚴的鱼所致，如吃生鱼或用少量盐腌制、烟熏的鱼肉、鱼卵，以及在烹调鱼的过程中尝味等，都极易被感染。流行区人和动物的粪便污染河、湖等水源也是重要原因。

【防治】 关键在于加强宣传教育，改变不良的食鱼习惯，不吃生/半生的鱼。加强对犬、猫等动物的管理,避免粪便污染河水、湖水。驱虫方法同带绦虫。对并发贫血者还应补充维生素 B$_{12}$ 和叶酸,予以对症治疗。

二、犬复孔绦虫

犬复孔绦虫(*Dipylidium caninum*)是犬和猫常见寄生虫,偶可寄生于人体小肠,引起复孔绦虫病(dipylidiasis)。

【形态】 犬复孔绦虫为小型绦虫,大小为(10～60)cm×(0.3～0.4)cm,节片约 200 个。头节近似菱形,有 4 个吸盘和 1 个棒状且可伸缩的顶突,其上有 30～50 个玫瑰刺状的小钩,排成 1～7 圈。颈部细而短。幼节短而宽,往后渐大并接近方形。成节长大于宽,每个节片有雌雄生殖器官各两套,对称排列于两侧,两个生殖孔对称分布于节片近中部的侧缘。有睾丸 100～200 个,卵巢 2 个,位于生殖孔后内侧,靠近排泄管,每个卵巢后方各有一个呈分叶状的卵黄腺。孕节长大于宽,两端略窄,似南瓜子状。子宫初呈网状,后分化为若干个储卵囊,每个储卵囊内含 2～40 个虫卵。虫卵呈圆球形,直径 35～50μm,具两层薄的卵壳,内含 1 个六钩蚴。

【生活史】 成虫寄生于犬、猫的小肠内,孕节可单节或数节相连从链体脱落,常自动逸出宿主肛门或随粪便排出。节片破裂后虫卵散出,被中间宿主蚤类,如犬栉首蚤、猫栉首蚤和致痒蚤等的幼虫食入,在其肠内孵出六钩蚴,六钩蚴钻入肠壁,进入血腔发育,约在感染后 30 天,待蚤发育为成虫时,六钩蚴亦发育为似囊尾蚴。终宿主犬、猫舔毛时吞食病蚤,似囊尾蚴进入体内,在其小肠内经 2～3 周发育为成虫。人体感染常为与猫、犬接触时误食病蚤所致。

【致病】 主要与人体感染的虫体数量有关。一般可无明显症状,严重者,尤其是儿童,可出现食欲减退、消化不良、腹部不适等症状,间或有腹痛、腹泻,甚至因有孕节自动从肛门逸出引起肛门瘙痒和烦躁不安等。

【诊断】 主要依靠粪便检获虫卵或孕节而确诊,方法同牛带绦虫。

【流行】 犬复孔绦虫广泛分布于世界各地。犬和猫的感染率较高,狐和狼等也可感染,偶可寄生于爬行类动物。全球至今报道人体感染已达数百例。我国至今有 30 多例报告,成人感染仅数例,其余均为婴幼儿,散在于北京、河北、河南、辽宁、广东、广西、福建、四川、山东、山西、湖南和台湾等地。

【防治】 同膜壳绦虫。另外,家庭饲养犬、猫时,应定期给宠物灭蚤和驱虫,保持宠物生活环境的卫生,以减少人体感染的机会;同时要保护婴幼儿,减少其与宠物接触的机会。

三、西里伯瑞列绦虫

瑞列绦虫属绦虫主要寄生于哺乳动物和鸟类,共有 200 多种。人体仅偶然被感染。我国人体发现的均为西里伯瑞列绦虫(*Raillietina celebensis*)。

【形态】 成虫长约 15～60cm,有 100～200 个节片。头节钝圆,横径为 0.46mm,有 4 个吸盘,其上缀有小刺。顶突常缩在顶部中央的浅窝内,其上有两排、约 72 个长短相间的斧形小钩。成节略呈方形,生殖孔开口于虫体同侧,有睾丸 48～67 个,输精管长而弯曲,阴茎囊呈瓜瓢状。卵巢分两叶,呈蝶翅状,卵黄腺位于卵巢后方,略呈三角形。孕节两端略向内缩小,孕节内充满圆形或椭圆形的储卵囊,有 300 多个,每个储卵囊内含虫卵 1～4 个。虫卵呈橄榄形,约 45μm×27μm,具有内外两层薄的卵壳,内含 1 个圆形的六钩蚴。

【生活史】 成虫主要寄生于鼠类的肠道,脱落的孕节随宿主粪便排出体外。脑踝蚁属蚂蚁为其中间宿主。在脑踝蚁属蚂蚁体内发育为似囊尾蚴,鼠因吞食带似囊尾蚴的蚂蚁而受染。人体也可能因误食蚂蚁而感染。

【致病】 患者一般无明显的临床症状,偶见腹痛、腹泻、肛门瘙痒、夜间磨牙、流涎、食欲减退以及消瘦等,有的可出现贫血、白细胞增多等现象。

【诊断】 多数患者粪便中常有白色、椭圆形或方形、能伸缩活动的米粒大小的孕节,有时孕节可主动从肛门逸出。故诊断主要靠粪检虫卵或孕节。

【流行】 广泛分布于热带和亚热带,主要终宿主有黑家鼠、褐家鼠及小板齿鼠等。人体感染见于东南亚,如越南、缅甸、泰国等国。至今在我国台湾、福建、广东、广西、浙江和江苏等地共发现 70 余例,感染者多为 2～7 岁儿童,有 3 个月婴儿被感染的报道。脑踝蚁属蚂蚁在热带地区很普遍,在我国南方沿海省份常见,它们常在厨房或居室内营巢,与家鼠接触机会较多。幼儿常在地面玩耍,容易误食蚂蚁而受感染。

【防治】 同膜壳绦虫。另外,需杀灭居室和厨房的蚂蚁,防止蚂蚁污染餐具和食物。

(陈盛霞)

第十四节 溶组织内阿米巴

溶组织内阿米巴(*Entamoeba histolytica*)寄生于结肠,主要引起阿米巴结肠炎(amebic colitis)和痢疾,故又称痢疾阿米巴。该虫也可引起肠外阿米巴脓肿(extraintestinal amoebiasis)。据世界卫生组织(WHO)统计,全球每年约有 5 000 万溶组织内阿米巴新发感染者和 11 万死亡病例,主要分布在热带且卫生环境较差的国家。在自然界中,存在一种与溶组织内阿米巴形态相同但遗传学特征完全不同的非致病性阿米巴——迪斯帕内阿米巴(*Entamoeba dispar*),两者形态和生活史相似,但酶谱型与基因组存在明显差异。其中,溶组织内阿米巴可引起阿米巴病,而迪斯帕内阿米巴为非致病性的共生种类,迪斯帕内阿米巴感染的人数迄今约 4.5 亿。

【形态】 溶组织内阿米巴生活史包括滋养体与包囊两个发育时期。粪便中可见滋养体和包囊,而组织中仅见滋养体。

1. 滋养体(trophozoite) 具有侵袭性,为虫体的活动期。形态多变,运动时伸出伪足,做单一定向运动。其中,从阿米巴病患者组织中分离的滋养体含有吞噬红细胞,有时还可见含有白细胞和细菌的滋养体,为组织型滋养体,虫体大小为 20～40μm,有的可达 60μm,外质和内质分界清晰。而生活在肠腔、非腹泻粪便中的不含有红细胞的滋养体为肠腔型滋养体,大小为 10～30μm。经铁苏木素染色后,可看到滋养体有一个球形泡状核,直径为 4～7μm,核膜纤薄,核膜内缘有分布均匀、单层、排列整齐的核周染色质粒(chromatin granules);核仁居中,核仁与核膜之间呈现无色的网状核纤维。

2. 包囊(cyst) 肠腔中的滋养体在随宿主肠内容物下移过程中,逐渐缩小,停止活动,变为囊前期虫体,并由外质分泌物形成厚而光滑、透明的囊壁包绕虫体周围,成为单核的圆球形包囊。包囊核的结构与滋养体的泡状核相似,且可以进行二分裂增殖,最终形成 4 个核的成熟包囊。

未成熟包囊阶段,经铁苏木素染色后,可见到两端钝圆的棒状拟染色体(chromatoid body),具有虫种鉴别的意义,此外,可见在染色过程中被溶解为空泡的糖原泡。而四核成熟包囊为感染期包囊,此时糖原泡和拟染色体消失。成熟包囊的直径为 10～16μm,囊壁厚 125～150nm(图 2-20)。

【生活史】 溶组织内阿米巴生活史简单。感染期包囊污染食物或饮水,经口感染新宿主,由于囊壁具有抗酸能力,在胃和小肠上段,包囊不起变化。当移行至回肠末端或结肠,在肠内碱性环境和肠内酶的作用下,囊壁变薄,虫体伸出伪足脱囊而出,含有 4 个核的虫体

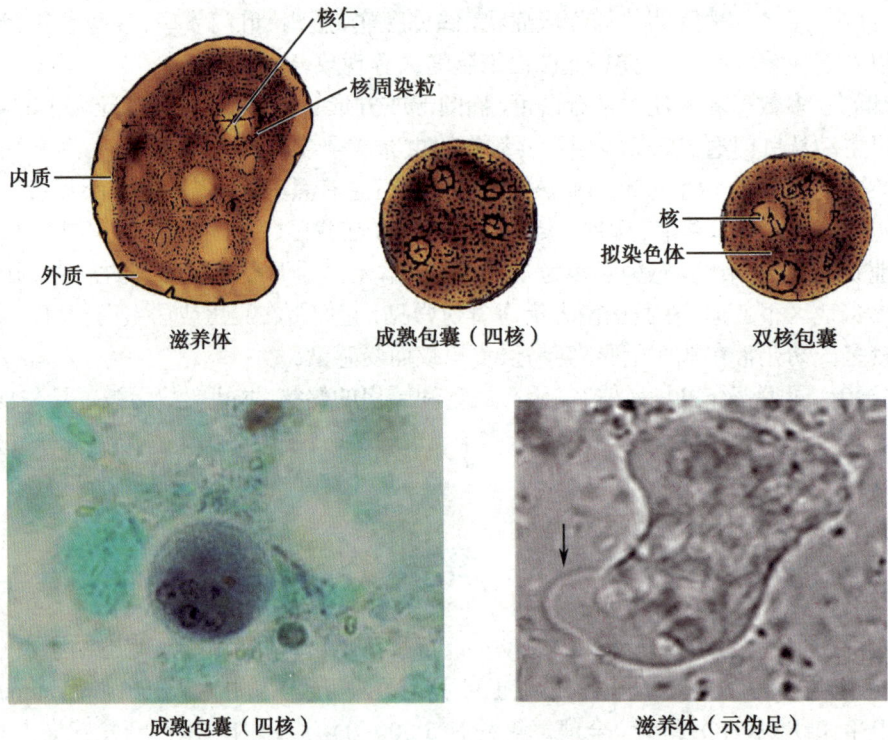

核仁

核周染粒

内质

外质

滋养体　　　　　　成熟包囊（四核）　　　　　双核包囊

核

拟染色体

成熟包囊（四核）　　　　　　　　滋养体（示伪足）

图 2-20　溶组织内阿米巴原虫

再经过一次核分裂和三次胞质分裂，形成 8 个滋养体，随即在结肠上段摄食细菌并以二分裂法不断增殖。滋养体既可寄生于肠壁，以宿主的组织细胞为食，并不断增殖；也可在体内播散到其他器官，如肝、肺、脑等。溶组织内阿米巴是否侵入宿主组织，取决于溶组织内阿米巴的不同虫株和其与某些细菌种群的相互作用。

肠腔中的虫体移行到横结肠后，由于肠内环境变化，如水分被吸收、营养物减少、粪便开始成形等，滋养体停止活动、团缩形成球形的囊前期包囊，并由外质分泌物形成囊壁而成为一核包囊，经两次核分裂最终形成四核包囊，随宿主粪便排出体外（图 2-21）。但当宿主腹泻或排稀软便时，滋养体则随宿主粪便排出并很快死亡。包囊在外界适宜条件下可保持感染性数日至一个月，但在干燥环境中易死亡。

【致病】

1. 致病机制　溶组织内阿米巴具有侵入宿主组织或器官、适应宿主的免疫反应和表达致病因子的能力。滋养体通过其表达的致病因子对宿主细胞进行黏附、溶解宿主细胞和抵抗宿主补体的附着等发挥致病作用。

在溶组织内阿米巴滋养体侵犯宿主细胞的过程中，三种致病因子，包括 260kD 半乳糖 / 乙酰氨基半乳糖抑制凝集素（Gal/GalNAc inhibitable lectin）、阿米巴穿孔素（amoeba perforin）及蛋白水解酶，如半胱氨酸蛋白酶（cysteine proteinase）起重要作用。半乳糖 / 乙酰氨基半乳糖抑制凝集素不仅介导滋养体黏附到宿主的靶细胞上，并分泌阿米巴穿孔素形成离子通道，而且它还与人体白细胞抗原 CD59 有一定的同源性和抗原交叉反应。阿米巴穿孔素是一组包含在滋养体胞质颗粒中的小分子蛋白家族，它可以使靶细胞内游离的钙离子浓度明显升高而溶解细胞。此外，滋养体释放的一系列蛋白水解酶，包括胶原酶、中和蛋白酶等可分解细胞外基质；糖苷酶和神经氨酸酶可降解黏蛋白，使靶细胞表面的糖蛋白受损。而半胱氨酸蛋白酶为虫体分泌的最丰富的蛋白酶，其不但可溶解宿主组织，并对宿主分泌的 IgA 和 IgG 都具降解作用，以防止这些抗体结合到滋养体上；也能降解补体 C3 为 C3a，

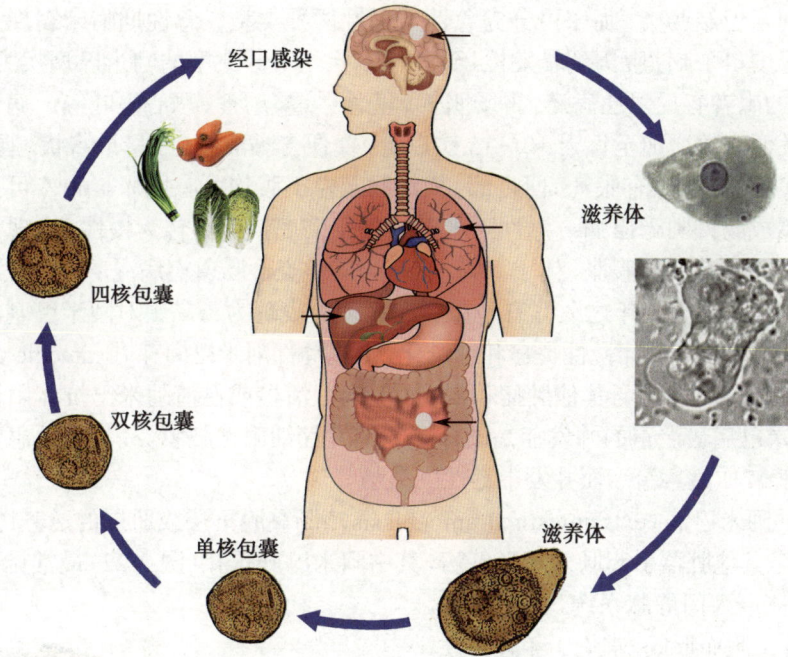

图 2-21　溶组织内阿米巴原虫生活史

逃避宿主的免疫攻击；还可以有效地防止 C5b-9 膜攻击复合物的形成导致的阿米巴溶解。这些因素均可造成肠阿米巴病的腹泻、血便等症状和肠外阿米巴病的脓肿。

另外，肠阿米巴病还与肠内菌群及宿主免疫系统有关。肠内菌可影响滋养体的毒力，例如某些革兰氏阴性菌可以增强滋养体的毒力，滋养体可利用附着虫体表面的细菌甘露糖结合凝集素以增强其对宿主细胞的溶解作用。此外，宿主免疫系统正常的情况下，阿米巴在肠腔中对宿主的损害可能较轻，当宿主免疫功能下降或因饮酒、食物中毒、营养不良或饮食不洁原因造成肠蠕动失常而不通畅时，滋养体更易于侵入肠壁，尤其是虫体在回盲瓣的滞留，可加剧其侵袭程度。

滋养体对肠道的损害，首先表现为局部肠黏膜损伤和黏膜下小脓肿，进而发展为黏膜下层液化坏死灶，形成口小底大的烧瓶样溃疡。镜下可见组织坏死伴少量的炎症细胞，以淋巴细胞和浆细胞浸润为主。由于滋养体可杀伤中性粒细胞，故中性粒细胞极少见。溃疡多见于回盲部及乙状结肠，病灶自数毫米至十毫米，严重溃疡病例可达肌层，邻近溃疡融合致使大片黏膜脱落。如果溃疡穿破肌层至浆膜，亦可穿破肠壁，造成局限性腹腔脓肿或弥漫性腹膜炎。在肠黏膜下层或肌层的滋养体一旦进入血液，经门静脉进入肝脏，或直接扩散，可引起继发性阿米巴肝脓肿。肠壁溃疡病灶内的滋养体也可经血液或直接经横膈穿破胸腔入肺而致肺脓肿；侵入纵隔、心包，甚至脑、脾等部位均可引起局部脓肿。腹腔局部脓肿紧邻体表，脓肿也可穿孔侵袭皮肤而发生阿米巴皮肤溃疡；如累及生殖器官，则可引起阿米巴性前列腺炎或阴道炎等。肠外阿米巴病呈无菌性、液化性坏死，病灶周围以淋巴细胞浸润为主，极少伴有中性粒细胞。滋养体多见于脓肿边缘。

2. 临床表现　溶组织内阿米巴感染后，潜伏期一般为 2～26 天，以两周多见。起病突然或隐匿，呈暴发性或迁延性，临床上分为肠阿米巴病和肠外阿米巴病。

（1）无症状感染者：仅在粪检时可查见包囊。溶组织内阿米巴感染者中只有极少数为无症状者，已有报道认为这些无症状的包囊携带者一般在一年内会出现结肠炎症状。实际上，无症状包囊携带者中有 90% 为迪斯帕内阿米巴的感染。

（2）肠阿米巴病（intestinal amoebiasis）：溶组织内阿米巴滋养体侵入肠黏膜层引起肠阿

米巴病,即阿米巴结肠炎,临床可分为急性与慢性两种类型。急性期临床表现为阿米巴痢疾,症状从轻度、间歇性腹泻到暴发性、致死性痢疾不等。典型的阿米巴痢疾为稀便带血,奇臭。80% 的患者有局限性病痛、胃肠胀气、里急后重、厌食、恶心呕吐等。病情发展至急性暴发性,大便次数增加至每天 10～15 次以上,粪便含黏液脓血,呈果酱状,腥臭明显,伴里急后重,腹痛加剧,并有胀气,回盲部、横结肠及左下腹均可有压痛。60% 可发展为肠穿孔,也可发展成肠外阿米巴病。急性阿米巴病如不彻底治疗可转为慢性,表现为间歇性腹泻,黏液便,伴轻度腹痛、腹胀、体重下降,容易与其他炎性肠道疾病混淆。慢性肠阿米巴病可持续 1 年以上,甚至 5 年之久。有些患者在病理上表现为肠黏膜对阿米巴刺激的增生性反应,肠黏膜组织肉芽肿伴慢性炎症和纤维化,形成局部阿米巴肉芽肿(amebic granuloma),病变呈团块状损害,容易与其他肿瘤相混淆,但病理活检或血清阿米巴抗体阳性可助鉴别诊断。肠阿米巴病最严重的并发症是肠穿孔与继发性细菌性腹膜炎,极少数患者可因不恰当应用肾上腺皮质激素治疗而并发中毒性巨结肠。

(3)肠外阿米巴病(extraintestinal amoebiasis):肠黏膜下层或肌层的滋养体进入静脉、经血行播散至其他脏器引起肠外阿米巴病,其中阿米巴肝脓肿(图 2-22)最常见。阿米巴肝脓肿由滋养体侵入门静脉系统,到达肝脏,侵犯、溶解肝细胞而形成,常见于年轻男性,脓肿多见于肝右叶。急性期临床症状有畏寒、发热、右上腹或肝区疼痛明显,有时向右肩放射;慢性期起病多隐匿,可有畏寒、低热、腹泻、食欲减退、体重下降、营养不良性水肿、贫血及肝区钝痛。约 10% 的阿米巴肝脓肿患者有近期腹泻或痢疾史;约50% 患者可在粪便中查获虫体或结肠镜检查中见病灶;肝脓肿穿刺可见"巧克力酱"样脓液,且脓肿壁坏死组织中可查见滋养体。部分肝脓肿可破溃,滋养体侵入胸腔、腹腔,甚至心包引起死亡,也可经血行播散到脑,引起阿米巴性脑脓肿。

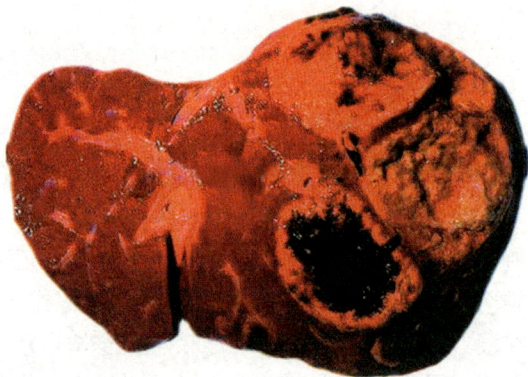

图 2-22 溶组织内阿米巴肝脓肿

阿米巴肺脓肿与普通化脓性肺脓肿的临床表现基本相似,但多发于右下叶,常继发于肝脓肿,也可由肠阿米巴病经血行播散所致,临床表现为畏寒、发热、胸痛、咳嗽、咳"巧克力酱"样脓痰或血性脓痰。X 线检查可见渗出、实变或脓肿形成,积脓,甚至肺支气管瘘管。脓液可排入气管,随痰排出体外。阿米巴性脑脓肿常为中枢皮质单一脓肿,94% 合并有肝脓肿,45% 患者可发展成为脑膜脑炎,临床症状有头痛、呕吐、眩晕、精神异常等。阿米巴性脑脓肿的病程进展迅速,如不及时治疗,病死率高。皮肤阿米巴病一般由局部病灶播散所致,如直肠病灶可播散到会阴,也可由会阴再散布到阴茎、阴道甚至子宫等。

【诊断】 肠阿米巴病的诊断可根据临床表现及实验室诊断进行确诊。实验室诊断主要有病原学检查、免疫学检查、分子生物学诊断及其他检查等。

1. 病原学检查 常用的方法包括粪便检查、人工培养法检查、活组织检查。粪便检查方法常用的是生理盐水涂片法和碘液染色法。

(1)生理盐水涂片法:适用于急性阿米巴痢疾及阿米巴结肠炎患者,在黏液脓血便中可以检出活动的滋养体。典型的阿米巴痢疾粪便为酱红色,黏液性,有腥臭味。镜检时可见黏液含有很多黏集成团的红细胞和较多的白细胞,有时可见菱形的夏科-莱登晶体和活动的滋养体。检查活滋养体应注意,标本必须新鲜,送检快速,保持 25～30℃以上的温度和防止尿液等污染,还要注意某些抗生素、止泻药或收敛药、灌肠液等均可影响虫体的生存和活动,影响检出率。

（2）碘液染色法：对慢性患者的稀便或带虫者的成形软便以检查包囊为主。用碘液染色涂片,可观察到包囊,需注意与肠道中共栖的结肠内阿米巴包囊鉴别（图2-23）。也可用汞碘醛离心沉淀法或醛醚沉淀法,提高包囊的检出率。汞碘醛离心沉淀法,可查包囊和滋养体,检出率达84%～92%,具有一定的保存标本作用,在一年内原虫形态基本不改变。醛醚沉淀法操作后,再用鲁氏碘液（卢戈碘液）染色,亦可镜检包囊。

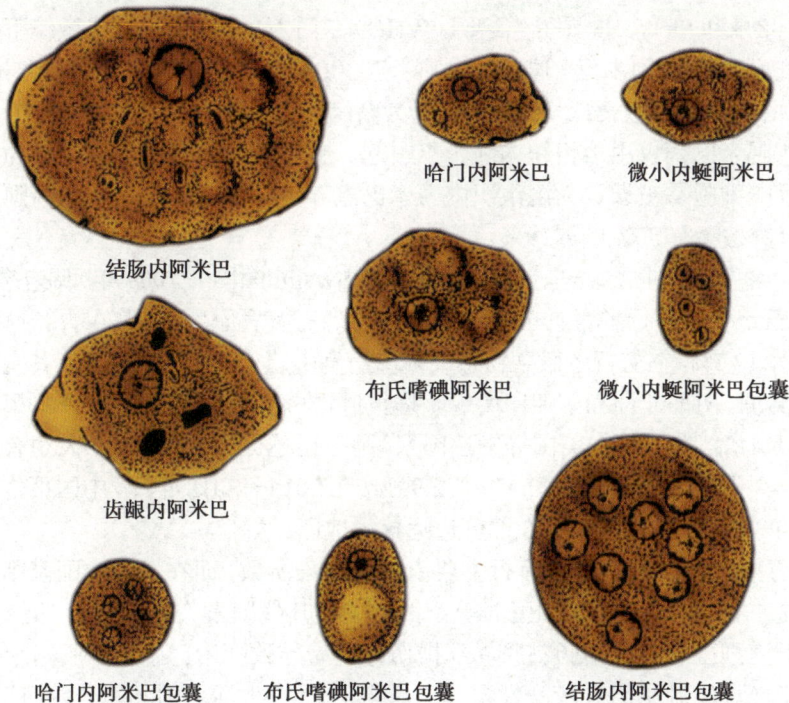

结肠内阿米巴

哈门内阿米巴

微小内蜒阿米巴

布氏嗜碘阿米巴

微小内蜒阿米巴包囊

齿龈内阿米巴

哈门内阿米巴包囊

布氏嗜碘阿米巴包囊

结肠内阿米巴包囊

图2-23　肠道内非致病性阿米巴原虫滋养体与包囊

（3）人工培养法检查：培养法比涂片法更敏感,常用Robinson培养基,对亚急性或慢性病例检出率比较高,但时间长,花费高,故不宜作为常规检查。

（4）活组织检查：借助内镜直接观察溃疡病灶,并从溃疡边缘取组织做生理盐水涂片或切片,检出率高;肠外阿米巴病的脓肿穿刺液可行涂片镜检,由于滋养体多在脓肿壁上,穿刺时应靠近脓腔壁部,穿刺液多为"巧克力酱"色脓状液,取脓肿壁坏死组织做涂片。注意镜下鉴别滋养体与宿主组织细胞,滋养体大于宿主细胞;滋养体的核胞比小于宿主细胞;滋养体的核为泡状核,核仁居中,可见核周染粒;滋养体胞质中含有吞噬的红细胞和组织碎片。

2. 免疫学检查　最常用的是特异性抗体检测,由于抗体在患者痊愈后仍可持续较长时间,因此免疫学检查常用于流行病学调查。目前已有应用重组抗原检测抗体的报道,其灵敏度和特异度均在90%以上。而酶联免疫吸附试验（ELISA）抗体滴度在患病后几个月内即可转阴。间接免疫荧光技术（IFT）检测的抗体一般在痊愈后半年至一年滴度明显下降或转阴。阿米巴肝脓肿者中血清抗体阳性率可达95%以上。免疫学检查可有效地检测无症状带包囊者,也可用于区别溶组织内阿米巴和迪斯帕内阿米巴。

3. 分子生物学诊断　采用聚合酶链式反应（PCR）技术诊断溶组织内阿米巴感染,是近年发展较快且较为有效、敏感和特异的方法。选择具有高丰度的基因序列设计引物,从脓液、穿刺液或粪便培养物、活检的肠组织、皮肤溃疡分泌物、脓血便甚至成形便中提取虫体的 DNA 进行扩增,扩增产物进行电泳分析,予以鉴别。目前认为,根据编码溶组织内阿米巴 29kD/30kD 富半胱氨酸抗原的基因设计具有良好特异度和灵敏度的引物,可用于溶组织内阿米巴感染的分子诊断技术。

4. 其他检查 对于肠外阿米巴病的诊断,X 线、超声、放射性核素扫描、CT 和 MRI 对肝脓肿、肺脓肿或脓胸都有诊断价值。

对于肠道内溶组织内阿米巴和迪斯帕内阿米巴的鉴别,目前主要是采用同工酶分析、酶联免疫吸附试验(ELISA)和聚合酶链式反应(PCR)技术。以溶组织内阿米巴 260kD 乙酰氨基半乳糖凝集素作为靶抗原,用单克隆抗体对血和粪便样本进行检测,其灵敏度和特异度可达到 88% 和 99%。世界卫生组织(WHO)专门委员会建议:①显微镜下检获含四核包囊应鉴定为溶组织内阿米巴 / 迪斯帕内阿米巴;②粪便中检获含红细胞的滋养体,应高度怀疑为溶组织内阿米巴感染;③血清学检查为高滴度阳性结果,应高度怀疑为溶组织内阿米巴感染;④阿米巴病仅由溶组织内阿米巴引起。粪便中的白细胞易被误认为溶组织内阿米巴包囊,巨噬细胞易被误认为溶组织内阿米巴滋养体;仅 68% 的溶组织内阿米巴滋养体吞噬红细胞,粪检会有 50% 的漏诊率。

【流行】 溶组织内阿米巴呈世界性分布,据 Swaminathan(2009 年)调查数据显示,溶组织内阿米巴是引起旅行者胃肠道感染性疾病的第三大病原生物,其在胃肠道感染性病原生物中占比为 12.5%,在旅行者微生物感染确诊病例中感染率为 14/1 000。其全球高发地区主要为中南美洲、南部非洲和南亚印度等。据报道,印度人群感染率为 15%,墨西哥人群抗体阳性率为 8.41%。然而,在美国等发达国家,阿米巴感染很罕见,每年大约有 5 人因阿米巴感染死亡。中国人群感染率为 0.25%~2.99%,在 2015—2018 年间,中国报告阿米巴痢疾散发病例共 4 366 例,且主要集中在部分边远落后地区。

阿米巴感染在发达国家暴发流行主要由水源污染所致,而在发展中国家则以"粪 - 口"播散为主,这主要与气候、卫生和营养等条件有关。其他因素如高糖饮食、酒精中毒、宿主遗传特性、肠道细菌感染或结肠黏膜局部损伤等也易导致阿米巴感染。肠阿米巴病无性别差异,而阿米巴肝脓肿则男性较女性多,这可能与饮食、生活习惯和职业等有关。近年来,阿米巴感染率在男性同性恋中特别高,欧美国家、日本达 20%~30%,故被列为性传播疾病(sexually transmitted disease,STD)。患阿米巴病的高危人群包括旅游者、流动人群、智力障碍人群、同性恋者。严重的感染发生在小儿、孕妇、哺乳期妇女、免疫力低下者、营养不良者,以及恶性肿瘤和长期应用肾上腺皮质激素的患者。感染年龄有两个高峰,分别为 1 岁以下和 40 岁以上,阿米巴病的传染源主要是慢性患者及无症状的包囊携带者,这些随粪便排出的包囊在外界环境中具有较强的生存力,在潮湿低温环境可存活 12 天以上,在水中可存活 9~12 天,通过蝇或蜚蠊的消化道后仍具有感染性,但对干燥、高温和化学药品的抵抗力不强。而溶组织内阿米巴滋养体在外界环境很快死亡。

【防治】 治疗首选药物为甲硝唑(metronidazole),其在治疗剂量范围内引起的不良反应,多数患者可以耐受且自限,另外替硝唑(tinidazole)、奥硝唑(ornidazole)和塞克硝唑(secnidazole)有相似作用。对于包囊携带者的治疗首选巴龙霉素(paromomycin)或喹碘方(chiniofon),两者具有肠壁不吸收、副作用小等优点。肠外阿米巴病,如肝、肺、脑、皮肤脓肿的治疗亦以甲硝唑为主,氯喹亦是有效药物。某些严重病例可辅以肾上腺皮质激素,以减少对心脏的毒性作用。中药大蒜素、白头翁等也有一定疗效,但并不能根治。预防上,要加强粪便管理,保护水源,以切断阿米巴病的传播。注意个人卫生和饮食卫生,做到饭前便后洗手,消灭蝇和蜚蠊,搞好环境卫生。

(王 蓉)

第十五节 蓝氏贾第鞭毛虫

蓝氏贾第鞭毛虫（*Giardia lamblia*）简称贾第虫，主要寄生于人和某些哺乳动物的小肠，引起以腹泻与营养不良为主要症状的贾第虫病（giardiasis），偶尔也侵犯胆道系统造成炎性病变。因其易在旅游者中引起感染并导致腹泻而被称为旅游者腹泻（traveler's diarrhea）。目前，贾第虫病已被列为全世界危害人类健康的十种主要寄生虫病之一。近年来，由于贾第虫病可与艾滋病合并感染，因而更加引起人们的重视。

【形态】 蓝氏贾第鞭毛虫生活史中有滋养体和包囊两个阶段。

1. **滋养体** 滋养体呈纵切的倒置梨形，两侧对称，前端宽钝，后端尖细，腹面扁平，背面隆起。大小为（9～21）μm×（5～15）μm。腹面前半部凹陷形成一个心形的吸盘状陷窝，借此吸附在宿主肠黏膜上。经苏木素染色后可见陷窝的底部为两个卵圆形的泡状核。虫体有 1 对轴柱（axostyle），纵贯虫体中部，不伸出体外，在轴柱中部可见两个半月形的中体（median body）。轴柱前端、两核之间有 8 个基体（basal body），分别向外发出前侧、后侧、腹侧和尾部各 1 对鞭毛。虫体以鞭毛摆动不断翻滚运动。

2. **包囊** 包囊为椭圆形，大小为（8～14）μm×（7～10）μm，囊壁较厚，囊壁与虫体之间有明显的空隙，未成熟包囊有 2 个核，成熟包囊有 4 个核，多偏于一端。囊内可见鞭毛和中体的早期结构（图 2-24）。

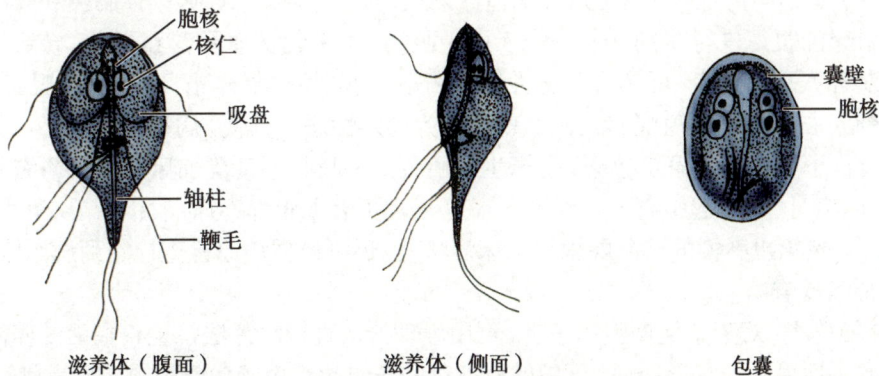

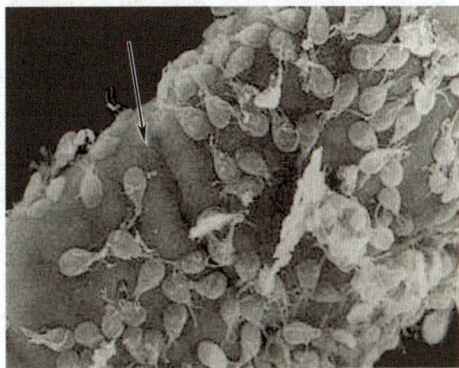

滋养体（腹面）　　　　滋养体（侧面）　　　　包囊

滋养体吸附在小肠黏膜（扫描电镜）　　　　滋养体涂片染色

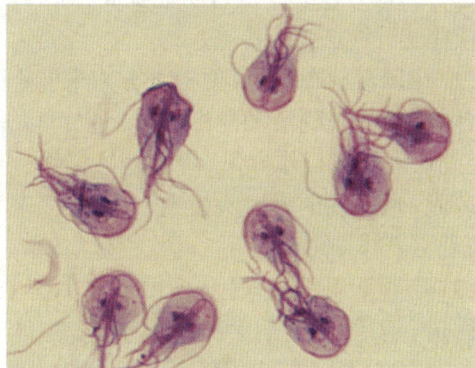

图 2-24 蓝氏贾第鞭毛虫的滋养体与包囊

【生活史】 贾第虫生活史简单，滋养体主要寄生于人和某些动物的十二指肠或小肠上段，有时也可寄生于胆道。虫体借助吸盘状陷窝吸附于肠壁，行纵二分裂繁殖。在外界环境不利时，滋养体落入肠腔，随肠内容物进入回肠下段及结肠内形成包囊，囊内核可再进行分裂，形成 4 个核的成熟包囊，随粪便排出体外。成熟的包囊污染食物和饮水，经口感染人体，在十二指肠处虫体脱囊并分裂为 2 个滋养体，在小肠内不断繁殖。大量的滋养体吸附在小肠黏膜上，刺激肠壁，造成肠功能紊乱、肠蠕动亢进，虫体随粪便大量排出，据估计一名患者一次腹泻粪便中可排出 140 亿个滋养体，恢复期患者一次正常粪便可排出包囊 9 亿个。

【致病】 贾第虫的致病机制与虫株致病力、宿主免疫状态及细菌的协同作用有关。研究发现不同虫株之间以及表达不同表面抗原的相同虫株的致病力不同。虫体的覆盖和吸附对小肠黏膜表面的机械性刺激，以及原虫分泌物和代谢产物，均可造成肠黏膜损伤和影响肠黏膜吸收功能，导致维生素 B_{12}、乳糖、脂肪和蛋白质吸收障碍。虫体寄生数量多时，与宿主竞争营养，还可造成宿主营养不良。胆道内的虫体还可以影响肠道内胆盐的分泌，使脂肪吸收不良。而免疫功能正常者感染后，在一定时间内疾病可自然缓解或消失，可表现为仅排包囊而无明显临床症状；而免疫功能低下者对贾第虫较易感，常可表现慢性腹泻和营养吸收不良等临床症状。已有研究表明，分泌型 IgA 缺乏的人群对贾第虫易感，二糖酶缺乏时，患者临床表现较重。动物实验发现，在二糖酶水平降低时，滋养体可直接损伤小鼠的肠黏膜细胞，造成小肠微绒毛变短，甚至扁平。因此，二糖酶水平降低是造成腹泻的重要因素。

贾第虫寄生引起的病理变化主要是虫体吸附部位的微绒毛刷状缘有环状损害，微绒毛移位、变性、空泡形成、隐窝肥大和表皮衰退，黏膜固有层有嗜酸性粒细胞和中性粒细胞浸润，肠腺上皮呈局灶性急性炎症反应。急性期贾第虫患者的典型表现为以腹泻为主的吸收不良综合征，腹泻呈水样，量多、恶臭、无脓血、含较多脂肪颗粒，胃肠胀气、呃逆及上中腹部痉挛性疼痛。需与急性肠阿米巴病、细菌性痢疾、食物中毒、急性病毒性肠炎和肠产毒性大肠杆菌引起的腹泻进行鉴别。儿童患者由于腹泻，可引起贫血及营养不良，导致生长滞缓。急性期若不及时治疗，可转为亚急性期，表现为间歇性排粥样恶臭软便，伴腹胀、痉挛性腹痛、恶心、畏食等消化道症状。慢性期表现为周期性恶臭稀便，病程可达数年。艾滋病等免疫功能低下者合并贾第虫感染，易产生慢性腹泻和吸收不良等临床症状。当滋养体寄生于胆囊、胆道时，可引起胆囊炎、胆管炎，临床表现可有上腹部疼痛、食欲减退、肝大等。

【诊断】 贾第虫感染的诊断除根据临床症状外，还可依据病原检查检测到病原体。

1. 病原学检查

（1）粪便检查：对于急性期腹泻患者，可用生理盐水直接涂片法镜检查找活滋养体。对于亚急性或慢性患者的成形粪便，可用碘液染色法查包囊。由于包囊形成有间歇性，因此，隔日进行粪检并连续 3 次可明显提高检出率。当粪便中包囊数量较少时，可采用硫酸锌浮聚法或醛醚沉淀法进行检查。

（2）小肠液检查：用粪便检查方法未能查到虫体的临床可疑者，可检查十二指肠引流液或胆汁，往往能查到活动的滋养体。也可以采用肠检胶囊法，其检查效果近似于引流液检查，但与后者相比操作方便，患者能够接受。具体方法是禁食后，嘱患者吞下一个装有尼龙线的胶囊，尼龙线的另一头留在口外。3～4 小时后，缓缓拉出尼龙线，取线上的黏附物镜检，查获滋养体即可确诊。

（3）小肠活组织检查：利用内镜在小肠 Treitz 韧带附近取黏膜活组织，先作压片初检；再行固定、切片，用吉姆萨染色后镜检，虫体染成紫色，肠上皮细胞呈粉红色，两者容易鉴别。此方法准确而可靠，但患者一般不易接受，而且费用较高，不宜轻易使用。

2. 免疫学检查 检测血清中的特异性 IgG 抗体可作为辅助诊断方法。常用的有酶联免疫吸附试验（ELISA）、间接免疫荧光技术（IFT）等方法。酶联免疫吸附试验（ELISA）阳性率较高，可达 75%～81%。但临床一般只作为辅助诊断，多用于流行病学调查。间接免疫荧光技术（IFT）的阳性率较酶联免疫吸附试验（ELISA）高，与十二指肠引流液检查的符合率可达 100%，但一般也只用于辅助诊断，不能替代病原检查。也可以用酶联免疫吸附试验（ELISA）检测粪便标本内的抗原，其特异性为 99.7%，较显微镜检查更具灵敏度。

3. 分子生物学诊断 可使用荧光原位杂交技术针对核糖体小亚基（ribosomal small subunit，SSU）rRNA 基因的可变区进行检测，或者利用聚合酶链技术基于核糖体小亚基 rRNA 基因及谷氨酸脱氢酶基因（*GDH*）等对蓝氏贾第虫进行鉴定或基因分型，具有较高的灵敏度和特异度，但目前此法还不能替代常规的病原检查广泛应用于临床。

【流行】 贾第虫病呈世界性分布，感染率为 1%～20%。不仅在发展中国家流行，在发达国家也是常见的肠道寄生虫病。艾滋病患者中合并贾第虫的感染，可因严重腹泻引起体液丧失和电解质紊乱而导致死亡。在同性恋者中也有贾第虫病的流行。我国学者曾对全国 30 个省份 1 477 742 人进行调查，结果显示贾第虫感染率为 2.52%，但各地感染率不一，其中西藏和新疆的感染率最高，均超过 8%。吉林、辽宁、内蒙古等地感染率较低。

传染源为粪便内含有包囊的带虫者和患者。人体通过吞食包囊污染的食物或饮水而感染，尤其水源污染是引起贾第虫病的常见途径。包囊抵抗力强，在 4℃ 可存活 2 个月以上，37℃ 可存活 4 天，蝇和蜚蠊也可成为机械性传播媒介。且包囊具高度感染力，人吞食 10 个具有活力的包囊即可获得感染。一般人群对贾第虫均易感，男性同性恋者、胃切除患者、胃酸缺乏者、免疫球蛋白缺陷患者和儿童更容易被感染。目前发现贾第虫共有 8 种基因组合型（A-H），其中 A 型与 B 型是人体与哺乳动物型，其他为动物特异型。多种家畜（牛、羊、猪、兔），宠物（猫、犬），野生动物（水獭、河狸）等可作为贾第虫的保虫宿主，在流行病学上有一定意义。

【防治】 治疗常用甲硝唑，也可用替硝唑。另外，呋喃唑酮、阿苯达唑、吡喹酮均有一定疗效。感染贾第虫的孕妇多用巴龙霉素进行治疗。预防上，要加强粪便和水源管理，注意饮食卫生和养成良好的个人卫生习惯，防止贾第虫病的传播。

第十六节 结肠小袋纤毛虫

结肠小袋纤毛虫（*Balantidium coli*）是寄生人体最大的原虫，主要寄生于结肠内，也可寄生在回肠，可侵犯、破坏肠壁组织，形成溃疡，引起结肠小袋纤毛虫病（balantidiasis）。该病主要流行于热带和亚热带，我国近年来不时有散发病例报道。猪是该虫最重要的保虫宿主与传染源。

【形态】 结肠小袋纤毛虫生活史有滋养体和包囊两个时期。

滋养体呈椭圆形，无色透明或淡灰略带绿色，大小为（50～200）μm×（25～120）μm，虫体外层为表膜，表膜下为透明的外质，体表布满等长斜行的纤毛，以快速旋转方式运动。虫体前端略小，有一凹陷，形成漏斗状的胞口和胞咽，颗粒食物借助胞口纤毛的运动进入虫体，形成食物泡后散布在胞质内，经消化后的食物残渣通过虫体后端一不明显的胞肛排出体外。虫体中、后部各有一个伸缩泡（contractile vacuole），具有调节渗透压的功能。苏木素染色后可见一肾形大核，紧挨其中内凹处有一球形小核。包囊呈圆形或椭圆形，直径为 40～60μm，新鲜标本呈淡黄或淡绿色，囊壁厚而透明、两层，囊内有大、小核和伸缩泡等结构（图 2-25）。

【生活史】 包囊随食物和饮水经口进宿主后，在小肠内经消化液的作用脱囊逸出滋养体，虫体移行到结肠寄生，以淀粉颗粒、细菌和肠壁细胞等为食。虫体以横二分裂法增殖，有时滋养体之间亦行接合生殖，即两个虫体以胞口连接，交换部分核质后分开，再行二分裂法繁殖。在一定条件下滋养体也可侵入肠壁，侵犯肠黏膜及黏膜下组织。一部分滋养体随

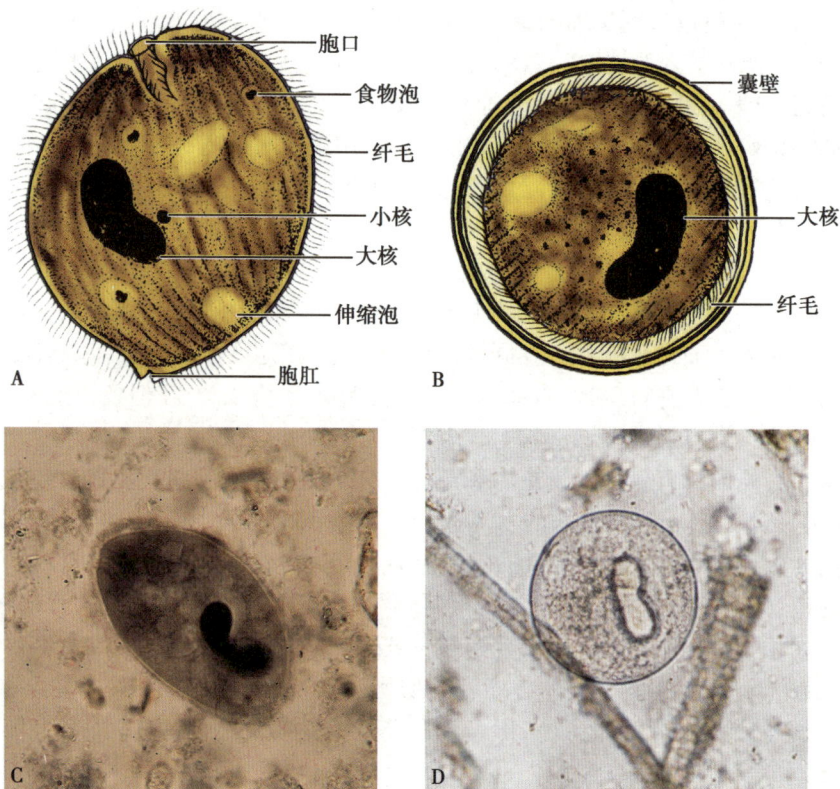

图2-25 结肠小袋纤毛虫滋养体与包囊

A. 结肠小袋纤毛虫滋养体（模式图）；B. 结肠小袋纤毛虫包囊（模式图）；C. 结肠小袋纤毛虫滋养体；D. 结肠小袋纤毛虫包囊。

肠内容物移行到结肠下段时，由于肠内理化环境的变化，虫体变圆，并分泌成囊物质形成包囊，包囊随粪便排出体外。滋养体若随粪便排出，也可在外界适宜条件下形成包囊。不形成包囊的滋养体在粪便中可生存10天左右，包囊在外界无囊内增殖现象。

【致病】 结肠小袋纤毛虫病的发生发展与虫体本身及宿主机体的内在发病因素密切相关。滋养体寄生于结肠，大量增殖的虫体可以侵入肠黏膜和黏膜下组织，借纤毛机械运动和分泌透明质酸酶共同作用，引起黏膜炎症与溃疡。继发细菌感染时，加重病变程度。有实验表明，免疫抑制剂可诱发大鼠发生结肠小袋纤毛虫病。溃疡的病理学特征酷似溶组织内阿米巴溃疡，同为口小底大溃疡，周围有嗜酸性粒细胞、淋巴细胞浸润。有些重症病例可出现大面积结肠黏膜的破坏或脱落，有时可达肌层，严重的可引起肠穿孔。溃疡中坏死组织及溃疡内壁附近有大量滋养体。病变部位以盲肠和直肠多见。个别病例可并发肠外其他组织器官感染。

结肠小袋纤毛虫病可分为无症状型、急性型与慢性型三型。慢性型最常见，以反复腹泻发作为主，大便多呈糊状或水样，少量黏液，无脓血，每天大便次数为3~5次。急性型表现为痢疾样，以腹痛、腹泻为主，有里急后重现象，每天排便可达10余次，为黏液性便，有时伴脓血，局部有压痛，病程短，有一定自限性。

【诊断】 临床诊断除依据症状外，确诊依据是在粪便中检验到滋养体或包囊。常用生理盐水直接涂片检查粪便中的滋养体和包囊，由于虫体较大，一般不易漏检。鉴别困难时，可用苏木素染色。对现症患者，主要从粪便中查滋养体，由于滋养体排出呈间歇性，且在外界容易死亡，所以送检时粪便要新鲜，并要反复送检，以提高检出率。对多次粪检阴性疑有该虫感染者，必要时可采用乙状结肠镜检查或纤维结肠镜镜检，取活组织做病理检查，也可用阿米巴培养基进行培养后镜检。

【流行】 结肠小袋纤毛虫呈世界性分布,多见于热带与亚热带。人体感染较少,我国17个省(自治区)有散在病例报告。一般认为人体感染常来源于猪。已知有多种动物可以感染该虫,但猪的感染率可高达 14.2%～72.2%,包囊对外界环境、阳光及消毒剂均有较强抵抗力。粪-口为主要传播途径。

【防治】 治疗首选甲硝唑,小檗碱也有较好疗效。防治原则同阿米巴病,除加强粪、水管理,注意个人卫生,加强卫生宣传教育外,特别要注意搞好猪场卫生。

第十七节　隐孢子虫

隐孢子虫(*Cryptosporidium* spp.)属于顶复门的孢子虫纲,球虫目,隐孢子虫科。目前已在多种脊椎动物中发现 20 余种。寄生于人体的虫种主要是微小隐孢子虫(*C. parvum*)与人隐孢子虫(*C. hominis*),是重要的机会性致病性原虫,引起人兽共患隐孢子虫病(cryptosporidiosis),先天或后天免疫功能低下者尤易感染该虫,免疫力正常的人和动物感染后,引起的腹泻常呈自限性,免疫功能低下或缺陷患者尤其合并艾滋病者可出现严重腹痛及腹泻,甚至死亡。

【形态】 隐孢子虫生活史中有滋养体、裂殖体(schizont)、配子体(gametocyte)、合子(zygote)及卵囊(oocyst)5 个发育阶段。卵囊有厚壁(80%)和薄壁(20%)之分。厚壁卵囊有两层囊壁,圆形或椭圆形,直径为 4～6μm。成熟卵囊内含 4 个子孢子(sporozoite)和一团残留体(residual)。子孢子呈月牙形,大小为 1.5μm×0.75μm。吉姆萨染色后,胞质呈蓝色,可见数个致密的红色颗粒;用改良抗酸染色后,在被染成蓝绿色背景的标本中,卵囊呈现玫瑰色(图 2-26)。粪便中未经染色的卵囊是很难识别的。

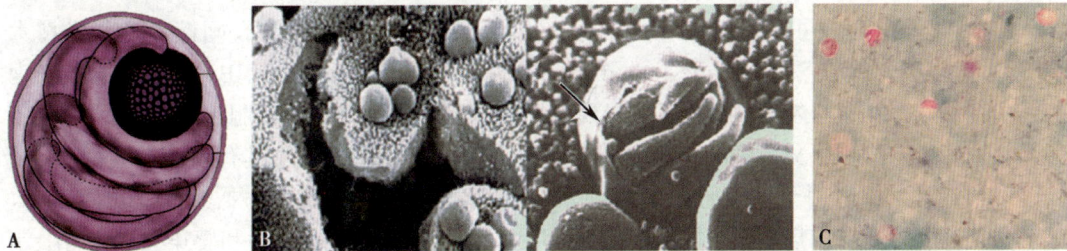

图 2-26　隐孢子虫卵囊
A. 模式图;B. 扫描电镜显示卵囊内的子孢子;C. 改良抗酸染色。

【生活史】 隐孢子虫主要寄生于胃肠黏膜的细胞中。成熟卵囊是唯一的感染阶段,随宿主粪便排出体外即具有感染性。卵囊进入人体消化道后,经消化液的作用逸出 4 个子孢子,黏附并侵入肠上皮细胞,在胞内进行无性繁殖,先发育为滋养体,经 3 次核分裂发育成I型裂殖体,含有 8 个裂殖子。裂殖子被释出后一部分侵入其他上皮细胞,继续进行裂体增殖,另一部分发育为第二代滋养体,第二代滋养体经 2 次核分裂发育成II型裂殖体。成熟的II型裂殖体含有 4 个裂殖子,此裂殖子释出后侵入肠上皮发育为雌、雄配子体,进入有性生殖阶段。壁薄卵囊内的子孢子可逸出直接侵入肠上皮细胞,再行裂体增殖,造成宿主自身体内重复感染;厚壁卵囊在肠上皮细胞或肠腔内发育为含有 4 个子孢子的成熟卵囊,随宿主粪便排出体外。完成整个生活史需要 5～11 天,无性生殖(裂体增殖与孢子增殖)与有性生殖(配子生殖)均在同一宿主体内完成。

【致病】 隐孢子虫主要寄生于小肠细胞刷状缘的纳虫泡内。寄生数量多时,可导致广泛的肠上皮细胞的绒毛萎缩、变短、变粗、融合、移位和脱落,上皮细胞老化和脱落速度加快。黏膜表面出现凹陷,或呈火山口状,固有层多形核白细胞、淋巴细胞和浆细胞浸润。肠上皮细胞广泛受损,从而影响消化和吸收引发腹泻。空肠近端虫体数量最多,可扩散到严重感染者整个消化道、肺、扁桃体、胰腺和胆囊等,严重的程度主要取决于宿主免疫功能和营养状况。免疫功能正常者感染隐孢子虫后,常表现为自限性腹泻,粪便呈水样,量大,可伴有腹痛、恶心、畏食、发热和全身不适等症状。发病 1～2 周后症状逐渐减轻或消退,一般病程不会超过 1 个月,但粪便内卵囊的排出仍可持续数周。免疫功能低下者、恶性肿瘤或艾滋病患者感染隐孢子虫后,虫体在其体内迅速繁殖,引起严重腹痛、腹泻,粪便量可达 5～10L/d,并可形成顽固性腹泻,继而导致营养吸收障碍。患者严重腹泻时,可排霍乱样水便,由此造成严重脱水、电解质紊乱和营养不良,最终因全身衰竭而死亡。

【诊断】　早期对隐孢子虫病的诊断须进行肠黏膜活组织检查,近年则主要依靠从粪便中查出卵囊确诊。

1. 病原学检查　主要方法包括直接涂片法和集卵法。单纯使用粪便直接涂片法进行检查其阳性率很低,目前多用漂浮法或沉淀法先将卵囊浓集,再通过各种染色法对涂片进行染色后检查,极大地提高了粪便的阳性率。常用的主要有以下几种染色法。

(1) 金胺 - 酚染色法:染色后在荧光显微镜下可见卵囊为圆形,发出乳白色略带绿色的荧光,中央淡染,似环状。本法简便、敏感,适用于批量标本的初筛检查,但需要荧光显微镜,限制了在基层卫生机构的广泛应用。

(2) 改良抗酸染色法:染色后背景为蓝绿色,卵囊呈玫瑰红色,内部结构清晰。

(3) 金胺 - 酚 - 改良抗酸染色法:上述方法染色后,标本中多存在非特异的红色抗酸颗粒,貌似卵囊,难以鉴别。本法先用金胺 - 酚染色后,再用改良抗酸染色法复染,染后用光学显微镜检查,其卵囊同抗酸染色,而非特异性颗粒呈蓝黑色,颜色与卵囊不同有利于卵囊的检查,并提高了检出率和准确性。

2. 免疫学检查　可用的免疫学方法有酶联免疫吸附试验(ELISA)、间接免疫荧光技术(IFT)及酶联免疫印迹法(enzyme-linked immunoeletransfer blot, ELIB)等。血清高滴度抗体可持续 12 个月之久,因此不宜用于现症感染诊断。粪便、痰液或胆汁标本的间接免疫荧光技术(IFT)检测可见卵囊在荧光显微镜下呈明亮的黄绿色荧光,具有高度的灵敏度、特异度和可重复性,适用于轻度感染者诊断及流行病学调查。但该技术要求有荧光显微镜,试剂价格较高,基层难以推广,且只能观测卵囊,无法判断卵囊的活性和感染力,从而限制了它的应用。酶联免疫印迹法(ELIB)对隐孢子虫卵囊抗原分析具有高分辨率、灵敏度和特异度的特点,主要用于隐孢子虫病的血清学检查,该技术将相对分子质量不同的抗原片段加以鉴别,进而应用到遗传基因分型的研究中。

3. 分子生物学诊断　目前方法主要有常规聚合酶链式反应(PCR)、巢式 PCR、反转录 - 聚合酶链式反应(reverse transcription-polymerase chain reaction, RT-PCR)、实时定量 PCR、生物芯片技术等。有报道巢式 PCR 技术甚至可以检出含一个卵囊的水样本中的卵囊。与普通方法相比,反转录 - 聚合酶链式反应(RT-PCR)可以区别卵囊有无感染力,实时定量 PCR 可检测携带状况,在流行病学研究中有重要意义。目前已有对隐孢子虫以及其他肠道寄生虫的多个特异性基因序列,经多重 PCR(multiplex PCR)扩增、荧光标记后,与固化在基因芯片上的探针特异性结合,可以快速准确地检测临床样本及环境标本中的隐孢子虫和其他肠道寄生虫。

【流行】　隐孢子虫呈世界性分布,目前全球 90 多个国家发现了隐孢子虫病。大洋洲、北美洲、南美洲、亚洲与非洲以人隐孢子虫感染为主,欧洲以微小隐孢子虫感染为主。我国的江苏、安徽、浙江、内蒙古、福建、云南、四川、山东和湖南等 19 个省(自治区、直辖市)发现隐孢子虫病例。同性恋艾滋病患者近半数感染隐孢子虫。调查发现,我国腹泻患者中隐孢子虫感染率为 0.31%~15.21%,除人体外,多种家畜、家禽、野生动物均可为其宿主。患者与带虫者是主要传染源。传播以粪 - 口的接触途径为主,还有水源、食物与空气传播。

【防治】 预防上应防止患者和家畜的粪便污染食物和饮水,注意个人卫生,保护免疫功能缺陷或低下的人群。到目前为止,仍无治疗隐孢子虫病的特效药物,只能对症治疗。巴龙霉素、螺旋霉素、阿奇霉素与红霉素有一定的控制感染、减轻腹泻、缓解病情的效果。大蒜素、苦参合剂有一定的治疗效果。

第十八节 其他消化道寄生原虫

一、人芽囊原虫

人芽囊原虫(*Blastocystis hominis*)是寄生于高等灵长类动物肠道的机会性致病性原虫,是引起人类腹泻的病原体之一。

【形态】 该虫形态多样,直径为 2~200μm,平均为 4~15μm。体外培养时可见空泡型、颗粒型、阿米巴型和复分裂型与包囊型。在粪便中常见空泡型,碘液染色后镜下所见的空泡型虫体呈圆形或卵圆形,中央有一透亮的大空泡,有时空泡较小或呈网状结构,外围一环形胞质。核 1~4 个不等,呈月牙状或块状。颗粒型虫体中心充满圆形颗粒状物质,主要为代谢颗粒、脂肪颗粒和生殖颗粒。阿米巴型虫体形似溶组织内阿米巴滋养体,外形多变,有时在伪足伸缩过程中可见虫体极缓慢地移动,胞质中含细菌或颗粒状物质。复分裂型虫体含多个核,具增殖现象,一个虫体可分裂成多个。包囊型虫体呈圆形或卵圆形,直径为 3~5μm,核 1~4 个,外覆一层厚的囊壁,囊壁厚约 5~100μm,抵抗力较强(图 2-27)。

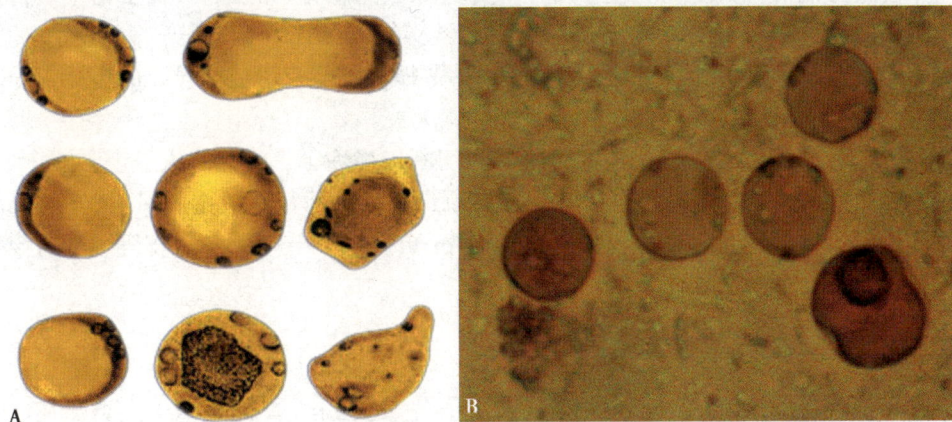

图 2-27 人芽囊原虫各种形态
A. 模式图;B. 涂片染色。

【生活史】 人芽囊原虫为专性厌氧性原虫,寄生在人体和其他灵长类动物的回盲部。在成形便中的典型形态为空泡型虫体,空泡中常含有碳水化合物和脂肪。在水样便中为阿米巴型虫体。一般认为包囊是感染期,具薄壁与厚壁之分,薄壁包囊可以在肠腔内增殖,造成自体感染,而厚壁包囊则与肛 - 口传播的肠外途径有关。生活史详尽过程尚不明了。空泡型可转变为颗粒型和复分裂型。阿米巴型为致病型虫体。在体外培养中观察到虫体的生殖方式有:空泡型虫体中心出现颗粒而转变为颗粒型虫体,虫体中的生殖颗粒发育成子细胞；二分裂；内二芽增殖和孢子增殖。

【致病】 人芽囊原虫的致病机制尚不清楚，一般认为该原虫致病力较弱。人体感染后可无症状，也可出现腹泻。免疫功能正常的有症状患者多数具自限性，其病程多在1～3日。临床表现轻重程度与感染的虫荷有一定关系，腹泻一日可达20余次，呈水样便，亦可为黏液样或血样便，伴有痉挛性腹痛、腹胀、畏食、嗳气、恶心、呕吐，甚至出现发热、寒战等全身症状，有时症状可持续或反复出现，持续时间可达数日、数月，甚至几年或更长，间歇时间为数日或数月。慢性迁延性病程多于急性病程。人芽囊原虫的致病性与人体的免疫功能降低有关，因此该虫是机会性致病性原虫。已发现一半以上的感染者伴有免疫功能低下，如人类免疫缺陷病毒（human immunodeficiency virus, HIV）感染者容易感染人芽囊原虫，而且症状严重，治疗困难。组织病理检查发现实验感染的小鼠的盲肠和结肠壁均有炎症细胞浸润、绒毛水肿等病变。

【诊断】 病原学检查中，常规的粪便检查检出虫体即可确诊，常用方法包括粪便直接涂片法、碘液染色法、固定后染色法（瑞氏或吉姆萨染色法、铁苏木素染色法和改良抗酸染色法）或应用洛克液鸡蛋血清培养基进行培养。碘液染色后可见虫体具较大的中央空泡和环状胞质，表膜较薄。需注意与溶组织内阿米巴、哈门内阿米巴、微小内蜒阿米巴的包囊和隐孢子虫卵囊、真菌相鉴别。免疫学检查方法有酶联免疫吸附试验（ELISA）和间接免疫荧光技术（IFT）等，可以检测人芽囊原虫特异性的IgG和IgA，高抗体滴度与症状感染有关，但这种方法特异度较低且人芽囊原虫抗原具有多样性，目前仅限于流行病学和血清学研究。常用的分子生物学诊断方法是用聚合酶链式反应（PCR）技术扩增人芽囊原虫核糖体小亚基（SSU-rDNA）基因诊断人芽囊原虫感染，检测效率高、特异度高。

【流行】 人芽囊原虫分布于世界各地，在发达国家也有较高的感染率，国外腹泻患者的检出率为0.5%～64.3%；德国HIV感染者粪便检出率为26%。我国人群感染率一般在10%以下。该虫也可以寄生于猪、犬、猫、小鼠、大鼠、家兔、豚鼠、蛙、蛇和家禽等多种动物体内。人芽囊原虫病的传染源为粪便中排出人芽囊原虫的患者、带虫者或保虫宿主。传播途径主要是粪便污染水源、食物等，通过污染的水源及食物或用具经口感染；人与动物的密切接触也可能是感染人芽囊原虫的主要原因之一；蜚蠊和苍蝇有可能是重要的传播媒介。人群普遍对人芽囊原虫易感，并与性别、年龄和种族无关。

【防治】 预防本虫的关键是消灭传染源和切断传播途径。注意个人卫生和饮食卫生，做好粪便无害化处理，保护好水源。对人芽囊原虫感染的治疗一般选用甲硝唑，对甲硝唑有抗性的虫株可用替硝唑或复方磺胺甲噁唑治疗，黄连、鸦胆子、石榴根皮等中药对该病的治疗也有一定疗效。

二、贝氏等孢球虫

贝氏等孢球虫（*Isospora belli*）属真球虫目、艾美球虫科，广泛寄生于人类及其他哺乳类、鸟类和爬行类动物的肠道内。感染人体的等孢球虫除贝氏等孢球虫外，还有纳塔尔等孢球虫（*I.natalensis*）。

【形态】 贝氏等孢球虫的生活史中有卵囊、滋养体期、裂殖体期及配子体期。在宿主的粪便中只可见卵囊，呈椭圆形或纺锤形，大小为（20～33）μm×（10～19）μm。成熟卵囊含有2个孢子囊，孢子囊为椭圆形，大小为（9～11）μm×（7～12）μm，内含4个腊肠形的子孢子和1个残留体；未成熟卵囊内只含有一团原生质或1个圆形细胞（图2-28）。纳塔尔等孢球虫卵囊稍大，其形态特点与贝氏等孢球虫相似。

【生活史】 成熟卵囊为感染期，随污染的食物或饮水进入宿主体内后，囊内子孢子在小肠逸出并侵入肠上皮细胞发育为滋养体，裂体增殖后，成熟的裂殖体释出裂殖子，又侵入

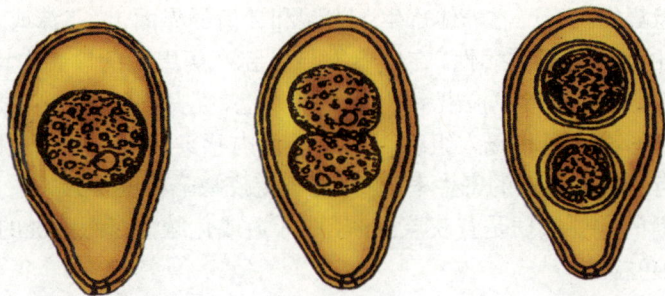

图 2-28　贝氏等孢球虫卵囊发育各期（模式图）

附近的肠上皮细胞继续进行裂体增殖或形成雌、雄配子体。经减数分裂形成雌、雄配子，两者结合成为合子，进一步发育为卵囊；卵囊落入肠腔随粪便排出体外，在体外经 48 小时发育为成熟卵囊。

【致病】　贝氏等孢球虫感染后可无明显症状，也可出现严重临床症状，感染严重程度与宿主免疫状态有关。患者常出现胃肠道不适或慢性腹泻、腹痛、畏食、倦怠等症状，有时可引起发热、持续数月至数年的腹泻，甚至可引起死亡。在患者处于恢复期时仍可持续排出卵囊。组织病理表现为肠绒毛变平、变短、融合、萎缩、隐窝增生肥大，肠上皮细胞增生等。

【诊断】　本病的病原诊断主要依靠粪便中检测卵囊，包括直接涂片或浓集后涂片。由于卵囊较小，无色透明，容易漏检。用抗酸染色法可使卵囊壁轮廓清晰、囊内孢子囊染为红色。必要时可进行肠检胶囊法或十二指肠活组织检查诊断本病。

【流行】　贝氏等孢球虫病呈世界性范围分布，但多见于热带与亚热带。在艾滋病人群与男性同性恋人群中发病率较高；我国也陆续有病例报道。由于该虫除寄生于人体外，也广泛寄生于其他哺乳类、鸟类和爬行类动物肠道内，容易造成对环境的污染。

【防治】　预防本病要以注意饮食卫生为主，治疗可选乙胺嘧啶和磺胺嘧啶，甲氧苄啶和磺胺甲噁唑对免疫抑制患者的慢性感染有治疗效果。

三、齿龈内阿米巴

齿龈内阿米巴（*Entamoeba gingivalis*）是人和许多其他哺乳动物口腔齿龈部共栖原虫。

【形态】　齿龈内阿米巴生活史中仅有滋养体期。滋养体直径为 10～20μm，伪足明显，内外质分界清，运动活泼；食物泡内常含有细菌和白细胞、偶有红细胞；胞质中常含有一个细胞核，核仁居中而明显，核膜内缘含有大小均匀、排列整齐的核周染粒（图 2-29）。

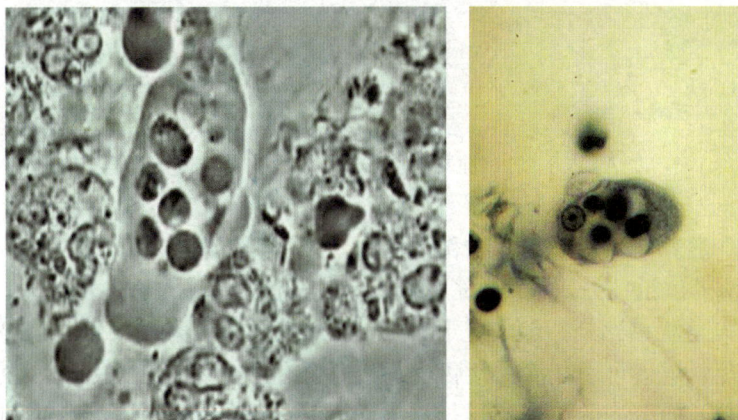

图 2-29　齿龈内阿米巴原虫滋养体

【生活史】 齿龈内阿米巴滋养体寄生于齿龈和牙齿的界面,经飞沫或直接接触传播。

【致病】 该虫通常为非致病性,在健康人与口腔疾病患者的口腔中均可查见,但在牙周病、牙周炎等口腔疾病患者中检出率可达 50% 以上,尤其在细菌性齿龈的病灶中虫体量较多,但病理切片不曾发现其侵入组织。偶有子宫内感染的报告,但仅限于细菌感染时。在艾滋病患者中齿龈内阿米巴的寄生率较高,但与免疫缺陷程度并无关系。

【诊断】 诊断的主要依据是查获该虫体,取牙垢或化脓性齿龈病灶的脓液生理盐水直接涂片,亦可作染色检查。

【流行】 齿龈内阿米巴呈世界性分布。据 1992 有关资料,我国平均感染率为 47.25%,其中健康人群的感染率为 38.88%。口腔门诊患者平均感染率为 56.90%。除人类外,在多种哺乳动物如犬、猫等口腔齿龈部也有该虫体感染。

【防治】 防止与犬、猫等宠物的亲昵,保持良好的口腔卫生,是防治该虫感染的有效措施。常用治疗药物为甲硝唑。

四、人毛滴虫

人毛滴虫(*Tichomonas hominis*)寄生于人体盲肠和结肠。

【形态】 人毛滴虫生活史仅有滋养体期,无包囊。滋养体呈梨形,形似阴道毛滴虫。大小为 7.7μm×5.5μm。有 4 根前鞭毛和 1 根后鞭毛,后鞭毛与波动膜外缘相连,并游离于尾端。波动膜与虫体等长,波动膜的内侧借助一弯曲、薄杆状的肋与虫体相连,肋与波动膜等长。波动膜在虫体运动时起旋转作用,前鞭毛的摆动起推进作用,虫体运动时急速而无方向性。虫体的前端、近前鞭毛的起始部位有一个细胞核,核内染色质分布不匀。一根纤细的轴柱(axostyle)前后纵贯虫体,并向后伸出体外。胞质内含有食物泡和细菌(图 2-30)。

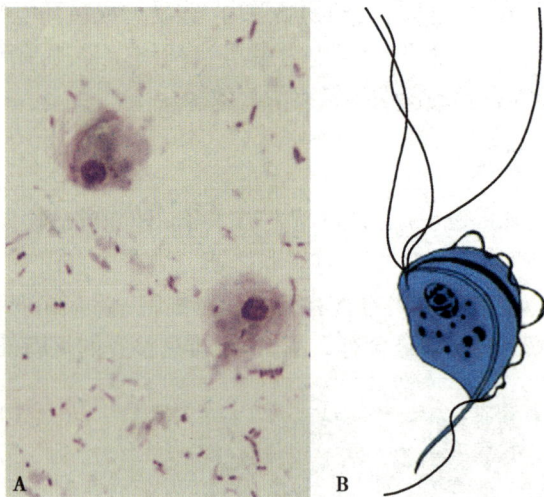

图 2-30 人毛滴虫
A. 人毛滴虫(涂片染色);B. 人毛滴虫(模式图)。

【生活史】 滋养体随污染的食物和饮水进入人体,在肠腔内以纵二分裂法繁殖。随粪便排到外界的滋养体抵抗力较强,并对人体具有感染能力。

【致病】 人毛滴虫感染一般情况下无症状,有些研究认为该虫可以引起腹泻,尤其对婴儿和免疫功能低下者可引起滴虫性肠炎等。但也有研究认为腹泻并非该虫所致,系腹泻与本虫感染相伴。研究表明该虫对幼儿及儿童可单独致病,而在成人多与病原菌协同致病或因机体抵抗力降低而致病。

【诊断】 可采用粪便生理盐水直接涂片法或培养法进行病原学检查而确诊。直接涂片中可见滋养体快速运动、摆动的波动膜和鞭毛。为提高检出率，待检粪便应新鲜、保温。当虫体量少、诊断有困难时，可使用 Boeck & Drbohlav 培养基或溶组织内阿米巴培养基做人工培养。

【流行】 人毛滴虫呈世界性分布，以热带和亚热带较常见。我国感染率为 0.2%～9.4%，各地感染率不等，以儿童居多。该虫主要通过粪 - 口途径进行传播，也可经蝇类机械性传播。

【防治】 加强粪便和饮水的管理、消灭苍蝇可有效防治人毛滴虫的传播。常用治疗药物为甲硝唑，中药雷丸也有良好效果。

本章小结

消化道寄生虫多数经口感染，或经皮肤感染。消化道寄生蠕虫包括线虫、吸虫、绦虫和棘头虫；原虫包括阿米巴、鞭毛虫和纤毛虫等。消化道寄生虫的致病以胃肠道为主，或致营养不良，但当累及全身其他脏器（如肝、肺、脑、眼等）时，患者也可出现相应症状。由于消化道寄生虫种类多，形态和生活史各异，因此临床诊断应结合临床表现和虫体的诊断虫期，确定不同的检测方法，也可采用若干方法组合检查以提高检出率。消化道寄生虫的检查多采用先肉眼观察粪便标本，后直接涂片，必要时采用各种浓集法和染色法检查。对于蛲虫的检查，则需要检查肛周皮肤是否有虫卵，或在肛周及粪便中检查成虫。在对肠道原虫的检查时，应注意标本新鲜、及时送检及保温，便于鉴别滋养体。粪便检查时应注意将蠕虫的虫卵和幼虫、原虫的包囊和滋养体与粪渣、霉菌孢子或植物花粉相鉴别，以免误诊。

（刘丽梅）

第三章 肝脏与胆管寄生虫

通过本章学习,您将能够回答下列问题:

1. 常见的肝脏和胆管内的寄生虫有哪些?
2. 根据肝吸虫的寄生部位如何设计病原诊断方法? 肝吸虫虫卵形态有何特征?
3. 棘球蚴的结构组成是什么? 对人体造成哪些危害?
4. 如何诊断人体棘球蚴病?
5. 多房棘球绦虫与细粒棘球绦虫在形态和生活史上有何区别?
6. 肝脏和胆管寄生虫的病原学检查方法有哪些? 分别适用于哪些寄生虫的检查?

寄生于人体肝脏与胆管内的寄生虫包括肝毛细线虫、华支睾吸虫、肝片形吸虫、细粒棘球绦虫和多房棘球绦虫的幼虫等。这些寄生虫有的可在肝内移行,造成肝组织破坏,引起炎症反应、纤维组织增生及形成虫卵肉芽肿等。如肝毛细线虫成虫寄生于肝脏,产卵于肝实质中,虫卵沉积可致肝组织灶性坏死,继而形成肉芽肿。有的寄生虫的分泌代谢产物可引起肝脏及胆管甚至全身免疫病理反应,如华支睾吸虫成虫寄生于人肝胆管内,其分泌代谢产物可导致胆管内壁上皮细胞脱落、增生,胆管壁增生而变厚,管腔狭窄等。有的寄生虫可直接造成肝脏的挤压、肝胆管堵塞、胆汁淤滞等,如多房棘球绦虫的泡球蚴在肝实质内呈弥漫性出芽生殖,不断产生新囊泡,逐渐波及整个肝脏,直接侵蚀和破坏受累的肝组织,形成巨块型泡球蚴,其中心缺血坏死、崩解液化后形成空腔或钙化,引起人泡球蚴病。这些寄生虫病在临床上主要表现为肝脾大、肝门静脉高压和阻塞、腹痛、黄疸等,晚期则出现肝硬化、巨脾、腹水及上消化道出血等。除上述寄生于人体肝脏和胆管内的寄生虫外,能引起肝胆疾病的寄生虫还有数十种,如溶组织内阿米巴、隐孢子虫、日本血吸虫和粪类圆线虫等。

第一节 肝毛细线虫

肝毛细线虫(*Capillaria hepatica*)主要寄生于鼠类等多种哺乳动物,偶尔感染人体。成虫寄生于肝脏,引起肝毛细线虫病(hepatic capillariasis)。

【形态】 成虫圆柱状,较鞭虫纤细。雌虫长53~78mm,食管约为体长1/3,食管末端处的宽度为0.11~0.20mm,尾端呈钝锥形,在食管稍后方有膜状隆起的生殖孔。雄虫长24~37mm,宽0.07~0.10mm,食管约为体长的1/2,尾端有一个纤细的交合刺包裹在交合刺鞘内。虫卵形态与鞭虫卵相似,但稍大,大小为(51~68)μm×(27~35)μm,椭圆形,卵壳厚,分两层,外层有明显的凹窝,两层之间有许多放射状纹。虫卵两端各有1个透明塞状物,但不凸出于外层,内含1个未分裂的卵细胞。

【生活史】 成虫寄生于肝脏,产卵于肝实质中(图3-1)。虫卵沉积在肝组织中不发育,直至宿主死亡。宿主的肝组织被其他动物食入,肝组织被消化,虫卵释出,虫卵随粪便排出体外,污染环境;或宿主死亡后尸体腐烂,虫卵释出而污染土壤。虫卵在土壤中合适的温度、湿度下发育为含胚胎的感染性虫卵,宿主食入被感染性虫卵污染的食物或饮水而感染。

虫卵进入宿主体内于盲肠中孵化，孵出的幼虫钻入肠黏膜，经肠系膜静脉、门静脉到达肝脏。雄虫寿命约40天，雌虫约59天。肝毛细线虫也可异位寄生于宿主其他组织器官。

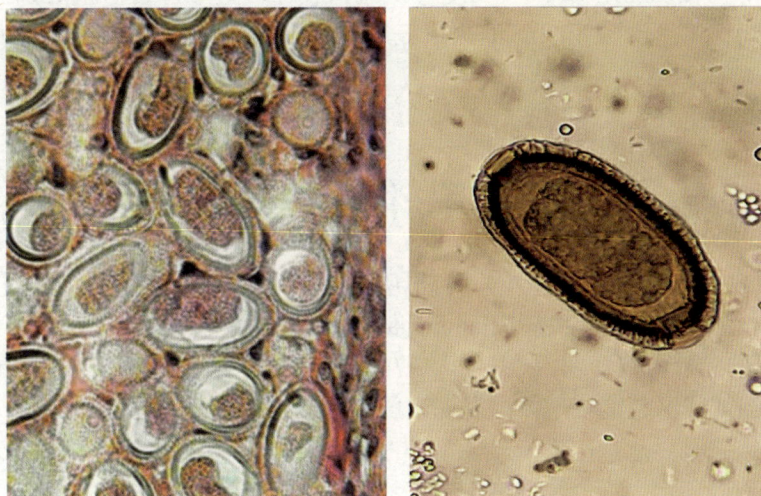

图 3-1　肝毛细线虫（肝组织内的虫卵）

【致病】　成虫寄生于肝脏，产卵于肝组织中，虫卵沉积形成虫卵肉芽肿和脓肿样病变。肝脏病理组织学变化呈灶性坏死，肝表面可见许多点状珍珠样白色颗粒或灰色小结节。脓肿中心由成虫、虫卵和坏死组织组成，虫体可完整或崩解，虫体和虫卵周围有炎性细胞浸润。肉芽肿单个扩展或互相融合。成虫在肝组织内移行的过程中也可形成管状肉芽肿。

轻度感染者无明显的临床症状；中、重度感染者起病较急，可表现为发热、肝脾大、嗜酸性粒细胞增多、白细胞总数增多、高丙种球蛋白血症和低血红蛋白性贫血。体温可达39～41℃。肺部 X 线显示支气管和肺门阴影增加及肺炎病灶。患者以儿童多见，有畏食、恶心、呕吐、营养不良表现，严重者可表现为嗜睡、脱水等，甚至死亡。此外，若肝毛细线虫侵袭肝脏以外的其他器官，如肺和肠道，患者则表现为咳嗽及少量痰，或便秘、腹泻、粪便带血等。

肝毛细线虫病的临床症状与犬弓首线虫所引起的内脏幼虫移行症、嗜酸性粒细胞性白血病、嗜酸性粒细胞性肉芽肿、Loeffler 综合征、热带嗜酸性粒细胞增多症和阿米巴肝脓肿等均有相似之处，须注意鉴别。

【诊断】　确诊肝毛细线虫病较为困难。由于成虫寄生并产卵于肝组织中，肝组织内沉积大量虫卵，因此肝组织活检病原体是最可靠的诊断方法。另外，食入含肝毛细线虫卵的动物肝脏，虫卵通过消化道随粪便排出，可在粪便中查见虫卵。患者血清中可存在抗体，伴有嗜酸性粒细胞显著增多等，因此免疫学检查具有重要的参考价值，检测方法包括间接免疫荧光技术（IFT）、间接血凝试验（IHA）等。此外患者肝区不适、肝大、肝脏嗜酸性粒细胞增多性肉芽肿病灶等对诊断亦均具有参考意义。

【流行】　肝毛细线虫病是一种人兽共患寄生虫病。目前已知鼠类、河狸、犬、猴、黑猩猩、野猪、猫、野兔等20多种动物均有自然感染。在动物之间的广泛传播是由于动物的相互蚕食，虫卵在动物之间相互传播，或虫卵释出污染环境等形成自然疫源地。人类感染以儿童为多见，患儿多有异嗜症，成人感染者则多为精神失常者。感染与社会经济状况落后、个人卫生及饮食卫生差、居住条件简陋、屋内有鼠类活动等有关。虫卵在外界发育需要适宜的温度、湿度及足够的氧气。虫卵对环境有很强的抵抗力，在湿润的鼠粪和肝碎片中能够发育。肝毛细线虫病广泛流行于世界各地。据文献记载，迄今全世界确诊的肝毛细线虫病患者共 72 例，中国仅发现 5 例人体感染，广东、河南、福建、宁夏和山东各 1 例。尽管世界范围内肝毛细线虫病的病例不多,但大多数引起严重后果,故应予以注意。

【防治】 人体感染与鼠类感染密切相关,预防的关键是搞好居住环境卫生、提倡灭鼠和防止鼠类骚扰。教育儿童养成良好的卫生习惯,讲究饮食卫生,避免生吃保虫宿主的肝脏等。

治疗药物推荐使用甲苯咪唑。有报道应用泼尼松、双碘硝酚和酒石酸噻嘧啶也有很好的疗效。

第二节　华支睾吸虫

华支睾吸虫(*Clonorchis sinensis*)又称肝吸虫(liver fluke)。成虫寄生于人和多种哺乳动物的肝胆管内,引起华支睾吸虫病(clonorchiasis),又称肝吸虫病。该虫于 1874 年首次在印度一华侨尸体的胆管内被发现,故得名。1975 年在我国湖北省江陵西汉古尸体内找到该虫卵,继之又在当地战国楚墓古尸体内发现该虫卵,由此证明该虫在我国存在至少已有 2 300 多年的历史。

【形态】

1. 成虫 外形呈葵花子状,半透明,柔软,体表无棘,活时略呈淡红色,死后或经固定后为灰白色。虫体狭长,背腹扁平,前端略窄,后端钝圆。长约 10～25mm,宽约 3～5mm。口吸盘大于腹吸盘,位于虫体前端,腹吸盘位于虫体腹面的前 1/5 处。消化道简单,口在口吸盘内,咽呈球形,食管短,后接肠支。肠支分 2 支,沿虫体两侧向后延伸直达后端,末端为盲端,不汇合。排泄囊似长袋状,略弯曲,前端达受精囊处,并向两侧发出 2 支集合管。肝吸虫生殖系统为雌雄同体。雄性生殖器官有睾丸 2 个,呈分支状,前后排列在虫体后 1/3 处。雌性生殖器官有卵巢 1 个,细小呈分叶状,位于睾丸之前。受精囊椭圆形,位于睾丸与卵巢之间。子宫在卵巢与腹吸盘之间,自卵模开始盘绕向前,与射精管共同开口于腹吸盘前缘的生殖腔。卵黄腺为颗粒状,分布于虫体中段的两侧,自腹吸盘水平起,向后延伸至受精囊水平止(图 3-2)。

2. 虫卵 虫卵形似芝麻,黄褐色,大小为(27～35)μm×(12～20)μm。一端较窄且有卵盖,稍隆起,盖周围卵壳增厚突起形成肩峰;另一端钝圆,有一似结节状小突起,称小疣。虫卵从粪便中排出时卵内已含有毛蚴(图 3-2)。

3. 囊蚴 呈椭圆形,平均大小为 0.138mm×0.150mm。囊壁有两层,外壁较厚,内壁较薄,幼虫迁曲于囊内,不断做旋转运动。幼虫的口吸盘、腹吸盘、排泄囊明显可见,排泄囊呈椭圆形或类三角形,内含黑褐色折光性颗粒(图 3-2)。

【生活史】 华支睾吸虫生活史主要包括成虫、虫卵、毛蚴、胞蚴、雷蚴、尾蚴和囊蚴多个阶段(图 3-3)。成虫寄生在人或哺乳动物(犬、猫等)的肝胆管内。成虫产出的虫卵随胆汁进入消化道,随粪便排出。虫卵入水被第一中间宿主淡水螺吞食后,在其消化道内孵出毛蚴,穿过肠壁形成胞蚴,再经胚细胞分裂形成雷蚴,每个雷蚴进一步发育为许多尾蚴。成熟尾蚴从螺体逸出,在水中遇到第二中间宿主淡水鱼、虾类,钻入其肌肉组织中,经 30～40 天发育为囊蚴。

囊蚴为华支睾吸虫的感染阶段,终宿主哺乳动物或人因食入含有活囊蚴的淡水鱼等而感染。囊蚴经食管、胃、十二指肠、胆总管进入肝胆管发育为成虫。囊蚴在消化道内经胃蛋白酶和胰蛋白酶的作用,囊内虫体逸出,经胆管壶腹,逆胆汁流动方向移行,经胆总管到达肝胆管内发育为童虫,童虫遂发育为成虫。从食入囊蚴至粪便中出现虫卵约需 1 个月,犬、猫需 20～30 天,鼠平均需 21 天。肝吸虫每日产卵 1 600～4 000 个,平均为 2 400 个左右。成虫寿命一般为 20～30 年。

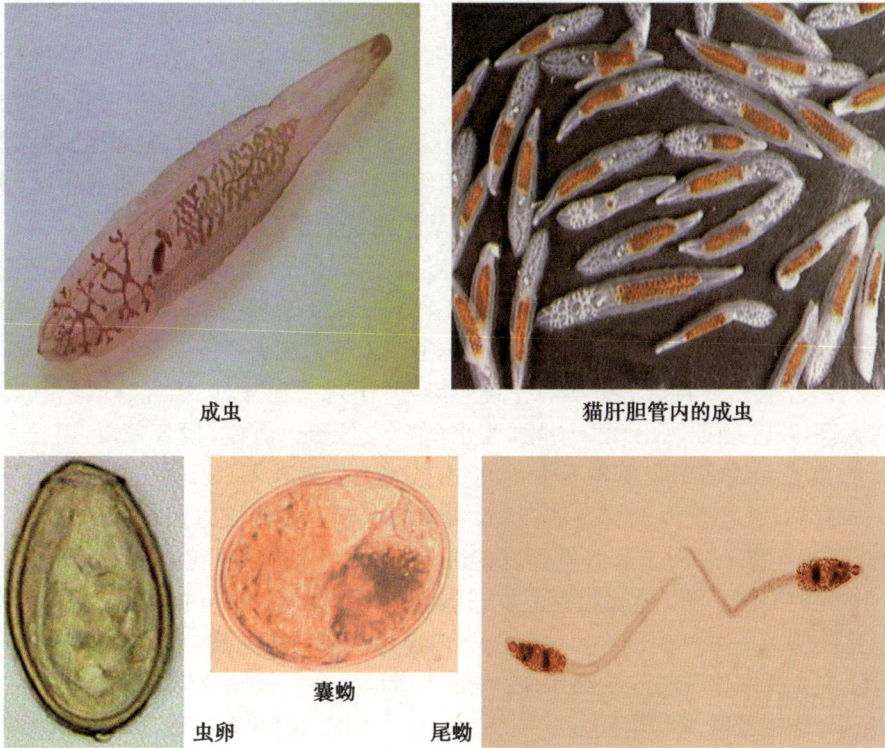

成虫   猫肝胆管内的成虫

囊蚴

虫卵   尾蚴

图 3-2 华支睾吸虫生活史主要阶段形态

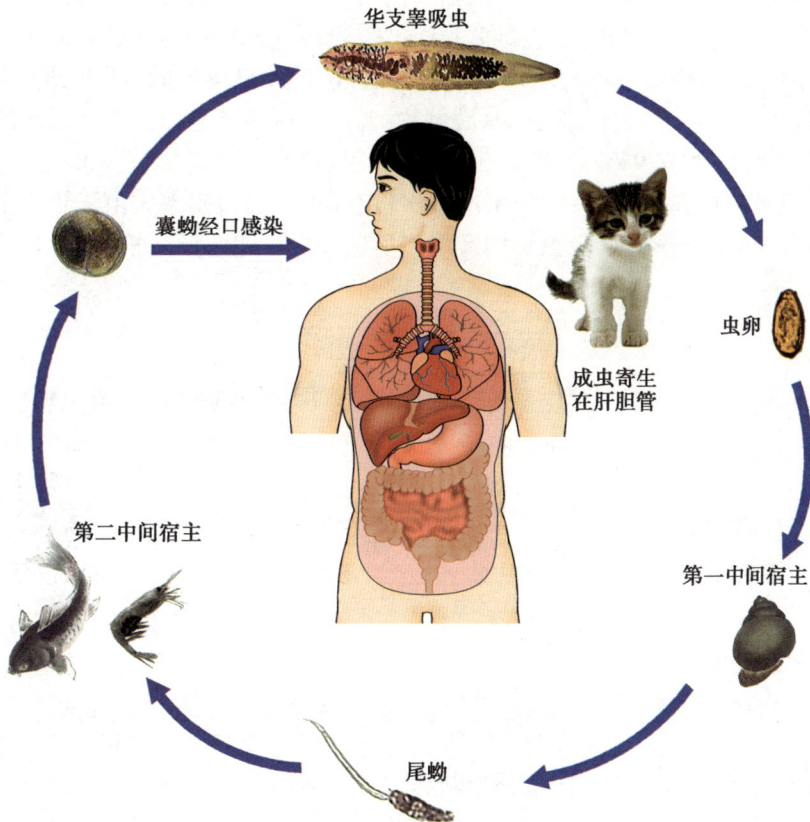

华支睾吸虫

囊蚴经口感染

虫卵

成虫寄生在肝胆管

第二中间宿主

第一中间宿主

尾蚴

图 3-3 华支睾吸虫生活史

【致病】 华支睾吸虫成虫主要寄生在肝胆管内,在胆总管、胆囊及胰腺管内亦可发现。病理变化主要由成虫吸附于管壁的机械刺激和虫体的机械堵塞作用,虫体的排泄物、分泌物及代谢产物的化学刺激所引起。病变多见于肝内的次级胆管。胆管由于虫体阻塞,可出现胆汁淤积、发生阻塞性黄疸,胆小管发生囊状或圆柱状扩张,管壁上皮细胞脱落、增生,胆管壁增厚,管腔变窄。由于肝胆管周围结缔组织增生,还可引起邻近肝细胞坏死、萎缩、脂肪变,甚至纤维化。若合并细菌感染,则导致胆管炎或胆囊炎。

病情轻重主要取决于感染程度、宿主的生理状态和营养状况以及重复感染情况。绝大多数患者为轻度感染,常无或仅有轻微的临床表现,如上腹饱胀,偶尔腹泻等。中度感染者,常表现为腹胀、腹痛、食欲减退、肝区隐痛、肝大、乏力或头晕等,甚至出现消化不良、经常性腹泻、脾大,偶尔导致侏儒症等。重度感染者,早期出现发热、神经衰弱、营养不良、黄疸及肝脾大等症状,晚期可出现肝硬化、腹水、贫血、低蛋白血症、发育障碍,甚至死亡。虽然轻、中、重度患者的临床表现各不相同,但多数患者都有肝大。肝吸虫病常会伴随严重的并发症。如虫卵、死亡虫体及其裂解产物、脱落的胆管上皮细胞以及坏死组织等可能构成结石核心,诱发胆结石;由于肝脏解毒功能减退,肝实质细胞易脂肪变性、萎缩坏死,继发肝硬化;肝吸虫感染还可以引起胆管上皮细胞增生而致胆管癌;若虫体偶尔侵入胰腺管内,可引起急性胰腺炎。罕见病例还可表现为类白血病反应或糖尿病。本病病程缓慢,反复严重感染可发展为肝硬化及门静脉高压症;儿童患者可出现生长发育障碍,甚至侏儒症。

【诊断】 华支睾吸虫病早期症状不明显,主要表现为消化系统的症状。患者多有不同程度的肝脾大,常以肝左叶肿大较为明显,应与肝炎,急、慢性胆囊炎,胃、十二指肠溃疡等疾病相鉴别。通过询问病史,了解患者是否来自流行区,有无生/半生食鱼的经历等,并结合实验室检查,即可明确诊断。

1. **病原学检查** 从患者粪便或十二指肠液内查见虫卵是主要的确诊依据。一般在感染后 1 个月就可从上述标本内找到虫卵。病原学检查方法很多,常用的有粪便直接涂片法和浓集法。因华支睾吸虫虫卵较小,粪便直接涂片法的检出率较低,所以粪检常采用浓集法,以提高检出率,其中改良加藤法、水洗倒置沉淀法、醛醚离心沉淀法及汞碘醛离心沉淀法的检出率均较高,约在 90% 以上。而十二指肠引流物的检出率接近 100%。在对疑似华支睾吸虫病患者进行粪便检查时,应采取多次检查,以提高检出率。由于华支睾吸虫虫卵与猫后睾吸虫虫卵、异形异形吸虫虫卵及横川后殖吸虫虫卵的形态相似,粪检时应加以鉴别(表 3-1)。

表 3-1 华支睾吸虫虫卵与其他小型吸虫虫卵的形态比较

鉴别要点	华支睾吸虫虫卵	猫后睾吸虫虫卵	异形异形吸虫虫卵	横川后殖吸虫虫卵
大小	$29\mu m \times 7\mu m$	$28\mu m \times 13\mu m$	$(28\sim30)\mu m \times (15\sim17)\mu m$	$(26.5\sim28.0)\mu m \times (15.5\sim17.0)\mu m$
形状	似芝麻粒	稍狭长	卵圆形	梨形或卵圆形
卵盖	隆起较明显	隆起较明显	隆起不明显	隆起不明显
肩峰	明显	不明显	不明显	不明显
卵末端突起	有,明显	有,明显	偶见	不明显
卵内毛蚴	不对称	不对称	对称	对称

2. **免疫学检查** 目前在临床辅助诊断和流行病学调查中,免疫学方法已被广泛应用,不仅可提高效率,而且还便于动态观察。常用的方法包括间接血凝试验(IHA)、间接免疫荧光技术(IFT)和酶联免疫吸附试验(ELISA)等。

3. 影像学检查 影像学检查常用的方法有 B 超和 CT,有助于华支睾吸虫病的临床诊断。B 超检查可见肝内胆管壁增厚、粗糙、回声增强,肝内胆管呈现轻度扩张或弥漫性扩张,胆管结石或局部可见钙化点。肝内回声增粗、增强,分布不均匀。CT 检查可见肝内胆管从肝门向四周呈管状扩张,肝外胆管无明显扩张;被膜下小胆管呈囊样扩张,以肝周边分布为主,管径大小相近。少数病例胆囊内可见不规则组织块影。目前认为 CT 是本病较好的影像学检查方法。

【流行】

1. 分布 华支睾吸虫病主要分布在亚洲,如中国、日本、朝鲜和东南亚国家。中国除青海、宁夏、内蒙古及西藏等地尚未报道外,其余各个省、自治区、直辖市均有不同程度的流行。根据第二次全国人体重要寄生虫病现状调查报告显示,流行区华支睾吸虫感染率为 2.40%,推算流行区感染人数为 1 249 万人。其流行区的感染率比 1990 年首次全国调查上升了 75%。根据第三次全国人体重要寄生虫病现状调查结果估计,全国仍然有近 600 万感染者,大部分集中于我国华南地区的广东、广西和东北地区的黑龙江、吉林等省(自治区)。

2. 流行因素

(1)传染源:华支睾吸虫病为人兽共患寄生虫病,猫、犬、猪、狐狸、野猫、獾、水獭、貂鼠、黄鼠及其他哺乳动物均为华支睾吸虫的保虫宿主。患者、带虫者和保虫宿主均可作为传染源。在流行区,由于保虫宿主种类多、分布广、数量多、粪便对环境污染严重,因此其在流行病学上具有重要的意义。

(2)传播途径:华支睾吸虫的第一中间宿主淡水螺分布广泛,常与第二中间宿主淡水鱼共同滋生在同一水域。现已知可作为该虫第一中间宿主的淡水螺类有 8 种,作为第二中间宿主的淡水鱼有 68 种,主要为鲤科鱼类,如白鲩(草鱼)、黑鲩鲸(青鱼)、鳊鱼、鳙鱼(大头鱼)、土鲮鱼和鲤鱼等。在某些流行区,小型野生鱼类如麦穗鱼等感染率很高。在湖北调查发现流行区每克麦穗鱼的鱼肉中囊蚴多达 6 584 个。

(3)易感人群:华支睾吸虫病无性别、年龄和种族之分,人群普遍易感。流行的关键因素是当地人群是否有生/半生食鱼虾的习惯。部分流行区居民喜食"鱼生"或"鱼生粥";或有喜食未烤熟小鱼的嗜好;或有以生小鱼佐酒的习俗;有些流行区捕鱼者习惯用口叼鱼、居民抓鱼后不洗手、炊事用具和器皿生熟不分等。由于华支睾吸虫囊蚴的抵抗力较强,如在醋中可存活 2 小时,在酱油中能存活 5 小时,1mm 厚鱼肉在水温 60℃时需经 15 秒囊蚴才能被杀死,因此若烹煮不当,易致感染。此外,流行区的居民用新鲜粪便施肥,或将厕所建在鱼塘上以新鲜粪便养鱼等,也是华支睾吸虫病流行的重要原因之一。

【防治】 预防华支睾吸虫病的措施主要包括加强粪便管理,防止食入活囊蚴是防治本病的关键。做好宣传教育,加强鱼类等食品的卫生检疫工作。目前,治疗华支睾吸虫病的常用药物为吡喹酮和阿苯达唑。

第三节 肝片形吸虫

肝片形吸虫(*Fasciola hepatica*)亦称肝片吸虫,是寄生在哺乳动物胆管内的大型吸虫,主要侵袭牛、羊等草食类家畜,偶尔寄生于人,引起肝片形吸虫病(fascioliasis hepatica),是一种人兽共患寄生虫病。

【形态】 肝片形吸虫的形态及生活史与姜片虫相似。

1. 成虫 虫体较大而肥厚,背腹扁平,呈生姜片状,体前部比后部略宽,活时肉红色,死后或固定后为灰白色,长约 30mm,宽约 13mm,雌雄同体。虫体前端有明显突出部,称头锥。体表密布细小皮棘；口吸盘较小，位于头锥前端；腹吸盘稍大，位于头锥后方，两吸盘之间有生殖孔。消化系统由口、咽、食管及肠支组成。肠支有很多小分支，呈树枝状。睾丸2个，较大且高度分支，前后排列在虫体中部。卵巢1个，较小且分支较细，位于睾丸前侧、腹吸盘后方的右侧。子宫呈袋状、较短，盘曲在卵巢与腹吸盘之间，内充满褐色的虫卵。

2. 虫卵　虫卵呈长椭圆形，淡黄褐色，大小为（130～150）μm×（63～90）μm。卵壳薄，分两层。卵一端有一小盖，卵内含1个卵细胞和许多卵黄细胞，但卵细胞常不易见到。此卵与姜片虫卵类似，注意鉴别。

【生活史】　成虫寄生在终宿主（主要为牛、羊和其他哺乳动物）的肝胆管内，产出的虫卵随胆汁流入肠腔，随粪便排出，在22～26℃经9～14天发育为含毛蚴卵。虫卵入水后，在适宜条件下孵出毛蚴。毛蚴侵入中间宿主椎实螺体内（在我国，以截口土蜗最为重要），经胞蚴、母雷蚴、子雷蚴和尾蚴几个阶段发育繁殖，约5周后形成许多成熟尾蚴，自螺体逸出，附着于水生植物或其他物体上形成囊蚴。终宿主因食入囊蚴而感染。囊蚴进入宿主小肠后在消化液、胆盐、氧化还原电位的改变等多种因素的作用下脱囊成后尾蚴，后尾蚴逸出后穿过肠壁进入腹腔，钻破肝被膜，侵入肝实质，在肝组织中游走，以肝组织为食，数周后再移行至肝胆管内，约经4周发育为成虫。完成一个生活史周期大约需11周（图3-4）。每条成虫每日可产卵约20 000个。成虫在人体存活的时间可长达12年。

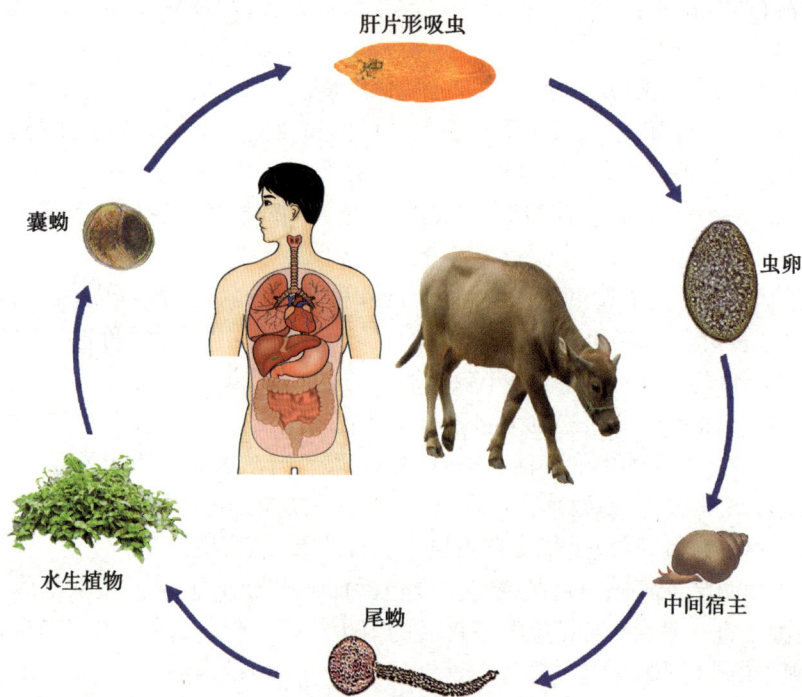

图3-4　肝片形吸虫生活史

【致病】　肝片形吸虫的后尾蚴、童虫和成虫均具致病性。后尾蚴和童虫经小肠、腹腔和肝实质向肝胆管内移行过程中，可造成机械性损伤及代谢产物的化学刺激，引起肠壁灶性出血和广泛的损伤性肝炎，童虫还可损伤血管，导致肝实质梗死。在急性期，可突发高热、肝大、贫血和嗜酸性粒细胞明显增高，并常伴有胀气、呕吐、腹痛、腹泻或便秘等消化系统症状；在慢性期，成虫寄生在胆管内，可引起胆管炎、胆囊炎、胆管上皮增生和胆管阻塞，出现低白蛋白血症和高丙种球蛋白血症。主要临床表现为乏力、右上腹疼痛或胆绞痛、恶心、厌油腻、贫血、黄疸和肝大等。在晚期常出现贫血。有时虫体在向肝胆管内移行过程中，因部分童虫滞留在腹膜、腹腔、腹壁肌肉、肺、脑、眼眶、膀胱及皮下等处，形成异位寄生,表现为相应的临床症状。某些流行区的居民有生食牛肝、羊肝的习惯,虫体也可寄生在咽部,引起咽部肝片形吸虫病。

【诊断】

1. 病原学检查 从患者粪便或十二指肠液内查见虫卵为确诊依据,其检查方法均与肝吸虫病的诊断方法相同,但轻度感染者因虫卵较少,容易漏诊。肝片形吸虫卵与姜片虫卵、棘口吸虫卵相似,应注意鉴别。

2. 免疫学检查 一般在感染后两周左右即可检出。常以纯化的成虫抗原或排泄分泌物抗原作皮内试验、对流免疫电泳、酶联免疫吸附试验(ELISA)、间接血凝试验(IHA)和间接免疫荧光技术(IFT)等,检测患者血清中的特异抗体,均有较好的辅助诊断价值。由于肝片形吸虫与其他吸虫有较多的共同抗原成分,难免发生交叉反应,因此其阳性结果应结合其他检查和临床分析。

3. 影像学检查 B超可显示不同程度肝大、肝实质不均匀、肝胆管扩张、胆囊壁肥厚,有时可见胆道内肝片形吸虫呈0.3～0.5cm圆形阴影。

【流行】 肝片吸虫病呈世界性分布,主要分布于欧洲、亚洲、非洲及拉丁美洲等地区的40多个国家,呈散发性,偶有流行。我国肝片形吸虫病散发于甘肃、辽宁、广东等15个省、自治区、直辖市。

肝片形吸虫寄生的宿主广泛,绵羊是本病最重要的终宿主,也是主要的传染源。本病主要在动物间流行,人为偶然宿主,感染多因生食水生植物(如水芹)、饮生水、生/半生食牛或羊肝脏,童虫进入体内。

【防治】 预防人体肝片形吸虫病的主要措施,包括搞好卫生宣传教育,改善饮食习惯,注意饮食卫生,不生食水生植物,不饮生水,不吃未熟牛、羊内脏等。治疗本病的药物主要有硫氯酚、吡喹酮和阿苯达唑等。

(韩甦)

第四节 细粒棘球绦虫

细粒棘球绦虫(*Echinococcus granulosus*)又称包生绦虫。成虫寄生在犬科、猫科等食肉类动物小肠内。幼虫又称棘球蚴或包虫,寄生于人体或家畜等多种食草动物的组织、器官内,导致棘球蚴病,又称囊型包虫病(cystic echinococcosis),是一种严重危害人类健康和畜牧业生产的人兽共患寄生虫病。

【形态】

1. 成虫 为绦虫中最小的虫种之一,大小为(2～7)mm×(0.5～0.6)mm。整个虫体由头节(头颈部)、幼节、成节和孕节各1节组成,偶或多1节。头节呈梨形,直径约0.3mm,上有顶突(rostellum)和4个吸盘。顶突有两圈小钩,共28～48个。颈部内含有生发细胞,再生力强。孕节最长,可超过虫体全长一半,内含虫卵200～800个(图3-5)。

2. 幼虫 即棘球蚴,又称包虫,为圆形或不规则囊状体,单发或多发,棘球蚴由囊壁和囊内容物组成。囊壁包括角皮层和生发层(germinal layer),囊内容物包括生发囊(brood capsule)、原头节(protoscolex)、子囊(daughter cyst)、孙囊(grand daughter cyst)和囊液(hydatid fluid)。囊壁外层为角皮层,由多层无细胞结构的膜状物组成,厚约1mm,乳白色,半透明,似粉皮状,脆弱易破裂;内层为生发层,又称胚层,紧靠角皮层,富含细胞核、少量肌纤维及一些石灰小体,厚10～15μm;胚层向囊内芽生出许多原头蚴、生发囊和子囊。原头蚴又称原头节,呈圆形或椭圆形,头节向内卷缩,顶突和吸盘凹入体内,保护小钩免受损害。生发

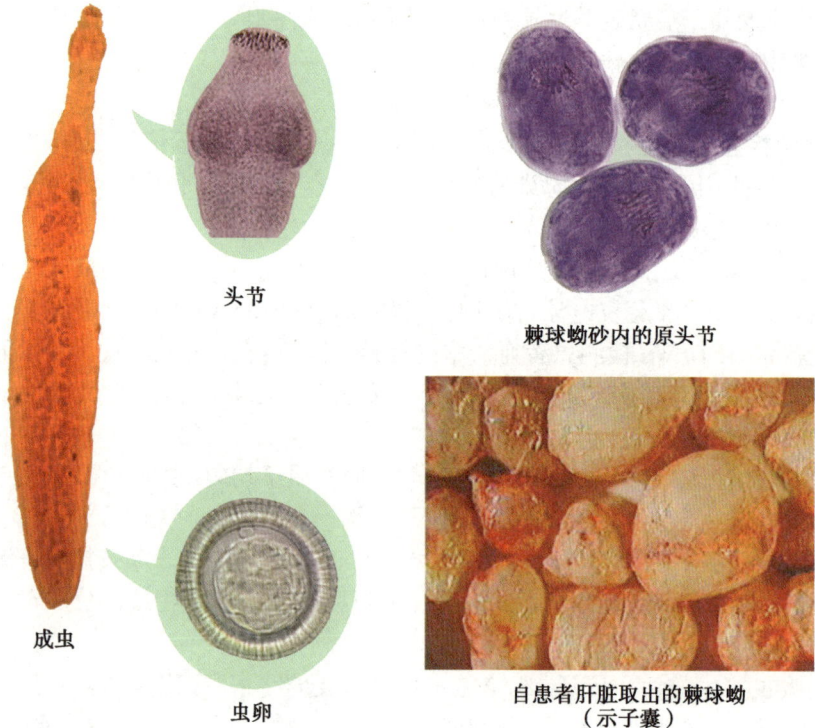

头节

棘球蚴砂内的原头节

成虫

虫卵

自患者肝脏取出的棘球蚴
（示子囊）

图 3-5　细粒棘球绦虫形态

囊又称育囊，囊壁仅有一个胚层，直径约 1mm，内含 5～40 个原头节。母囊的生发层可分泌出角皮层，形成与母囊结构相同的子囊，原头蚴或生发囊也可进一步发育为子囊。子囊内又可长出原头节、育囊，以及与子囊相同的孙囊。一个母囊内可形成数百万个原头蚴，一旦破裂即可在中间宿主体内播散而形成许多新的棘球蚴。棘球蚴有时可自母囊向外衍生，危害性更大。从囊壁上脱落的原头节、育囊、子囊均可悬浮于无色透明或微带黄色的棘球蚴囊液中，统称为棘球蚴砂（hydatid sand）。有的棘球蚴内无原头节和生发囊，称为不育囊。

3. 虫卵　与牛带绦虫和猪带绦虫卵相似，在光镜下难以区别。

【生活史】　犬、狐、狼等犬科动物是细粒棘球绦虫的终宿主，中间宿主是牛、羊、骆驼、马、猪等动物和人（图 3-6）。

成虫寄生在终宿主犬、狐、狼等犬科动物小肠内，以吸盘和顶突上的小钩固着在肠绒毛基部隐窝内，其孕节或孕节破裂后散出的虫卵随宿主粪便排出体外，污染牧草、水源及动物皮毛发等，若中间宿主羊、牛、猪等吞食虫卵或孕节，六钩蚴在肠内孵出，钻入肠壁随血流到达肝、肺等器官，经 3～5 个月发育成棘球蚴。含棘球蚴的牛、羊等动物的内脏被犬、狐、狼吞食后，囊内原头蚴散出，吸附在肠壁上，经 8 周左右发育为成虫。由于每个棘球蚴包含许多的原头蚴，每个原头蚴又可发育为 1 条成虫，故每条感染的犬、狐、狼肠内寄生的成虫可达成千上万条。成虫的寿命为 5～6 个月。若虫卵被人误食，就会导致人的棘球蚴病。

【致病】　棘球蚴对人体的危害一般以机械性损害为主。六钩蚴侵入肝脏后 12 小时，可引起病灶急性炎症反应和细胞浸润及增生，在此过程中部分六钩蚴被杀死，未被杀死的即形成纤维性外囊，逐渐发育成棘球蚴。一般在感染后半年直径为 0.5～1.0cm，以后每年增长 1～5cm，其生长速度和大小与寄生部位和寄生时间相关，直径可自数毫米至数十厘米。棘球蚴在人体常见的寄生部位依次为肝（65.5%）、肺（22%）和腹腔（10%），也可见于胸腔、脾、脑、肾、心脏、骨髓等其他组织。由于棘球蚴不断生长和发育，对周围组织和器官造成机械性压迫，引起受累组织细胞萎缩、坏死。因棘球蚴囊液具有很强的抗原性和过敏原性，若

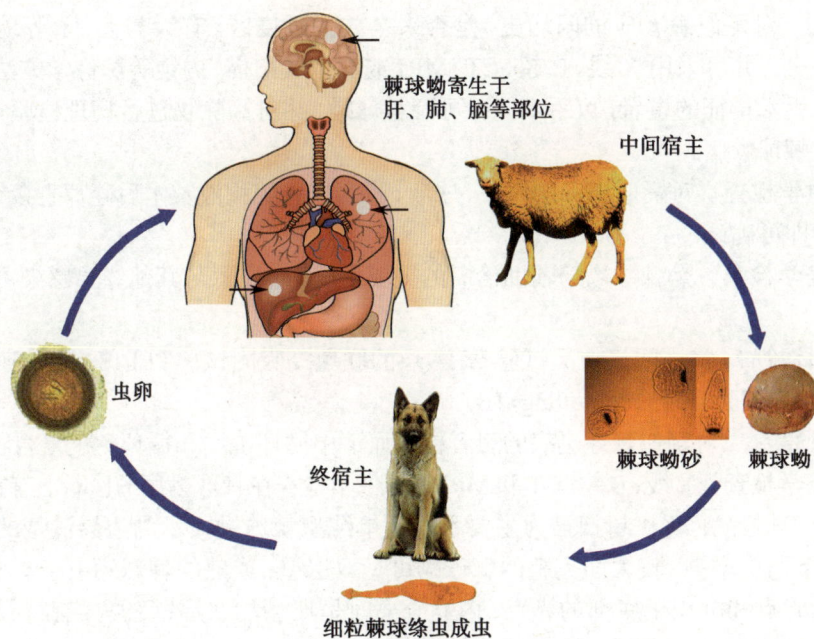

图 3-6 细粒棘球绦虫生活史

棘球蚴囊液渗出或溢出便会产生过敏反应,甚至发生过敏性休克;棘球蚴破裂后散出的棘球蚴砂可导致继发感染,因此禁忌以穿刺作为诊断措施。原发的棘球蚴一般为单个寄生,多发生于肝右叶(图3-7),继发感染常为多个,可同时累及多个器官。

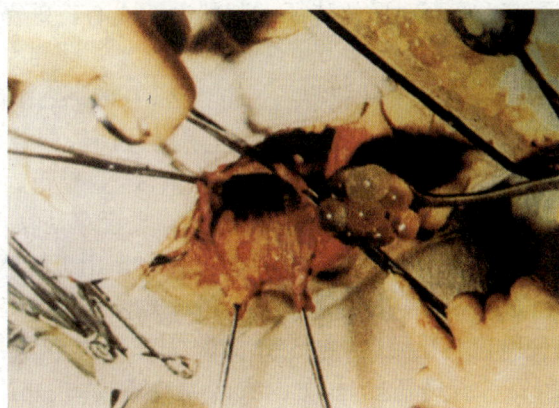

图 3-7 肝脏细粒棘球蚴(手术取出子囊)

棘球蚴病临床表现复杂,主要有以下表现。

1. 局部组织压痛和刺激症状 受累部位症状,如肝区疼痛、上腹饱胀感、消化不良、肝大等;压迫胆道可出现似胆囊炎症状,如黄疸、胆汁淤积、胆管闭塞、肿大似恶性肿瘤;压迫膈肌可出现呼吸困难、咳嗽、胸痛等症状。

2. 毒性和过敏反应 患者可出现食欲减退、贫血、消瘦、发育障碍、恶病质;常有荨麻疹、血管神经性水肿、嗜酸性粒细胞增多和过敏性休克等。

3. 并发症 有的肺棘球蚴病患者囊壁破裂,除疼痛外还会咳出"清水"或"苹果浆色痰",味咸,内有"粉皮"或"蛋白"样碎块,同时有咯血。脑棘球蚴病患者可出现颅内压增高、头痛、呕吐、意识障碍等一系列症状,甚至危及生命。皮肤棘球蚴病患者体表形成包块,触之坚韧,有弹性,叩击可有震颤。

73

【诊断】　对疑似患者应询问病史，是否来自或去过疫区，有无与犬、羊等动物和动物皮毛的接触史。并可采用 X 线、B 超、CT、MRI 或同位素扫描、内镜等影像学方法诊断和定位。对具备手术指征的患者，可手术摘除可疑棘球蚴，并对摘除物进行病理检验，以进一步确诊是否为棘球蚴病。

1. 病原学检查　对疑似患者的痰液、尿液、腹水或胸腔积液及术后碎片直接镜检，如查到棘球蚴砂即可确诊。

2. 免疫学检查　是棘球蚴病辅助诊断的重要手段，应注意与其他绦虫感染可能出现交叉反应。

（1）抗体检查：常用间接血凝试验（IHA）、酶联免疫吸附试验（ELISA）、快速胶体金试纸法、免疫印迹试验（immunoblotting, IB）等。

（2）抗原检查：对疑似棘球蚴病的患者检测血清中循环抗原和循环免疫复合物。

3. 影像学检查　X 线、B 超、CT 和 MRI 等影像学检查在棘球蚴病的诊断上有重大价值。

（1）肝棘球蚴病：以 B 超扫描为主要手段。单纯型棘球蚴显示为边界清楚的无回声液性暗区，后壁回声增强，较大而完整的棘球蚴可见双层壁；成熟的棘球蚴由于囊砂增多，显示囊内浮动光点和沉积于底部的光点；内囊分离时呈典型的双层壁结构，有特异性诊断意义；多子囊的棘球蚴显示囊内厚薄不均的高回声分隔，形成蜂房状或车轮状结构；实变的包囊显示为高回声实性肿块，无后壁增强影，不易与肿瘤鉴别；钙化的囊壁呈强回声，伴有声影，形状可呈环齿形、点片状或多个环形小圈。

（2）肺棘球蚴病：以 X 线检查为主。直径小于 2cm 肺棘球蚴为密度较低、边缘粗糙、模糊不清的球形阴影；较大的棘球蚴轮廓清晰，边缘整齐，界限锐利，密度均匀，圆形、卵圆形或有切迹，呈分叶状、单发或多发的孤立实影；由于棘球蚴的挤压可出现气管、心脏的移位；肺下叶的棘球蚴可出现随呼吸而变形的特征。鉴别诊断或有特殊需要时，可做 CT、MRI 检查。

【流行】　细粒棘球绦虫主要分布于世界各地畜牧区，在欧洲、南美洲、北美洲、大洋洲、非洲和亚洲都有流行。我国主要流行于新疆、甘肃、宁夏、青海、西藏、四川、内蒙古、贵州、陕西、辽宁、云南、广西、山西、吉林和黑龙江等省、自治区、直辖市。细粒棘球绦虫对宿主有广泛的适应性，在流行区犬、狐、狼等食肉动物和偶蹄类食草动物之间构成了相互传播，是造成棘球蚴病广泛流行的主要原因。流行区的牧民有时使用患棘球蚴病死亡的家畜或其内脏来喂犬，或抛于野外被狼、狐等吞食，脏器内的原头蚴便在犬等终宿主的小肠中发育为成虫，孕节或虫卵随粪便排出污染院落、牧草和水源，家畜因吃草、饮水而感染。人因在生产、生活活动中与牧犬、畜群等密切接触，如与犬亲昵或嬉戏、挤奶或剪毛等，虫卵污染人手，又因卫生习惯不良或粪便管理不当而感染。

【防治】

1. 加强管理　对病畜内脏和尸体实施深埋或焚烧等科学处理，防止其被犬、狐、狼等食肉动物吞食；严格管理病犬，定期给予驱虫治疗；对健康牧犬定期喂药预防感染；捕杀患棘球蚴的病犬、狐、狼等。

2. 加强宣传教育　加强粪便管理；加强屠宰场卫生监督；养成良好的个人卫生和饮食习惯，改善生活环境，防止犬粪便中虫卵污染家畜饲料、饮水。

3. 治疗　目前仍以手术治疗为主，术中应避免囊液外溢，防止发生过敏性休克和继发感染。药物治疗适用于患者术后复发而不能再手术者，或用于患者术前或术后治疗，以防术中种植感染或术后复发，或用于早期较小的棘球蚴。药物治疗如：吡喹酮可使头节变形脱落，囊壁变性坏死，驱虫率 100%；阿苯达唑可使棘球蚴断裂脱落、溶解、消失；甲苯咪唑能控制棘球蚴生长；药物治疗时应注意毒副作用。

第五节 多房棘球绦虫

多房棘球绦虫（*Echinococcus multilocularis*）又称泡型包虫，其形态和生活史与细粒棘球绦虫基本相似。成虫寄生在犬科、猫科等食肉类动物小肠内。幼虫又称泡球蚴，主要寄生于啮齿类（如田鼠、仓鼠等）、家畜等多种动物或人体的组织、器官内，导致泡球蚴病，又称泡型包虫病（alveolar echinococcosis）。

【形态】

1. 成虫 与细粒棘球绦虫基本相似，主要区别见表 3-2。

2. 虫卵 在光镜下与细粒棘球绦虫卵难以区别，略小，$(30\sim38)\,\mu m \times (29\sim34)\,\mu m$。

3. 泡球蚴 泡球蚴由许多小囊泡构成，囊泡圆形或椭圆形，直径 $0.1\sim5.0mm$，小囊泡固定在纤维基质中，泡囊壁由生发层和角质层构成，内含胶状物而无原头蚴。多房性囊泡增殖方式多以外生性出芽生殖为主，不断产生新囊泡，构成葡萄状囊泡群，通常与宿主组织间无纤维性被膜分隔，向四周组织侵蚀，产生慢性炎症反应。

表 3-2 两种棘球绦虫的主要鉴别要点

鉴别点	细粒棘球绦虫	多房棘球绦虫
成虫		
体长 /mm	$2\sim7$	$1.2\sim3.7$
节片数 / 节	$3\sim4$	$4\sim5$
头节	顶突伸缩力强，$28\sim48$ 个小钩	顶突小，$13\sim34$ 个小钩
成节	睾丸 $45\sim65$ 个，生殖孔前后都有	睾丸 $26\sim36$ 个，多在生殖孔后
生殖孔	在节片一侧，中部偏后	在节片一侧，中部偏前
孕节	子宫具不规则的分支和侧囊	子宫无侧囊
幼虫	称棘球蚴，单房性，内含生发囊、原头蚴、子囊、孙囊、囊液等，囊壁分两层，囊壁外有宿主的纤维组织包绕	称泡球蚴，由无数大小囊泡相连聚集而成，内含囊液和原头蚴或含胶状物而无原头蚴，与周围组织间无纤维组织被膜分隔

【生活史】 多房棘球蚴是多房棘球绦虫的幼虫阶段，寄生在中间宿主野生啮齿类动物（如田鼠、仓鼠等）的脏器内。成虫寄生于终宿主犬、狐、狼和猫等动物小肠内。

当体内带有多房棘球蚴的鼠类内脏被犬、狐、狼等动物吞食后，原头蚴在其消化道内约经 45 天发育为成虫。成虫寄生在终宿主小肠内，其孕节和虫卵随粪便排出体外，鼠类因直接误食虫卵或间接食入携带虫卵的甲虫而感染。人因误食虫卵而感染，人是多房棘球绦虫的非适宜宿主，故泡球蚴内只含胶状物而无原头蚴（图 3-8）。

【致病】 多房棘球蚴病通常比细粒棘球蚴病更为严重，对人体的危害包括直接侵蚀、机械压迫和毒性损害。泡球蚴在肝实质内不断向外芽生，形成无数的泡球蚴小囊，似蜂窝状，渐渐长满整个肝脏，直接破坏肝组织，形成巨块型泡球蚴，无明显纤维性包膜，与周围组织分界不清，形态似恶性肿瘤或干酪样结核，中心缺血坏死、崩解液化后形成空腔或钙化；周围肝组织因受压而发生萎缩、变性甚至坏死，产生的毒素再进一步损害肝实质导致肝衰竭、肝昏迷，或诱发肝硬化、门静脉高压，引起消化道大出血甚至死亡。肝内泡球蚴如侵入肝静脉分支，可向肺、脑等及其他器官转移，导致继发性泡球蚴病。

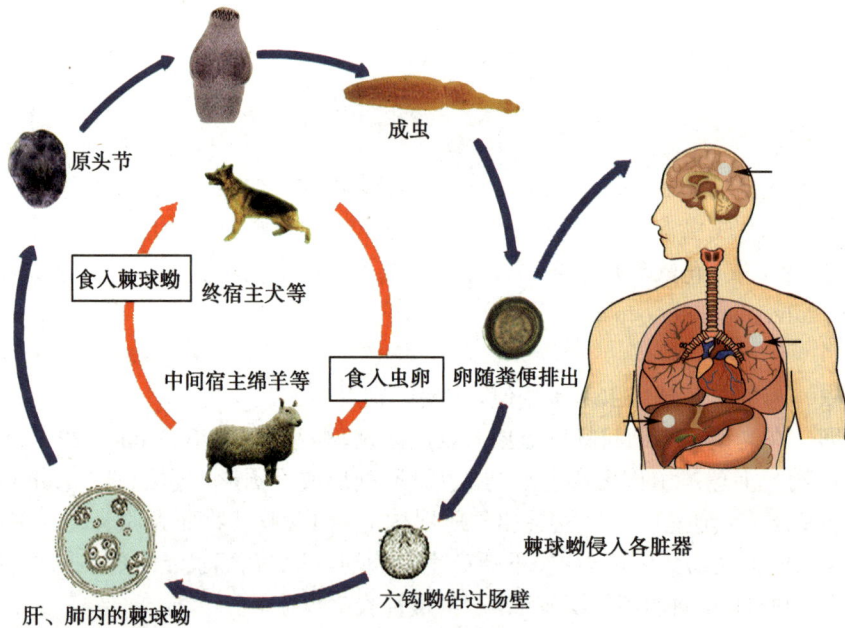

图 3-8　多房棘球绦虫生活史

多房棘球蚴病 90% 以上侵犯肝脏,临床征象类似于肝癌或干酪样结核,但病程缓慢,持续时间长达数年至数十年。常见有发热、头疼、食欲减退、腹泻、消瘦、呕吐、肝区疼痛、黄疸、贫血、门静脉高压、腹水、胸痛、干咳、咳出棘球蚴碎片、癫痫、骨折等症状,肝损害严重者,最后肝衰竭而导致死亡。

【诊断】　用于细粒棘球蚴病的各种诊断方法均适用于多房棘球蚴病诊断。

1. **免疫学检查**　常用间接血凝试验(IHA)、酶联免疫吸附试验(ELISA)、快速胶体金试纸法、免疫印迹试验(IB)检查抗体,或检测血清中循环抗原和循环免疫复合物,可以提高检出率并可对疗效进行评价。

2. **影像学检查**　X 线、B 超、CT、MRI 或同位素扫描、内镜及病理等方法对诊断和定位有重大价值。B 超检查:肝泡型包虫病显示肝内实质性占位性病变异常回声区,呈密集强光点或光团,有中央坏死时显示液性暗区。诊断多房棘球蚴病比较困难,首先应注意与肝癌、细粒棘球蚴病相鉴别。

3. **病原学检查**　肝脏内的多房棘球蚴可由于外伤、挤压、震动、炎症浸润穿孔或手术不慎等造成破裂,大量囊液和棘球蚴砂外流,可进入胆道、腹腔、肺和胸腔等部位,也有可能随痰液、尿液排出,或者进入腹腔和胸腔后引起腹水或胸腔积液,可用痰液、尿液、腹水和胸腔积液直接镜检,可见棘球蚴砂或棘球蚴碎片,胶状物内无原头蚴具有直接临床确诊意义。

【流行】　多房棘球绦虫主要分布在北半球高纬度地区,从加拿大北部、美国阿拉斯加州、日本北海道到俄罗斯西伯利亚,遍及北美洲、欧洲、亚洲三洲。在我国主要分布于新疆、宁夏、青海、甘肃、四川、西藏、黑龙江、陕西和内蒙古,这些地区往往同时伴有细粒棘球蚴病流行。多房棘球绦虫在野生动物之间传播,构成其自然疫源地,也成为人类感染的来源。

【防治】　本病防治措施与细粒棘球蚴病基本相同。外科手术取出多房棘球蚴,可以达到根除的目的,但大部分患者就诊已为晚期,手术难度大,易破裂,难以根除。禁忌穿刺检查,避免播散种植式感染。

本章小结

寄生于人体肝脏与胆管内的寄生虫主要有肝吸虫、细粒棘球绦虫和多房棘球绦虫的幼虫，以及少见的肝片形吸虫和肝毛细线虫等，均为食源性感染。肝吸虫和肝片形吸虫分别借助淡水鱼或水生植物传播，感染期为囊蚴，其中间宿主广泛，实验室诊断应结合病史和临床表现，采用粪便直接涂片或沉淀浓集法，或十二指肠引流直接镜检虫卵。细粒棘球绦虫幼虫（棘球蚴）和多房棘球绦虫幼虫（泡球蚴）常侵犯人体的肝脏和肺等脏器，导致棘球蚴病，即包虫病，可压迫四周组织、诱发超敏反应和继发感染，是我国西部畜牧地区严重的寄生虫病。棘球蚴病病原学检查较困难，应结合流行病史、病程、临床症状、免疫学检查和影像学检查等手段作出临床诊断。外科手术取出棘球蚴，可达到根除的目的，但大部分患者就诊时已为晚期，手术难度大，易破裂，难以根除，禁忌穿刺检查，以避免导致播散式继发感染和过敏反应。对于细粒棘球绦虫病和多房棘球绦虫病，应加强对牧区居民定期普查和防治宣传工作，做到早发现、早诊断、早治疗。

（樊春红）

第四章　脉管系统寄生虫

　　脉管系统是人体内封闭的管道系统，包括心血管系统和淋巴系统。其主要功能是物质运输，同时具有维持人体内环境相对稳定、实现防卫功能以及产生和分泌多种生物活性物质参与机体的功能调节等作用。

　　脉管系统寄生虫是指可以在人体心血管系统和淋巴系统内寄居、增殖和播散并引起相应病变的各种寄生虫，包括部分医学原虫和医学蠕虫。如在心血管系统中，疟原虫可寄生在红细胞内并进行增殖，通过周期性破坏红细胞而导致疟疾发作；利什曼原虫可寄生在巨噬细胞内，大量破坏巨噬细胞而导致利什曼病；日本血吸虫成虫寄生在肠系膜静脉内，产出的虫卵逐渐沉积于肝脏与肠壁组织内，形成虫卵肉芽肿而导致血吸虫病。在淋巴系统内，班氏丝虫、马来丝虫可寄生于淋巴管和淋巴结内，幼虫可出现于外周血中，引起淋巴丝虫病；锥虫通过吸血昆虫的传播，进入人体血液和淋巴系统而引起锥虫病。2000 年，热带病培训研究特别规划署（Special Programme for Research and Training in Tropical Diseases，TDR）要求全球重点防治 10 种主要热带病，其中包括疟疾、血吸虫病、淋巴丝虫病、盘尾丝虫病、利什曼原虫病、非洲锥虫病和美洲锥虫病等 7 种寄生虫病，除了盘尾丝虫病，其余 6 种均寄生于人体的脉管系统中，给人类健康和社会经济的发展带来严重的危害。

第一节　班氏吴策线虫和马来布鲁线虫

　　丝虫（filaria）是由吸血节肢动物传播的一类寄生性线虫。成虫寄生于人或其他脊椎动物的淋巴系统、皮下组织、体腔或血管内，引起丝虫病。丝虫成虫细长如丝线，口简单，无唇瓣，雄虫交合刺不对称，雌虫行卵生或卵胎生，产出的幼虫称微丝蚴（microfilaria）。目前已知可寄生于人体的丝虫共有 8 种，其名称、寄生部位、传播媒介、致病性、地理分布及微丝蚴主要形态特征见表 4-1。丝虫病流行于亚洲、非洲及大洋洲，由班氏吴策线虫（*Wuchereria bancrofti*，简称班氏丝虫）、马来布鲁线虫（*Brugia malayi*，简称马来丝虫）和旋盘尾线虫（*Onchocerca volvulus*，简称盘尾丝虫）所致的丝虫病对人体健康危害最为严重。犬恶丝虫和匐行恶丝虫偶可感染人，但不能在人体内发育成熟，只引起幼虫移行症。在中国仅见班氏丝虫病及马来丝虫病。

表4-1　人体寄生丝虫的寄生部位、传播媒介、致病性、地理分布及微丝蚴主要形态特征

虫种	寄生部位	传播媒介	致病性	地理分布	微丝蚴主要形态特征
班氏吴策线虫（W. bancrofti）	淋巴系统	蚊	淋巴结和淋巴管炎、鞘膜积液、乳糜尿、象皮肿	世界性，北纬40°至南纬30°	具鞘膜、头间隙长宽相等、体核分布均匀、无尾核
马来布鲁线虫（B. malayi）	淋巴系统	蚊	淋巴结和淋巴管炎、象皮肿	亚洲东部和东南部	具鞘膜、头间隙长:宽＝2:1、体核不均、有尾核
帝汶布鲁线虫（B. timori）	淋巴系统	蚊	淋巴结和淋巴管炎、象皮肿	帝汶岛和小巽他群岛	具鞘膜、头间隙长:宽＝3:1、有尾核
旋盘尾线虫（O. volvulus）	皮下组织	蚋	皮肤结节、失明	非洲、中美洲和南美洲	无鞘膜、头间隙长宽相等、尾端尖细无核
罗阿罗阿线虫（L. loa）	皮下组织	斑虻	皮肤肿块，也可致各脏器损害	西非和中非	有鞘膜、头间隙长宽相等、体核分布至尾端、在尾尖处有一较大的核
链尾双瓣线虫（D.streptocerca）	皮下组织	库蠓	常无致病性	西非和中非	无鞘膜、头间隙长、尾部弯曲、体核较少、有尾核
常现双瓣线虫（D. perstans）	腹腔	库蠓	无明显致病性	非洲、中美洲和南美洲	无鞘膜、头间隙长宽约相等、体核分布至尾端、尾钝圆
奥氏曼森线虫（M. ozzardi）	腹腔	库蠓	无明显致病性	中美洲和南美洲	无鞘膜、头间隙长、体核少、具尾核、尾钝圆

班氏丝虫是感染最普遍、分布最广泛的一种人体丝虫。除沙漠和干燥地区外，该虫几乎在热带、亚热带国家和地区均有分布及人体感染的报道，是引起人体班氏丝虫病（wuchereriasis）的病原体；马来丝虫仅分布于亚洲。早在我国的隋代巢元方的《诸病源候论》中就出现过"其状，赤脉起，如编绳"等类似丝虫病症状和体征的描述，其后元、明、清代的许多医著都有关于编病（淋巴管炎）、瘤病（象皮肿）及膏淋或热淋（乳糜尿）等丝虫病的描述。我国曾是全球淋巴丝虫病流行最为严重的国家之一。从20世纪50年代开始，经过半个世纪的积极防治，至2006年我国已实现了全国消除丝虫病的目标，但消除淋巴丝虫病后的疫情监测任务仍很艰巨。

【形态】

1. 成虫　成虫寄生于淋巴管和淋巴结内，较难查见。班氏丝虫与马来丝虫的外部形态和内部结构基本相似，虫体乳白色，细长丝线状，体表具环状横纹。雌雄异体，雄虫明显小于雌虫。成虫头端钝圆、略膨大，顶端有乳突8个，分2圈排列，口腔短浅，下连食管，肛门开口于虫体尾端腹面。雄虫尾部向腹面卷曲2～6圈，雌虫尾部略向腹面弯曲。班氏丝虫较马来丝虫大，雄虫大小为（28.2～42.0）mm×（0.10～0.15）mm；雌虫大小为（58.5～105.0）mm×（0.2～0.3）mm；马来丝虫雄虫大小为（13.5～28.1）mm×（0.07～0.11）mm；雌虫大小为（40.0～69.1）mm×（0.12～0.22）mm。雄虫的生殖器官为单管型，尾端有交合刺2根，长短不一。雌虫的生殖器官为双管型，卵巢位于虫体后部，子宫呈管状、粗大，几乎占满整个虫体体腔。子宫内的卵细胞逐渐发育，在接近体前端的阴门处形成幼虫，称为微丝蚴（microfilaria）。

2. 微丝蚴　细长杆状，表面光滑具纤细环纹，头端钝圆，尾端尖细。外被鞘膜，虫体在

79

鞘膜内可以前后自如活动。虫体内可见许多圆形或椭圆形的体核。头端无体核区称为头间隙,在虫体前端 1/5 处有一环形无核区称为神经环。虫体尾部逐渐变细,近尾端腹侧有一肛孔。有些丝虫微丝蚴的尾端具有尾核,而有些则无,视虫种而异,具有虫种鉴别意义。班氏微丝蚴和马来微丝蚴的主要形态区别见表 4-2 和图 4-1。

表 4-2 班氏微丝蚴与马来微丝蚴形态鉴别要点

鉴别要点	班氏微丝蚴	马来微丝蚴
大小	(244~296)μm×(5.3~7.0)μm	(177~230)μm×(5~6)μm
体态	柔和、弯曲较自然	硬直、大弯上有小弯
头间隙(长:宽)	较短(1:1 或 1:2)	较长(2:1)
体核	圆形或椭圆形,各核分开,排列整齐,清晰可数	椭圆形,大小不等,排列紧密,常互相重叠,不易分清
尾核	无	2 个,前后排列

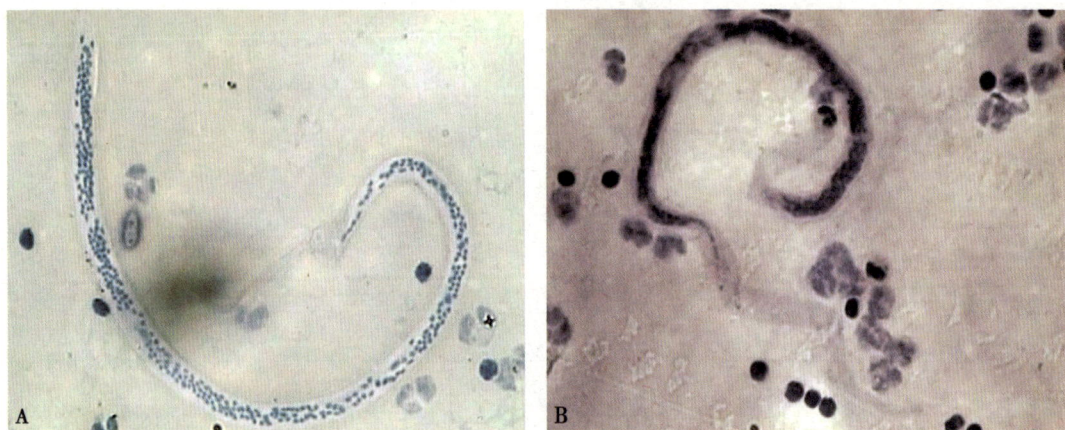

图 4-1 我国两种人体淋巴丝虫的微丝蚴
A. 班氏微丝蚴;B. 马来微丝蚴。

【生活史】 班氏丝虫与马来丝虫的生活史基本相似,包括幼虫在中间宿主(蚊)体内的发育和成虫在终宿主(人)体内的发育与生殖两个阶段(图 4-2)。

1. 在蚊体内的发育 当雌蚊叮咬丝虫病患者或丝虫感染者时,外周血液内的微丝蚴被吸入蚊胃。在蚊胃内,微丝蚴脱去鞘膜,穿破胃壁,经血腔侵入胸肌。在蚊的胸肌中经 2 次蜕皮,由腊肠期幼虫(第一期幼虫,L1)、感染前期幼虫(第二期幼虫,L2),发育至感染期幼虫(第三期幼虫,L3),亦称丝状蚴。丝状蚴运动活跃,离开胸肌后经蚊血腔,移行至蚊的头部、口器等处,绝大多数到达蚊的下唇。当蚊再次叮吸人血时,丝状蚴自下唇逸出,经蚊所刺破的皮肤伤口侵入人体。

微丝蚴进入蚊体内,由于诸多因素影响,并不能全部发育为感染期幼虫。存活的幼虫在蚊体内只有发育过程,并无数量的增加。其发育所需的时间与温度、湿度和营养有关。在气温 25~30℃、相对湿度 80%~100% 的条件下,班氏微丝蚴在尖音库蚊体内发育至感染期幼虫约需 10~16 天;而马来微丝蚴于气温 28~30℃、相对湿度 70%~80% 时,在中华按蚊体内发育至感染期幼虫则约需 7.5 天。

2. 在人体内发育 感染期幼虫经蚊叮咬处的皮肤伤口侵入人体。一般认为感染期幼虫能迅速侵入附近的淋巴管,并移行到大的淋巴管与淋巴结内寄生,经 2 次蜕皮发育为成

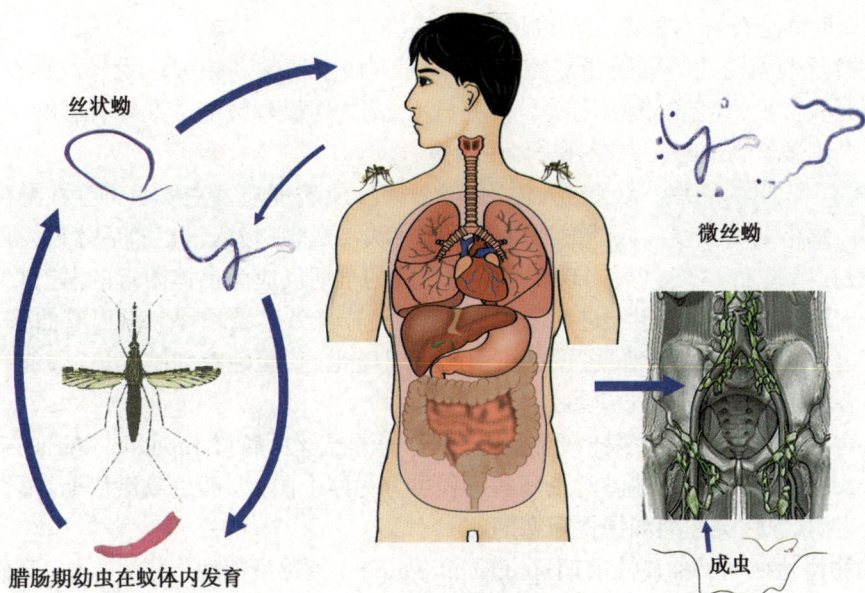

丝状蚴

微丝蚴

腊肠期幼虫在蚊体内发育

成虫

图4-2　丝虫生活史

虫。雌雄交配后,雌虫产出微丝蚴。大多数微丝蚴随淋巴液经胸导管进入血液循环,少数虫体可停留于淋巴系统或漫游到周围组织内。自感染期幼虫侵入人体到发育成虫产出微丝蚴约需3个月到1年时间。班氏丝虫成虫的寿命较长,估计可存活12~17年,马来丝虫成虫在实验动物体内可存活3年以上。

两种丝虫成虫寄生于人体淋巴系统的部位不同。马来丝虫多寄生于上、下肢浅部淋巴系统,以下肢多见;班氏丝虫除寄生浅部淋巴系统外,更多寄生于深部淋巴系统中,常见于下肢、阴囊、精索、腹股沟、腹腔、肾盂等处。此外,班氏丝虫较马来丝虫更多地异位寄生于眼前房、乳房、肺或脾内等部位。

迄今为止,在自然界尚未发现有班氏丝虫的保虫宿主,人是其唯一终宿主。马来丝虫除可寄生人体外,还发现长尾猕猴、黑叶猴、家猫等动物体内有马来丝虫的感染。实验感染显示,周期型马来丝虫可感染的恒河猴、长爪沙鼠等。

丝虫微丝蚴除部分寄生于淋巴系统外,多数会移行至心血管系统内寄居,而微丝蚴出现在外周血管具有一定的周期性。曾在我国流行的班氏丝虫、马来丝虫、帝汶丝虫在血液循环中都有明显的周期性,根据不同种微丝蚴在外周血中出现的时间不同,可将丝虫分为以下三种不同类型。

(1)周期型:微丝蚴白天滞留在肺血管内,夜间出现在外周血液中。这种微丝蚴在外周血液中夜多昼少的现象,称为微丝蚴夜现周期性(nocturnal periodicity)。世界上多数地区的班氏丝虫与马来丝虫属于周期型。

(2)亚周期型:又分为:①夜现亚周期型,微丝蚴多在夜间出现于外周血液中,白昼外周血中的微丝蚴仅为夜间的20%;②白昼亚周期型,微丝蚴白昼与夜间都出现在外周血液中,但夜间在外周血液中的虫数少。

(3)无周期型:微丝蚴昼夜都出现在外周血液中,且无明显高峰期,此型仅见于斐济的班氏丝虫。

我国流行的班氏丝虫与马来丝虫均属于周期型。一般于20时以后在外周血液中出现,21~22时虫数增多。但两种微丝蚴出现虫数最多的时间不同,班氏微丝蚴为22时至次晨2时,而马来微丝蚴则在20时至次晨4时。遵循微丝蚴这一"昼伏夜出"的规律性,在病原学

81

诊断时按照时间进行标本采集,能够显著提高检出率。

调控微丝蚴周期性的机制非常复杂,目前研究尚不清楚。一般认为与蚊媒吸血习性、宿主动脉血氧含量、体温等因素有关。研究显示,药物对微丝蚴的周期性有影响,如乙胺嗪等可导致人体微丝蚴短时间内在外周血中增多。

【致病】 丝虫的幼虫、成虫对人体均有致病性,但病理损害主要由寄生在淋巴管的成虫所引起。感染期幼虫侵入人体时通常无任何症状,只有在侵入淋巴管后才诱发局部炎症反应,一般在感染1~3个月后出现。通常淋巴管的早期反应为虫体附近的淋巴管扩张、内膜肿胀、内皮细胞肥大和增生,进而出现炎细胞浸润,导致管壁增厚和淋巴管曲张,并破坏瓣膜功能。一旦虫体死亡,刺激强烈,可引起组织坏死,嗜酸性粒细胞聚集,最终纤维化导致管壁显著增厚,甚至完全阻塞管腔。

丝虫病的临床表现复杂多样,但总体上可分为淋巴丝虫病(lymphatic filariasis)和隐性丝虫病(occult filariasis)。淋巴丝虫病的病程可分为四个阶段,即生物潜伏期(显性前期)、微丝蚴血症期、急性炎症期和慢性阻塞期。

1. 生物潜伏期 又称显性前期(prepatent period),指感染期幼虫侵入人体,到血中首次出现微丝蚴的时间。班氏丝虫病为7~8个月,马来丝虫病为2~3个月。

2. 微丝蚴血症期 潜伏期后血中微丝蚴数量逐渐增多,达到较稳定的水平。此期可出现淋巴系统炎症和发热,但症状较轻微。如不经治疗,微丝蚴血症可持续数年。

3. 急性炎症期 此期主要由成虫引起,其分泌物、排泄物、死亡虫体裂解产物等可作为致病因子刺激机体产生局部和全身淋巴系统(淋巴管及淋巴结)急性期超敏反应和炎症反应。

(1)淋巴管炎和淋巴结炎:是班氏丝虫和马来丝虫病急性期的临床表现之一。病变好发于四肢,尤以下肢为常见。发作开始时患者周身不适、发热,体温在38~39℃,受累的淋巴结肿大疼痛。淋巴管也有肿胀和疼痛,表现为自近端向远端呈离心性发展的红线。继而患肢皮肤呈弥漫性红肿、发亮,有灼热感和压痛,导致丹毒样皮炎。

(2)精索炎、附睾炎和睾丸炎:主要见于班氏丝虫病急性期病变。由成虫寄生于精索、附睾和睾丸附近的淋巴管内而引起炎症所致,常反复发作。病变部位疼痛、肿大,精索上可触及一个或多个结节,且有明显压痛。

(3)丝虫热:呈周期性发作,患者常有畏寒、发热、头痛、关节酸痛等全身症状,有时伴有腹痛,但局部体征多不明显。丝虫热可能为深部淋巴管炎和淋巴结炎的表现。

4. 慢性阻塞期 急性期病变的反复发作、虫体死亡崩解等因素刺激,导致淋巴管腔变窄甚至阻塞,局部淋巴管压力增高,引发淋巴管曲张甚至破裂,淋巴液渗入周围组织,导致淋巴水肿和象皮肿的形成。有研究表明,淋巴管肥厚、扩张和瓣膜功能丧失等导致淋巴液回流受阻和淋巴液阻滞也可导致慢性症状,这些患者可无急性炎症史。根据阻塞部位不同,患者的临床症状和体征各有不同,常见病变如下。

(1)淋巴水肿(lymphoedema)和象皮肿(elephantiasis):淋巴系统阻塞是引起丝虫病慢性体征的重要病因之一。由于急性期病情反复发作,导致淋巴管炎症、扩张及阻塞,影响淋巴液回流。受阻的淋巴液透过淋巴管流入周围组织并积聚于皮下,形成皮下淋巴水肿和淋巴液淤积。淋巴水肿是丝虫引起淋巴管阻塞的早期反应。随着淋巴液不断渗透到组织,刺激纤维组织增生,使局部皮肤增厚、明显变粗变硬形似象皮,进一步形成永久性淋巴肿,即象皮肿。象皮肿多发生于下肢和阴囊,在上肢、阴茎、股部、阴唇及乳房等处亦可发生。上、下肢象皮肿可见于两种丝虫病,而生殖系统象皮肿仅见于班氏丝虫病。在象皮肿患者血液中一般不易查到微丝蚴。

(2)睾丸鞘膜积液(hydrocele testis):多见于班氏丝虫病。病变阻塞精索、睾丸淋巴管,致使淋巴液流入鞘膜腔内,形成睾丸鞘膜积液。在穿刺积液中可查见微丝蚴。

（3）乳糜尿（chyluria）：由于主动脉前淋巴结或肠干淋巴结受阻，从小肠吸收的乳糜液经腰淋巴干反流到泌尿系统，导致肾淋巴丛曲张破裂，乳糜随尿排出，形成乳糜尿。本病多见班氏丝虫病患者，临床表现为尿液呈乳白色，似牛奶或米汤样，内含大量蛋白和脂肪，易凝结成絮状物呈现于尿中。当肾淋巴管伴行肾毛细血管破裂时，尿液则呈粉红色、鲜红色或暗红色。

5. 隐性丝虫病 又称热带肺嗜酸性粒细胞增多症（tropical pulmonary eosinophilia, TPE）。约占丝虫病患者总数的 1%。典型表现为夜间阵咳、哮喘，持续超度嗜酸性粒细胞增多和 IgE 水平升高。血中检查不到微丝蚴，但在肺或淋巴结的活组织检查中可查到微丝蚴。

【诊断】 对有淋巴管炎、淋巴结炎及反复发热的患者，临床上应考虑感染本病的可能，而对出现象皮肿、鞘膜积液或乳糜尿等体征的患者，可作出初步诊断，但需要进一步实验室检查。

1. 病原学检查

（1）外周血中微丝蚴检查：取外周血用厚血膜法或新鲜血滴法检查幼虫，厚血膜法通常采血 6 大滴（约 120μl），制成 2 张涂片。采血时间以 21 时至次晨 2 时为宜。白天检查时可采用乙胺嗪白天诱出法，给患者服乙胺嗪 2～6mg/kg，30～60 分钟后采血镜检。

（2）体液和尿液中微丝蚴检查：对血检阴性但具有慢性丝虫病表现的患者，取鞘膜积液、淋巴液、腹水、乳糜尿等，直接镜检。如液体含乳糜，可加入乙醚充分混匀，去除脂肪层，加生理盐水稀释 10 倍后离心，取沉渣染色镜检。

（3）组织内活检成虫：对淋巴结肿大或在乳房等部位有可疑结节者，可手术取出淋巴结或其他组织，剥离出成虫镜检，或固定后，做病理组织切片查找成虫或微丝蚴。

2. 免疫学检查 轻度感染或由于病变部位的影响不易从血液或其他体液检出微丝蚴，可用免疫学方法作辅助诊断。免疫学检查不仅对轻度感染者和具有阻塞性病症患者有辅助诊断价值，还被用于流行病学调查以及防治效果考核。检测方法有间接免疫荧光技术（IFT）、免疫酶染色试验（immunoenzyme staining test, IEST）、酶联免疫吸附试验（ELISA）和免疫金银染色法（immunogold-silver staining, IGSS）等，抗体阳性检出率可达 90%～100%，抗原阳性检出率为 54%～93%。目前，世界卫生组织（WHO）推荐应用免疫色谱技术（immunochromatographic technology, ICT）试纸条快速检测班氏丝虫抗原，可用全血，但不适于低密度流行区。我国《丝虫病诊断标准》（WS 260—2006）中推荐的血清学方法为免疫色谱技术（ICT）和酶联免疫吸附试验（ELISA）。

3. 分子生物学诊断 近年来，DNA 探针和聚合酶链式反应（PCR）技术也用于丝虫病的诊断。有报道采用聚合酶链式反应（PCR）技术能够检测 1pg 的丝虫 DNA（即 1 条微丝蚴 DNA 总量的 1%）。也有学者采用聚合酶链式反应 - 酶联免疫吸附试验（PCR-ELISA）特异地检测出 50μl 血液中马来微丝蚴的感染负荷量。多重聚合酶链式反应（PCR）、PCR-RFLP、PCR-ELISA 和 real-time PCR 等也有报道用于丝虫病诊断。

【流行】

1. 分布 班氏丝虫病广泛分布于热带、亚热带及温带的广大地区，亚洲、非洲、拉丁美洲均有本病流行；马来丝虫病仅流行于亚洲。全球现有 80 多个国家和地区有淋巴丝虫病的流行，全球感染淋巴丝虫的人数约为 1.2 亿，其中 90% 为班氏丝虫感染；约 1/3 的患者有临床症状，由此引起的慢性淋巴丝虫病为全球致残的第二大病因。

丝虫病曾是我国最为严重的五大寄生虫病之一。在山东、河南、四川、重庆和台湾等 17 个省（自治区、直辖市）都曾有丝虫病的流行，除山东、海南与台湾只有班氏丝虫病流行外，其他地区两种丝虫病均有流行。经过多年的努力，2006 年，中国所有的丝虫病流行区均已达到消灭丝虫病的标准，2007 年 5 月 9 日，经世界卫生组织审核批准，中国成为全球第一个消除淋巴丝虫病的国家。根据《中华人民共和国传染病防治法》,丝虫病为丙类传染病,从2004年1月1日起,丝虫病被列入传染病疫情网络报告系统,定期监测、公布丝虫病的发病情况。

2. 流行环节及影响流行的因素

(1)传染源:血中有微丝蚴的带虫者及患者都是丝虫病的传染源。

(2)传播媒介:在我国,班氏丝虫病的传播媒介主要是淡色库蚊(*Culex pipiens pallens*)和致倦库蚊(*Culex pipiens quinquefasciatus*),其次是中华按蚊(*Anopheles sinensis*)。马来丝虫病的主要传播媒介为中华按蚊和嗜人按蚊(*An. anthropophagus*)。东乡伊蚊(*Aedes togoi*)则是东南沿海地区及岛屿的丝虫病传播媒介之一。

(3)易感人群:所有人群均可感染。随着年龄的增长发病率升高,通常20~30岁为感染率的高峰。

(4)流行因素:主要是温度、湿度、雨量及地理环境。温暖潮湿的环境既适合蚊媒的生长、繁殖和吸血活动,也适合蚊体内丝虫幼虫的发育。雨量影响蚊的滋生场所及密度,影响丝虫病的传播。因此,丝虫病的感染多在5~10月,但在南方如终年温暖的广东省,11月仍可在蚊体查获感染期幼虫。地形是影响蚊虫分布的重要因素,山区和平原的蚊种及数量组成有很大差别,从而对丝虫病的流行产生不同的影响。社会因素在控制丝虫病流行方面具有决定性的作用。

【防治】 1994年世界卫生组织(WHO)提出防治丝虫病应采用群体化疗方式,以达到消灭传染源的策略。此后推荐的群体化疗方案为:①阿苯达唑加用伊维菌素,或加用乙胺嗪,每年1次,连续5~6年;②阿苯达唑或伊维菌素药盐,连续1~2年。阿苯达唑和伊维菌素可明显降低微丝蚴血症阳性水平,连续服用多年可控制淋巴丝虫病的传播。我国的丝虫病防治经多年不断探索、改进和发展,全面总结工作经验,已形成行之有效的3种综合性防治措施:①反复查治;②查治结合疫村全民服药;③乙胺嗪药盐防治。

1. 病原治疗

(1)乙胺嗪(diethylcarbamazine,DEC):是治疗丝虫病的特效药,对班氏丝虫和马来丝虫均有杀灭作用,杀灭马来丝虫的作用优于班氏丝虫,对微丝蚴的作用优于成虫。一次治疗后血中微丝蚴的阴转率为50%,未阴转者血中微丝蚴减少率为95%。有些患者在治疗后出现皮下结节或精索结节,是成虫被包围或杀灭的结果。乙胺嗪口服后迅速吸收,排泄快,毒性低,服用安全。其缺点是在杀虫的过程中,因大量微丝蚴死亡而引起的人体过敏反应,如出现发热、寒战、头痛等全身症状,应及时处理。

(2)呋喃嘧酮(furapyrimidone):是我国近年合成的新型杀丝虫药物。实验证明,对班氏丝虫和马来丝虫成虫及微丝蚴均有很好的疗效,且对班氏丝虫病的疗效优于乙胺嗪。

(3)伊维菌素(ivermectin):是大环内酯类药物,对班氏丝虫微丝蚴有很好的杀灭作用,而对马来丝虫虽作用持久,但不能达到全部清除的作用。

2. 对症治疗

(1)急性淋巴管、淋巴结炎:与一般炎症治疗相同,发作时应注意卧床休息,抬高患肢,服用阿司匹林、少量激素等。

(2)鞘膜积液:以手术为首选,可采用鞘膜翻转术手术治疗。

(3)象皮肿:治疗象皮肿可用桑叶注射液加绑扎疗法或烘绑疗法。

(4)乳糜尿:轻者经休息可缓解症状,重者可选用中医中药治疗,严重者以显微外科手术行淋巴管-血管吻合术治疗,可取得较好的疗效。

3. 预防

(1)控制传染源:在流行区开展普查,并推广全民食用乙胺嗪药盐。我国于1972年开始在流行区试用乙胺嗪药盐,已证明对两种丝虫病防治效果显著。我国确立的这种以消灭传染源为主导的防治措施,已被世界卫生组织(WHO)借鉴与采纳。

(2)防蚊灭蚊:搞好环境卫生,清除蚊虫滋生地。应用低毒、高效、不影响生态环境的杀虫剂,消灭传播媒介,同时应做好个人防蚊保护措施。

我国于 2006 年达到消灭丝虫病的目标,目前丝虫病防控工作的重点已转入监测管理方面。一方面,要继续监测那些晚期丝虫病患者,对流行区重点村的居民以及外来丝虫病流行区的人口,进行普查,血检微丝蚴,及早发现可疑者,以达到控制传染源的目的。另一方面,要对蚊媒进行监测,采用免疫学和分子生物学的技术与方法,了解蚊媒的感染率和感染度,掌握丝虫病流行趋势;并清除蚊媒滋生地,杀灭成蚊与幼虫,完善防蚊设施,防止已被消灭的丝虫病疫情复发。

(张 浩)

第二节　日本血吸虫

血吸虫亦称裂体吸虫(schistosome),是一类寄生于人及哺乳动物静脉血管内的吸虫,引起血吸虫病(schistosomiasis)。寄生于人体的血吸虫主要有日本血吸虫(*Schistosoma japonicum*)、曼氏血吸虫(*S. mansoni*)和埃及血吸虫(*S. haematobium*)三种,其成虫和虫卵的主要形态特征、鉴别要点及生物学特性见表 4-3。此外,在东南亚等地区尚有少见的间插血吸虫(*S. intercalatum*)、湄公血吸虫(*S. mekongi*)和马来血吸虫(*S. malayensis*)感染人体的病例报告。血吸虫病主要分布于非洲、拉丁美洲以及亚洲的 78 个国家和地区,是发展中国家最为重要的寄生虫病之一,我国仅有日本血吸虫病流行。据世界卫生组织(WHO)报告,2021 年全球估计至少有 2.514 亿人需要获得血吸虫病预防性治疗,目前全球每年血吸虫病死亡人数估计为 11 792 人。日本血吸虫由日本学者 Katsurada 于 1904 年首先从猫门静脉内发现,故而得名。该虫广泛分布于我国长江流域及其以南的 12 个省(自治区、直辖市)。据资料记载,远在 2 200 多年前,我国江汉平原和洞庭湖沼泽地已有日本血吸虫病的流行。

表 4-3　寄生人体的三种主要血吸虫形态及重要生物学特性比较

	鉴别要点	日本血吸虫	曼氏血吸虫	埃及血吸虫
形态	雄虫大小	(10～20)mm×(0.50～0.55)mm	(6～14)mm×(0.8～1.1)mm	(10～15)mm×(0.75～1.00)mm
	雄虫表皮	无结节,有细尖体棘	结节明显,上有束状细毛	结节细小
	雄虫睾丸数/个	6～8	2～14	4～5
	雌虫大小	(12～28)mm×0.3mm	(7～17)mm×0.25mm	(20～26)mm×0.25mm
	雌虫表皮	小体棘	小结节	末端有小结节
	雌虫卵巢位置	在虫体中部	在虫体中部之前	在虫体中部之后
	雌虫子宫内卵数/个	50～200	1～2	10～100
	虫卵大小	(70～106)μm×(50～80)μm	(112～182)μm×(45～78)μm	(83～187)μm×(40～73)μm
	虫卵形态特点	卵圆形或圆形,侧棘短小	长卵圆形,侧棘长大	纺锤形,一端有小棘

	鉴别要点	日本血吸虫	曼氏血吸虫	埃及血吸虫
生活史	虫卵排出途径	粪便	粪便	尿
	成虫寄生部位	肠系膜下静脉、门静脉	肠系膜小静脉、痔静脉丛,偶可寄生在肠系膜上静脉、膀胱静脉丛及肝内门静脉	膀胱静脉丛、盆腔静脉丛,直肠小静脉,偶可寄生在肠系膜门静脉系统
	虫卵主要沉积部位	肝、肠壁	肝、肠壁	膀胱及生殖器官
	中间宿主	湖北钉螺	双脐螺	水泡螺
	重要的保虫宿主	牛、猪、犬、羊、啮齿类等多种家畜及野生动物	狒狒、猴、啮齿类动物等	狒狒、猴、猩猩、猪等
地理分布	虫种分布区域	亚洲(中国、日本、菲律宾、印度尼西亚)	非洲、南美洲和西印度群岛等的53个国家	亚洲西部、欧洲南部及非洲等的54个国家
致病	主要所致疾病表现	黏液血便、肝脾大、腹水、门静脉高压	似日本血吸虫病	终末血尿、排尿困难、肾盂积水

【形态】

1. 成虫 雌雄异体,圆柱形,外观似线虫。雌虫常寄居于雄虫的抱雌沟内,呈雌雄合抱状态。口、腹吸盘位于虫体前端,消化系统有口、咽、食管和肠管,肠管在腹吸盘后分为左右两支,延伸至虫体中部汇合成单一的盲管。

雄虫乳白色,大小为(10~20)mm×(0.50~0.55)mm。自腹吸盘以下,虫体背腹变扁,两侧向腹面卷曲,形成抱雌沟(gynecophoral canal)。7个睾丸呈串珠样排列于腹吸盘后方虫体的背面(图4-3)。

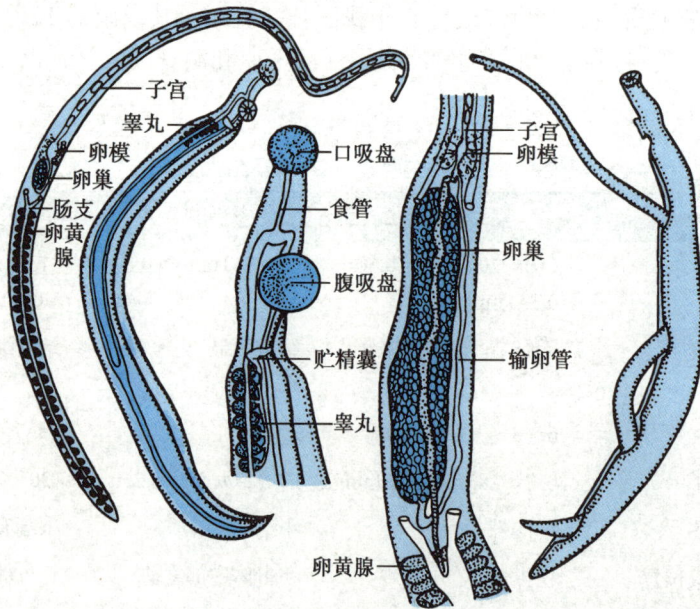

图4-3 日本血吸虫成虫形态与结构(模式图)

雌虫较雄虫细长,大小为(12~28)mm×(0.1~0.3)mm,前细后粗(图4-4)。因肠管内含较多的红细胞消化后残留的物质,故虫体呈灰褐色。卵巢呈椭圆形,位于虫体中后部。

卵黄腺排列于肠支两侧。雌虫发育成熟必须有雄虫的存在和合抱,雄虫通过体壁向雌虫提供性信息素,使得雌虫生长代谢发生一系列的变化,以保证其性发育成熟。雌虫难以单独发育成熟,单性雄虫虽可发育成熟,但虫体较小并且生长期迟滞。

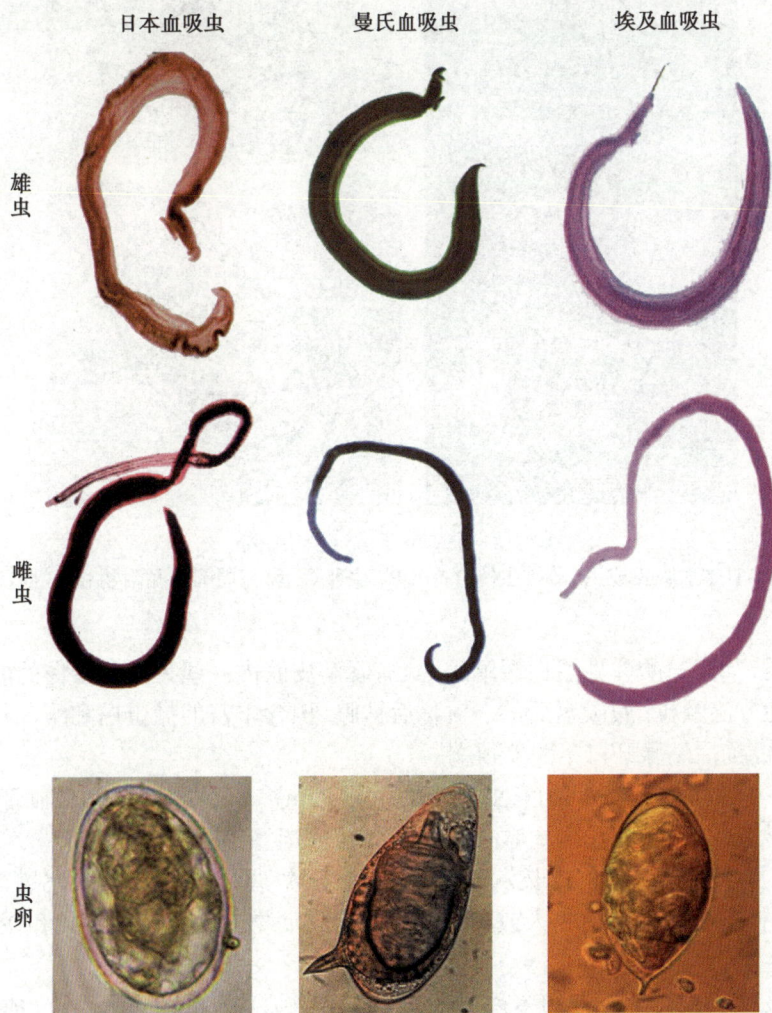

日本血吸虫　　　　　曼氏血吸虫　　　　　埃及血吸虫

雄虫

雌虫

虫卵

图 4-4　人体三种主要血吸虫的形态

2. 虫卵　椭圆形,淡黄色,成熟虫卵大小平均约为 89μm × 67μm,卵壳厚薄均匀,无卵盖,卵壳一侧有小棘,卵壳表面常黏附有宿主组织残留物,卵壳内侧有一薄层的卵黄膜。卵内含一个毛蚴,毛蚴与卵黄膜之间,常可见一些大小不等、圆形或卵圆形的油滴状毛蚴分泌物,该分泌物含有多糖、蛋白质和酶类等物质,是构成可溶性虫卵抗原(soluble egg antigen, SEA)的主要成分。这些物质可透过卵壳上的微孔渗出,是引起宿主免疫病理损伤的主要抗原成分,也是血吸虫病免疫诊断中的重要抗原(图 4-5)。

3. 毛蚴　从虫卵孵化出的幼虫称毛蚴(miracidium),在水中自由游动,形状不一,可呈梨形或长椭圆形。除顶突外,周身被有纤毛,为其运动器官。虫体平均大小为 99μm × 35μm。毛蚴前端有 1 个顶腺和 2 个侧腺。

4. 尾蚴　尾蚴(cercaria)从中间宿主钉螺体内逸出,是感染人体的阶段。血吸虫尾蚴尾部分叉。尾蚴体壁外被有一层糖萼(glycocalyx),具有调节尾蚴体壁通透性的作用,以适应淡水生活。尾蚴的体部前端为头器,具有一单细胞头腺,其分泌物的功能与毛蚴钻入宿主皮肤有关。此外腹吸盘周围有 5 对钻腺,位于腹吸盘前的 2 对称前钻腺,内含钙、碱性蛋

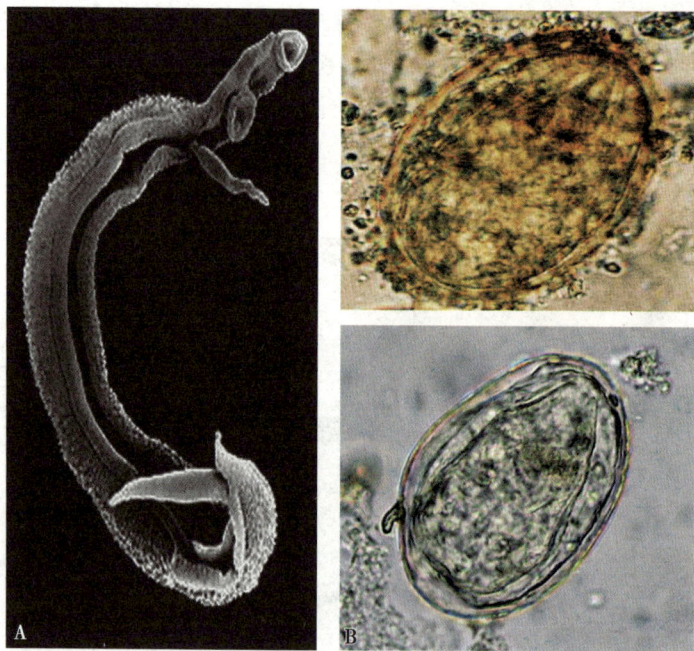

图 4-5 日本血吸虫成虫和虫卵

A. 日本血吸虫成虫（雌雄虫体合抱）；B. 虫卵（示卵壳周围的黏附物和小棘）。

白和多种酶类，如丝氨酸弹性蛋白裂解酶，具有降解皮肤内一些大分子蛋白的能力，还具有粗大的嗜酸性分泌颗粒；腹吸盘后的 3 对称后钻腺，内含丰富的糖蛋白和酶，具有较细的嗜碱性分泌颗粒，前后钻腺开口于头器顶端。

5. 童虫 尾蚴脱去尾部即为童虫（schistosomulum）。童虫进入末梢微血管及淋巴管移行。童虫的形态、结构随其在宿主体内移行、发育而发生相应的变化。

【生活史】 日本血吸虫的生长发育经历虫卵、毛蚴、母胞蚴、子胞蚴、尾蚴、童虫和成虫七个阶段，包括寄生于终末宿主人或其他多种哺乳类动物体内的有性世代和在中间宿主钉螺体内的无性世代（图 4-6）。

日本血吸虫成虫寄生于人和多种哺乳动物的门静脉 - 肠系膜静脉系统，成虫借助吸盘吸附于血管壁，以血液为其营养来源。吞食的红细胞被溶解后释放出的血红蛋白水解为珠蛋白和血红素，珠蛋白被进一步降解成为多肽和游离氨基酸，供虫体消化利用。血吸虫亦可主动获取宿主血液中的葡萄糖、氨基酸和一些核苷类物质供其生长代谢。成熟雌虫产卵于肠黏膜下层的静脉末梢内，一条雌虫每日产卵量为 300～3 000 个。初产的卵内含 1 个受精卵细胞及 20 多个卵黄细胞。约经 11 天，卵内的受精卵细胞发育为毛蚴，毛蚴寿命约为 10 天。一部分虫卵随门静脉分支流至肝内并沉积在肝组织内，另一部分虫卵则沉积在肠壁组织。由于成熟卵内毛蚴分泌的可溶性虫卵抗原（SEA）可透过卵壳，引起虫卵周围组织和血管壁发生炎症坏死，虫卵可随破溃的组织落入肠腔，并随宿主粪便排出体外。小鼠实验感染见到，仅 7.7% 的虫卵自粪便排出，22.5% 的虫卵沉积在肝脏，69.1% 的虫卵沉积在结肠肠壁，其余 0.7% 的虫卵随血液流入全身各组织脏器中，主要见于脑、肺等组织，形成异位寄生。未能排出的虫卵沉积在局部组织中，逐渐死亡、钙化。

含虫卵的粪便污染水体，当外界条件适宜时（水温 25～30℃、低渗透压、光照充足），卵内毛蚴孵出。其中水的渗透压被认为是孵化的主要条件。温度低于 10℃ 或高于 37℃ 时，孵化被抑制。孵化的最适 pH 为 7.5～7.8，自来水中余氯含量大于 3×10^{-5} mg/L 也可影响毛蚴的孵化。了解毛蚴孵化的条件有助于采用毛蚴孵化法进行病原诊断。

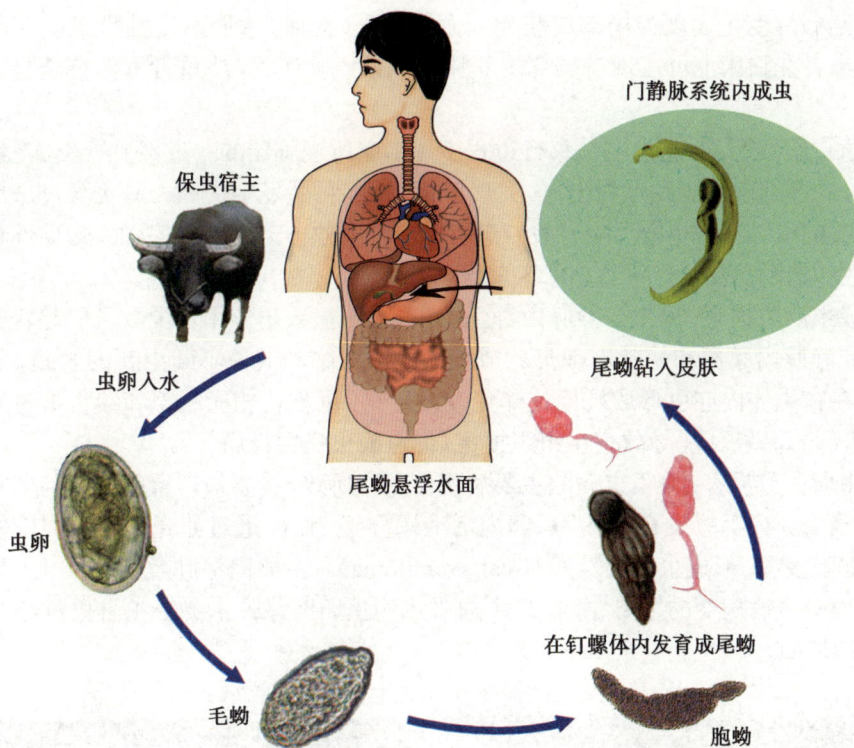

图4-6 日本血吸虫生活史

孵出后的毛蚴在水中直线游动,并具有向光性、向上性的特点,故多在水体的浅表层活动。毛蚴在水中能存活15～94小时。当遇到适宜的中间宿主钉螺时,毛蚴利用其头腺分泌物的溶组织作用及纤毛的摆动和虫体的伸缩主动钻入钉螺体内。再经过母胞蚴、子胞蚴的无性繁殖阶段发育成尾蚴。一个毛蚴钻入螺体后通过无性繁殖可产生成千上万条尾蚴。

尾蚴逸出后有很强的活动力,多集中于水面。当人或动物与水面的尾蚴接触时,尾蚴通过吸盘附着在宿主的皮肤上,依靠其头腺和钻腺分泌物的酶促作用,借助尾叉的运动及全身肌肉活动所产生的协同性机械作用,迅速钻入宿主皮肤,尾部脱落在宿主皮肤外面。尾蚴钻入皮肤后即转化成为童虫。童虫进入皮下微血管和淋巴管后,很快地随血流经右心到肺,穿过肺泡毛细血管,经肺静脉到左心,再由左心进入体循环,到达肠系膜上、下动脉,穿过毛细血管进入肝门静脉,待童虫性器官初步分化,两性虫体开始合抱,并移行至肠系膜静脉及直肠静脉寄居发育至成虫,然后交配、产卵。从尾蚴侵入人体至成虫发育成熟并产卵,日本血吸虫约需24天,曼氏血吸虫需30～35天,埃及血吸虫需60～63天。不同种的血吸虫成虫在人体内的寿命不一,其中日本血吸虫的平均寿命为4.5年,曼氏血吸虫为3.5年,埃及血吸虫为3.8年。据报道,日本血吸虫成虫最长可存活46年之久,但这一结论还存在争议。

【致病】 日本血吸虫尾蚴、童虫、成虫和虫卵四个阶段均可对宿主造成损害,但其主要致病阶段是虫卵。致病的主要原因是血吸虫不同虫期释放的抗原,尤其是SEA诱发宿主的一系列免疫应答,这些特异性免疫应答的后果便是复杂的免疫病理变化的出现。因此,目前人们已普遍认为血吸虫病是一种免疫性疾病。

1. 致病机制

(1)尾蚴所致损害:尾蚴穿过人体皮肤可引起一过性皮炎,称尾蚴性皮炎。初次接触尾蚴者,尾蚴性皮炎反应不明显,重复接触者皮炎反应逐渐加重。致病原因是尾蚴穿皮的过程中其前钻腺分泌的蛋白水解酶引发的速发型(Ⅰ型)超敏反应,也有迟发型(Ⅳ型)超敏反应参与。其病理变化表现为局部皮肤毛细血管扩张、充血、水肿及中性粒细胞和单核细胞浸润等。患者在临床上可表现有局部皮肤瘙痒和丘疹等症状，严重者可伴有全身水肿和多形红斑。

（2）童虫所致损害：童虫在其移行过程中可引起所经脏器的一过性血管炎、毛细血管栓塞或破裂、局部细胞浸润和点状出血，尤以肺部为重，可引发肺炎和一些全身过敏反应。这可能与童虫抗原引发的超敏反应有关。患者常出现发热、咳嗽、痰中带血、嗜酸性粒细胞增多、一过性肺部浸润及全身不适等临床表现。

（3）成虫所致损害：成虫在静脉内寄生，一般无明显致病作用。少数可引起轻微的机械性损害，如静脉内膜炎和静脉周围炎。成虫的代谢产物和成虫不断更新的表膜，与相应抗体结合后在宿主体内亦可形成抗原抗体免疫复合物，沉积在相应组织和器官中诱发免疫复合物型（Ⅲ型）超敏反应，导致宿主组织损害（如血吸虫病性肾病等）。

（4）虫卵所致损害：血吸虫病的主要病变由虫卵所致，受累最严重的组织与器官是肠管和肝脏。当虫卵内毛蚴发育成熟后，卵内活毛蚴分泌 SEA，透过卵壳作用于周围的宿主组织，出现细胞浸润，形成虫卵肉芽肿（oval granuloma）。虫卵肉芽肿及肝纤维化（图 4-7）是导致慢性血吸虫病病变的主要原因，日本血吸虫病虫卵肉芽肿主要由 T 淋巴细胞介导的Ⅳ型超敏反应所致。

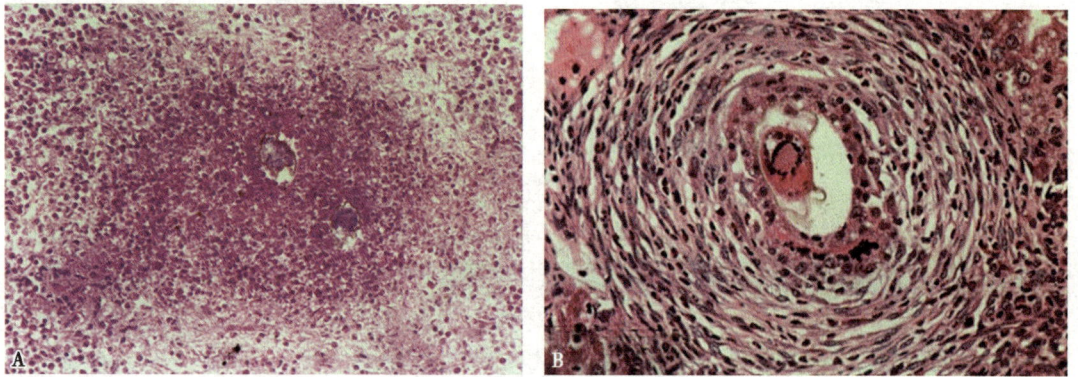

图 4-7　日本血吸虫病肝脏虫卵肉芽肿和肝纤维化

A. 急性虫卵肉芽肿，可见虫卵沉积周围红色颗粒状无结构的坏死组织以及大量嗜酸性粒细胞浸润；B. 肝纤维化，纤维性虫卵结节形成，成纤维细胞增生，胶原纤维形成，呈同心圆状排列。

日本血吸虫病虫卵肉芽肿的形成和发展与虫卵的发育有着密切关系。虫卵尚未成熟时，其周围的宿主组织无反应或反应轻微。当卵内毛蚴成熟后，不断地分泌 SEA，经卵壳上的微孔渗透到周围组织，经抗原提呈细胞如巨噬细胞吞噬处理，并提呈给 Th 细胞，同时分泌白细胞介素 -1（IL-1），激活 Th 细胞，产生多种淋巴因子，如嗜酸性粒细胞刺激素（ESP）、巨噬细胞游走抑制因子（MIF）、成纤维细胞刺激因子（FSF）、γ 干扰素、白细胞介素 -2（IL-2）等，除刺激相关细胞大量增殖外，还能促使嗜酸性粒细胞、巨噬细胞和成纤维细胞等向虫卵周围集聚，与淋巴细胞一起构成以虫卵为中心的虫卵肉芽肿。日本血吸虫产卵量大，虫卵常成簇沉积于组织内，所以虫卵肉芽肿的体积大。在肉芽肿的细胞成分中，嗜酸性粒细胞居多，并有许多浆细胞，常出现中心组织坏死形成嗜酸性脓肿（图 4-7）。SEA 也能通过 Th2 细胞因子，或直接刺激 B 细胞产生相应抗体，与其形成抗原抗体复合物，在虫卵周围形成嗜酸性的放射状棒状物，称何博礼现象（Hoeppli phenomenon）。

虫卵在宿主组织内可存活 22 天，随着虫卵内毛蚴的死亡，SEA 释放停止，坏死物质吸收，虫卵裂解或钙化，类上皮细胞、巨噬细胞及淋巴细胞在虫卵周围形成慢性组织肉芽肿。

最后成纤维细胞产生胶原纤维，肉芽肿逐渐纤维化。因此慢性期和晚期血吸虫病患者粪检难以查到虫卵，临床上常选用直肠黏膜活组织检查。血吸虫虫卵肉芽肿分布于肝门静脉分支末端、窦前静脉，故常形成窦前阻塞。在重度感染者，其门静脉周围出现广泛的纤维化，形成干线型肝纤维化（pipestem fibrosis），这是晚期血吸虫病特征性的病理变化。由于窦前静脉广泛阻塞，导致门静脉高压，患者在临床上表现为肝脾大，侧支循环形成，腹壁、食管及胃底静脉曲张，上消化道出血与腹水等症状，称为肝脾型血吸虫病。

2. 临床类型及表现 血吸虫病临床表现多种多样，主要取决于患者感染度、虫卵沉积部位、病理损害程度和宿主免疫状态等因素。根据病程变化及主要临床表现，本病通常可分为急性期、慢性期和晚期三种常见的临床类型及异位血吸虫病。

（1）急性血吸虫病：多见于约经40天潜伏期的初次感染者、慢性期或晚期血吸虫病急性发作的患者。临床上表现为畏寒、发热、多汗、淋巴结及肝大，常伴有肝区压痛，肝大左叶较右叶明显，质地较软、表面光滑；脾大常见于重症感染；可伴有食欲减退、恶心、呕吐、腹痛、腹泻、黏液血便或脓血便等；半数以上病例在发病后两周内有干咳，甚至伴有气促或胸痛，或并发游走性肺炎。重症患者可有神志迟钝、黄疸、腹水、高度贫血、消瘦等症状。患者除有皮疹外，还可能出现荨麻疹、神经血管性水肿、出血性紫癜、支气管哮喘等过敏反应。对于急性血吸虫病患者，临床上病原学诊断常选用粪便直接涂片法检查，以查获虫卵作为确诊依据。

（2）慢性血吸虫病：见于急性血吸虫病未能得到彻底治疗，或有感染而未出现过急性发作表现，逐渐演变成慢性血吸虫病。由于病情轻重不一，其临床表现可分为无症状型和有症状型两大类。前者又称隐匿型或亚临床型。患者一般无明显自觉症状，往往是在体检时被发现有轻度肝或脾大，但肝功能正常，经免疫学检查被发现；做直肠活组织检查或手术时病理检查发现虫卵而确诊。有症状者主要表现为全身乏力、腹痛、间歇性出现慢性腹泻或黏液血便等症状，体检时肝大者较为常见。一些患者可能伴有不同程度贫血、消瘦、营养不良及劳动能力显著减退等。

（3）晚期血吸虫病：晚期血吸虫病是指肝硬化后出现门静脉高压综合征、严重生长发育障碍或结肠显著肉芽肿性增生的血吸虫病患者。由于反复或大量感染，虫卵肉芽肿严重损害肝脏，出现干线型肝纤维化，临床上出现肝脾大、门静脉高压和其他综合征。根据主要临床表现，我国将晚期血吸虫病分为巨脾型、腹水型、结肠增殖型和侏儒型。

1）巨脾型：占晚期血吸虫病70%以上。脾下缘可达脐水平线以下，或向内侧肿大超过腹中线，此时多伴有食管下端静脉曲张。如果曲张的静脉破裂，可发生上消化道出血。少数患者亦可并发脾周围炎，可有脾区疼痛。巨脾患者均伴有脾功能亢进；白细胞减少，中度贫血与血小板减少。在肝功能代偿期，血浆白蛋白正常，丙种球蛋白增高，ALT正常。

2）腹水型：腹水是肝功能失代偿时的显著表现。腹水形成与门静脉阻塞、低白蛋白血症、肝淋巴循环障碍以及继发性醛固酮增多引起水、钠潴留有关。腹水程度轻重不等，可反复发作。高度腹水者可出现食后上腹部胀满不适、呼吸困难、脐疝、股疝、下肢水肿、胸腔积液和腹壁静脉曲张（图4-8）。此型容易出现黄疸。

3）侏儒型：系患者在儿童时期反复感染血吸虫，导致慢性或晚期血吸虫病，影响内分泌功能，其中以脑垂体前

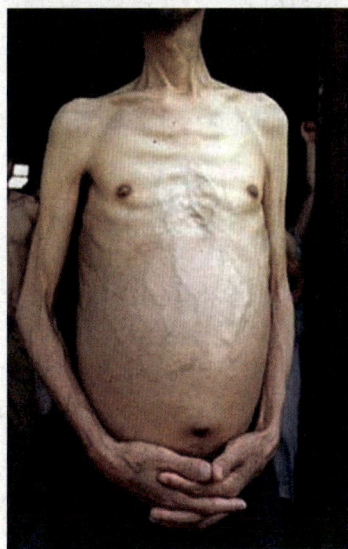

图4-8 晚期日本血吸虫病

叶和性腺功能不全最为明显。患儿身材呈比例性矮小,性器官不发育,男性睾丸细小,女性无月经来潮,为垂体型侏儒症。此型患者现已罕见。

4)结肠增殖型:患者以结肠病变为突出,可有左下腹痛,腹泻、便秘或便秘与腹泻交替出现。黏液便或血便,病变严重者可发生不完全性肠梗阻。一些临床研究发现,肠癌发生部位与血吸虫卵沉积及息肉形成有密切关系,认为肠壁组织在反复破坏增殖的基础上可诱发癌变。

(4)异位血吸虫病:重度感染时,童虫移行过程中可在门静脉系统以外的组织和器官寄生并发育为成虫,此为异位寄生。异位寄生的成虫产出的虫卵沉积于门静脉系统以外的器官或组织,也可引起虫卵肉芽肿反应,由此造成的损害称为异位损害或异位血吸虫病。造成血吸虫异位损害的方式及途径有以下三种情况:①进入肝内的虫卵越过肝窦至肝静脉,经肺进入体循环;②虫卵由门静脉系统经过门-体侧支循环进入体循环;③异位寄生的成虫产卵所引起的。最常见的异位血吸虫病有脑型、肺型、胃型和皮肤型血吸虫病。

1)脑型血吸虫病:由来自门静脉及侧支循环的血吸虫卵通过扩大的肺血管经左心进入脑部而引起。根据临床表现可分为急性型和慢性型。急性型主要表现为脑膜炎症状,如头痛、嗜睡、意识障碍、昏迷、痉挛、偏瘫和视力模糊等。慢性型发病主要由于虫卵肉芽肿在脑组织中形成及引起的脑部水肿,临床表现主要为癫痫、头痛、呕吐、暂时性意识丧失、语言障碍、偏瘫等。注意应与脑瘤相鉴别。应用吡喹酮治疗后症状减轻或消失,CT检查脑部肿块明显缩小,这些有助于作出正确判断。

2)肺型血吸虫病:肺部异位损害是虫卵通过肝窦或侧支循环进入肺组织所致。急性血吸虫病患者有40%~58%的人可见肺部实质性病变,临床表现为干咳,伴少量白色泡沫痰、偶可带血。有报道虫卵亦可引起肺源性心脏病。

3)胃型血吸虫病:由于门脉压力增高,虫卵可逆血流进入胃幽门静脉内,形成虫卵肉芽肿;或成虫寄生于胃幽门静脉内引起胃型血吸虫病,临床主要表现为上腹痛、上消化道大出血、胃穿孔和幽门梗阻等。

4)其他异位损害:尚有虫卵沉积于结膜、腮腺、甲状腺、乳房、心包、心肌、肾、肾上腺、腰肌、膀胱、输尿管、睾丸、附睾、卵巢、输卵管、子宫颈等造成损害的报道。

晚期血吸虫病患者因上消化道大出血而死亡者占50%以上,出血部位多为食管下段或胃底静脉。肝性昏迷占晚期患者总数的1.6%~5.4%,以腹水型为最多。晚期患者若并发肝性昏迷,病死率达70%以上。血吸虫病患者如并发乙型肝炎,常可促进和加重肝硬化的发生与发展,这可能与晚期患者的免疫功能明显下降有关。

3. 血吸虫感染的免疫

(1)血吸虫抗原:日本血吸虫是多细胞蠕虫,其生活史复杂,在人或哺乳动物等终宿主体内存在虫卵、尾蚴、童虫和成虫四个生活史阶段,不同虫期不但有共同抗原,同时也具有各自期特异性抗原。每个阶段的虫体代谢产物、表膜抗原及死亡虫体裂解产物均具有较强的免疫原性。这些表膜抗原、分泌排泄抗原和可溶性虫卵抗原等进入宿主血液循环,统称为循环抗原(circulating antigen,CAg)。CAg的存在提示体内有活虫存在,其检测对于判定现症感染和感染度以及疗效考核具有重要价值。在血吸虫复杂的抗原池中,SEA是引发血吸虫病免疫病理反应和免疫调控中最主要的抗原,它除了引发超敏反应在虫卵周围形成组织肉芽肿,也是引起宿主Th2型免疫偏移的主要成分。此外在免疫诊断中检测血吸虫特异性抗体采用的最佳组分抗原是SEA。

(2)免疫应答:血吸虫侵入宿主后,尾蚴、童虫、成虫和虫卵等各虫期抗原物质均可使宿主免疫系统致敏并引起免疫应答。宿主对血吸虫感染的免疫应答包括固有免疫和获得性免疫应答。其中固有免疫是宿主抵抗血吸虫感染的第一道屏障,反应迅速,但特异性较差。人类对血吸虫的获得性免疫应答可能主要为抗体依赖细胞介导的细胞毒性反应（ADCC），所涉及的抗体主要有 IgG 和 IgE，效应细胞则主要包括嗜酸性粒细胞、巨噬细胞、中性粒细胞和肥大细胞。ADCC 的主要作用对象是幼龄童虫，而对体内的成虫无效。因此，再感染时童虫被清除的部位主要为皮肤和肺。血吸虫感染早期产生的针对血吸虫特异性抗原的获得性免疫应答，与宿主抵抗再感染的免疫保护力有关，主要表现为对再次入侵的童虫具有一定的杀伤作用，而对原发感染的成虫不起杀伤作用，这种原发感染继续存在，而对再感染具有一定免疫力的现象称为伴随免疫（concomitant immunity）。一旦清除了这些成虫，则宿主对再感染的相对免疫力亦逐渐消失。因此流行区人群在有效化疗后常出现再感染。血吸虫感染的获得性免疫应答具有年龄依赖性，即再感染率和再感染强度随年龄增大而降低。

（3）免疫调节：与大多数的蠕虫感染一样，血吸虫感染主要引起显著的 Th2 型免疫应答，从而造成宿主免疫下调，使感染出现慢性化。但比较特殊的是，在血吸虫尾蚴经皮肤入侵机体后，在感染的前 5 周，首先诱导机体的初始免疫应答主要是 Th1 型免疫应答，在此期间，尾蚴发育为童虫，并在体内移行，最后定居于门静脉 - 肠系膜静脉内，同时逐渐发育为成虫。然而，当血吸虫成虫雌雄交配，虫卵开始产生之后，Th2 型免疫应答逐渐增强，同时 Th1 型免疫应答逐渐减弱，最终 Th1 型优势免疫应答逐渐被转换为 Th2 型优势免疫应答。Th1 和 Th2 型免疫应答的平衡问题，与血吸虫的生长发育阶段密切相关，最新研究表明，Treg、Th17 和 Tfh 细胞亚群也在血吸虫感染宿主后的免疫应答和免疫平衡的调节中发挥重要作用，机体的免疫调节效应既是保证血吸虫能够在宿主体内存活、生长和发育而不被宿主体内的免疫系统所损伤的关键，同时也对血吸虫造成的病理损害程度的控制具有重要的意义。

（4）免疫逃避：血吸虫成虫能在宿主体内长期存活和产卵，逃避宿主的免疫攻击，这种现象称为免疫逃避（immune evasion）。血吸虫逃避宿主免疫攻击的机制目前尚不完全清楚，可能包括诱导封闭抗体、抗原伪装和抗原模拟、表面受体和表膜改变、干扰补体作用、直接裂解抗体、虫源性分子的免疫调节作用等。

【诊断】

1. 病原学检查　从粪便内检出虫卵或孵化毛蚴，以及做直肠黏膜活组织检查检获虫卵和虫卵肉芽肿，是确诊血吸虫病的依据。常用的病原学检查方法有粪便直接涂片法、定量透明法、改良加藤厚涂片法、重力沉淀集卵法或尼龙袋集卵法、毛蚴孵化法等。经过数十年的血吸虫病防治，我国疫情已得到控制，患者粪便中虫卵数少，病原学检查特别是直接涂片法，常常会漏检，故诊断效果不理想。从慢性和晚期血吸虫病患者的粪便中查获虫卵相当困难，可通过直肠或乙状结肠镜自病变处或可疑病变处采取肠黏膜组织，发现沉积于黏膜中的虫卵，并依据虫卵的死活以确定患者的感染状况。

2. 免疫学检查　20 世纪 50 年代起使用的免疫学诊断是皮内试验，然后是尾蚴膜反应和环卵沉淀试验法（circumoval precipitin test，COPT），后又出现了间接红细胞凝集试验（IHA）、乳胶凝集试验（latex agglutination test，LAT）和酶联免疫吸附试验（ELISA），以后又发展了各种基于经典酶联免疫吸附试验（ELISA）的免疫学方法，如斑点 -ELISA（dot-ELISA）、PVC-ELISA、斑点免疫胶体金渗滤试验（DIGFA）以及快速试纸法（dipstick assay）等。在基层防疫机构，间接血凝试验（IHA）和酶联免疫吸附试验（ELISA）仍是首选的免疫学检测方法。目前利用纯化抗原、单克隆抗体和重组抗原诊断血吸虫病已逐渐成为免疫学诊断研究的重点。

（1）检测抗体：常用的方法有间接血凝试验（IHA）、酶联免疫吸附试验（ELISA）、快速试纸法等，这些方法具有快速、简便和经济等优点，适用于现场查病。但由于血清抗体在患者治愈后仍能存在较长的时间，因此检测抗体的方法不能区分是现症感染还是既往感染，也无法用于疗效考核。

（2）检测循环抗原：血吸虫循环抗原的检测可反映活动性感染、评估虫体负荷和考核疗效。由于循环抗原在体液中的含量通常很低，一般方法难以检出，目前常用的方法基本上类同于检测抗体的各种酶联免疫吸附试验（ELISA），只不过是用单克隆或多克隆抗体代替抗原包被反应板。初步评估认为，对慢性轻度感染者，检测循环抗原方法的灵敏度为60%～81%，治愈1年后90%患者的循环抗原转阴。用鸡抗体IgY代替IgG用于血吸虫抗原检测以及免疫磁珠技术为进一步提高抗原检测技术提供了可能。

3. 分子生物学诊断 随着血吸虫全基因组序列的解析，以检测血吸虫特异性核酸序列为靶标的分子生物学检测方法逐渐普及。正在研究的检测靶序列有日本血吸虫逆转录子 *SjR2* 序列、日本血吸虫基因组 *SjG28* 基因、血吸虫核糖体 DNA、线粒体 DNA 等，采用的方法主要有 PCR、real-time PCR、环介导等温扩增（loop-mediated isothermal amplification，LAMP）法和重组酶聚合酶扩增技术（recombinase polymerase amplification，RPA）等。

【流行】

1. 流行概况 我国长江流域及其以南的湖南、湖北、江西、安徽、江苏、云南、四川、浙江、广东、广西、上海、福建、重庆等13个省、自治区、直辖市曾经是日本血吸虫病严重流行区。新中国成立后，经过70余年的积极防治，我国血吸虫病疫情得到控制。根据中国疾病预防控制中心寄生虫病预防控制所李石柱等报道，2023年全国共开展居民血吸虫病免疫学检查4 216 643例，阳性47 794例；开展病原学检查184 216例，阳性4例；全国尚存晚期血吸虫病患者27 768例。截至2023年年底，上海、浙江、福建、广东、广西等5个省（自治区、直辖市）继续维持血吸虫病消除状态，四川省、江苏省继续维持传播阻断标准，云南省、湖北省于2020年达到传播阻断标准，安徽省、江西省、湖南省于2023年达到传播阻断标准。

2. 流行环节

（1）传染源：日本血吸虫病是人兽共患寄生虫病。传染源包括感染日本血吸虫的人、多种家畜及野生动物。在我国，自然感染日本血吸虫的家畜有黄牛、水牛、山羊、绵羊、马、骡、驴、猪、犬、猫及兔等10余种，其中以黄牛和水牛最为重要；野生动物有褐家鼠、野兔、野猪等30余种。由于保虫宿主种类繁多，分布广泛，防治工作难度较大。在流行病学上，患者和病牛是重要的传染源。

（2）传播途径：血吸虫病在人群中的传播包括含虫卵的粪便污染水源、水体中有钉螺滋生以及人体由于生产和生活劳动与疫水接触三个重要环节。除了中间宿主钉螺的存在是必需条件，人类在生产或生活劳动过程中接触含有尾蚴的疫水是感染的重要因素。湖北钉螺（*Oncomelania hupensis*）属两栖淡水螺类，是日本血吸虫唯一的中间宿主。钉螺雌雄异体，螺壳小，圆锥形，有6～8个右旋的螺层，长10mm左右，宽3～4mm，壳口为卵圆形，外缘背侧有一粗的隆起，称唇嵴。在平原地区螺壳表面具纵肋，称肋壳钉螺；在山丘地区表面光滑，称光壳钉螺。

钉螺在自然界生存的基本条件是适宜的温度、水、土壤和植物。摄取的食物包括腐败的植物、藻类、苔藓等。寿命一般为1～2年。在适宜的条件下钉螺多在泥土表面生活，主要在春季产卵，幼螺在温暖多雨的4～6月份出现季节消长高峰。肋壳钉螺主要滋生在湖沼型及水网型疫区的水流缓慢、杂草丛生的洲滩、湖汊、河畔、水田、沟渠边等。光壳钉螺滋生在山丘型疫区的小溪、山涧、水田、河道及草滩等处。患者和病畜的感染分布与钉螺的自然分布是一致的。

（3）易感者：人群不论年龄、性别和种族，对日本血吸虫皆易感。在多数流行区，感染者年龄通常为11～20岁。但在流行区，人群对血吸虫再感染的感染度随年龄的增加而降低。

3. 流行因素 包括自然因素和社会因素两方面。自然因素主要是影响血吸虫生长发育和钉螺生存的自然条件,如地理环境、气温、水质、土壤和植被等。社会因素包括政治、经济、文化、生产活动、生活习惯等。卫生状况和全民卫生保健制度对防治血吸虫病十分重要。

4. 流行区类型 我国血吸虫病流行区,根据地理环境、钉螺分布以及流行病学特征可分为三种类型,即平原水网型、山区丘陵型和湖沼型。

(1)平原水网型:主要分布在长江和钱塘江之间的平原地区,如上海、江苏、浙江等地。这类地区气候温和、雨量充沛、河道密如蛛网,水流缓慢,土壤肥沃,河岸杂草丛生,钉螺沿河岸呈线状分布。此区占全国钉螺总面积的7.9%。

(2)湖沼型:主要分布在长江中下游的湖北、湖南、安徽、江西和江苏5省的长江沿岸和湖泊周围。这些地区存在着滋生钉螺的大片冬陆夏水的洲滩,钉螺分布面积大,呈片状分布,占全国钉螺总面积的82.1%,为当前我国血吸虫病流行的主要地区。

(3)山区丘陵型:主要在我国西南部的四川、云南等地的山区。该地区地形复杂,包括高山、丘陵、平坝等,水系受地形阻隔,钉螺沿水系分布,疫区有明显局限性,消灭钉螺较难。占全国钉螺总面积的10%。

【防治】 血吸虫疫苗的研究经历了灭活疫苗、致弱活疫苗、亚单位疫苗、抗独特型疫苗以及基因工程疫苗的研究和探索过程,但是至今尚无实用的重组疫苗应用于现场防治。目前我国防治血吸虫病的指导思想是:综合治理,科学防治,因地制宜,分类指导。即以控制传染源为主的综合防治策略,主要通过查治患者和病畜、消灭钉螺、加强粪便管理和保护水资源、做好个人防护等几个方面进行综合防治。

1. 查治患者和病畜 在流行区要经常对易感者或可疑者(包括病畜)进行普查或诊查,一旦查出患者和病牛要给予及时的治疗。吡喹酮具有毒性低、疗程短、疗效高、使用方便等优点,是当前治疗各期血吸虫病的首选药物。也可选用呋喃丙胺等。

2. 消灭钉螺 消灭钉螺是切断传播途径的关键,可采用生态灭螺,如开展以水利和农田基本建设为主的灭螺项目或采用药物灭螺的方法。目前世界卫生组织推荐使用的化学灭螺药为氯硝柳胺。在短期内不易消灭钉螺的湖沼、洲滩地区,采用建立"安全带"的方法,即在人畜常到的地带(亦称易感地带)反复灭螺,以达到预防和减少感染的目的。

3. 加强粪便管理和保护水资源 建造无害化粪池,推广沼气池,使人畜粪便得到无害化处理后,提供农田使用,以防止血吸虫卵污染水体而感染钉螺。另外,结合农村卫生建设规划,因地制宜地建设安全供水设施,降低传播血吸虫病的危险性等。

4. 做好个人防护 加强卫生健康宣传,引导人们改变自己的生产、生活方式,对预防血吸虫的感染具有十分重要的意义。对于在流行区从事各种生产活动的人,如必须与疫水接触,可使用防护衣裤和长筒胶鞋;也可事先涂擦邻苯二甲酸二丁酯软膏等皮肤防护药物,以防血吸虫尾蚴的侵入;也可服用蒿甲醚和青蒿琥酯预防血吸虫病,实验室和现场研究显示,蒿甲醚和青蒿琥酯对童虫有很好的杀伤作用,可达到早期治疗的目的。

附:尾蚴性皮炎

有些血吸虫寄生于鸟类或哺乳动物,但其尾蚴也可钻入人体引起皮肤超敏反应,称为尾蚴性皮炎(cercarial dermatitis)。在美国、加拿大等地区许多人因游泳而感染,故称本病为游泳者痒症(swimmer's itch),日本人称其为"湖岸病"。在我国,本病主要流行于水稻种植区,故又称稻田性皮炎(rice-paddy dermatitis)。

目前已知能引起尾蚴性皮炎的血吸虫虫种很多,我国常见的有毛毕属(*Trichobilharzia*)和东毕属(*Orientobilharzia*)的血吸虫。毛毕属血吸虫如包氏毛毕吸虫(*T. paoi*),成虫阶段在终末宿主鸭体内生长发育,所产虫卵随鸭粪排到体外。中间宿主是椎实螺,尾蚴发育成熟后自螺体逸出,分布在水中自由生活。东毕属吸虫如土耳其斯坦东毕血吸虫(*O. turkenstanica*),

成虫寄生在牛、羊等家畜体内。中间宿主也是椎实螺，尾蚴发育成熟后自螺体逸出，分布在水面下数厘米处，其大小和形态与日本血吸虫尾蚴相似。当人在稻田中或池塘内接触、感染上述尾蚴，便可发生尾蚴性皮炎。

尾蚴性皮炎属Ⅰ型和Ⅳ型超敏反应。尾蚴侵入皮肤后1小时～2天，入侵部位会出现刺痒等症状，继而出现点状红斑和小米粒大小突出的丘疹。1～2天内，丘疹可发展至绿豆大小，周围有红晕及水肿，也可形成风疹团。如搔破皮肤，可出现继发感染。反应一般在3～4天达高峰，1周左右消散。

在我国，尾蚴性皮炎主要分布于黑龙江、吉林、辽宁、江苏、上海、福建、广东、湖南、四川等省（直辖市）。不同地区因气候条件、媒介螺的生态、尾蚴发育时间以及人们生活、耕作和劳动方式的不同，皮炎的流行季节也有差异。

防治尾蚴性皮炎可根据各地具体情况采取相应的有效措施。①局部止痒可用5%～10%甲酚皂溶液、复方炉甘石洗剂、1%～5%樟脑酒精、硫黄软膏涂擦。症状重者可服用抗过敏药物。②加强牛粪、禽粪的管理，禁止家鸭入水田，防止污染水体。③结合农田管理，可采取物理、化学等方法灭螺。④做好个人防护措施，在流行季节，下田劳动时可穿戴橡胶手套、高筒靴或涂擦防护剂，如邻苯二甲酸二丁酯软膏、松香软膏或松香酒精等。

（杨胜辉）

第三节　疟原虫

疟原虫（*Plasmodium*）是疟疾（malaria）的病原体。寄生人体的疟原虫有5种，分别为间日疟原虫（*Plasmodium vivax*）、恶性疟原虫（*P. falciparum*）、三日疟原虫（*P. malariae*）、卵形疟原虫（*P. ovale*）和诺氏疟原虫（*P. knowlesi*）。

疟疾是一种古老的疾病，在我国《黄帝内经》中就有较详细的记述。我国古代称疟疾为"瘴气"；国外古籍称之为"bad air"，而malaria一词则由"mal"（不良）"aria"（空气）组合而成，认为疟疾是由一种恶浊的气体引起的。而疟疾的病原体——疟原虫直到1880年才由法国学者Laveran在恶性疟疾患者血液中发现；1897年，英国军医Ross证实了按蚊是疟疾的传播媒介，Ross与Laveran因而分别获得了1902年、1907年的诺贝尔生理学或医学奖。我国学者屠呦呦研究员亦因抗疟药青蒿素的发现于2015年获得诺贝尔生理学或医学奖。

【形态】　疟原虫在人体肝细胞内、红细胞内以及按蚊体内的形态各不相同。因疟原虫的致病和疟疾的病原学诊断都与红细胞内期有关，故需熟悉红细胞内期疟原虫的形态结构。疟原虫经瑞氏或吉姆萨染色后，胞质为天蓝或深蓝色，胞核呈紫红色，疟色素（malarial pigment）呈棕黄色、棕褐色或黑褐色。五种人体疟原虫的基本结构相同，但各期形态又有差异。除了疟原虫本身的形态特征不同，被不同种的疟原虫寄生的红细胞形态也会发生变化（表4-4），这种变化可帮助人们鉴别疟原虫的种类。

1. 疟原虫在红细胞内发育各期形态　疟原虫在红细胞内生长、发育、繁殖，形态变化很大，按发育先后顺序一般分为三个主要发育期。

（1）滋养体：为疟原虫在红细胞内最早出现的摄食、生长和发育阶段。按发育先后，又分为早期滋养体和晚期滋养体。早期滋养体胞核小、胞质少，中间有空泡，虫体多呈环状，故又称环状体（ring form）。随后虫体长大，胞质增多，有伪足伸出，胞质中开始出现疟色素。并且被寄生的红细胞形态发生相应的变化，此时称为晚期滋养体，亦称为大滋养体。

（2）裂殖体：大滋养体发育成熟，虫体变圆，胞质内空泡消失，核开始分裂，称未成熟裂殖体（immature schizont），又称早期裂殖体。之后核继续分裂，胞质随之分裂，每一个核都被部分胞质包裹,形成裂殖子(merozoite),疟色素渐趋集中,含有裂殖子的虫体称为成熟裂殖体(mature schizont)。

(3)配子体:疟原虫经过数次裂体增殖后,部分裂殖子侵入红细胞中发育长大,核增大而不再分裂,胞质增多而无伪足,最后发育为圆形、卵圆形或新月形的个体,称为配子体。配子体有雌、雄(或大小)之分;雌(大)配子体虫体较大,胞质致密,疟色素多而粗大,核致密而偏于虫体的一侧或居中;雄(小)配子体虫体较小,胞质稀薄,疟色素少而细,核疏松,常位于虫体中央(图4-9)。

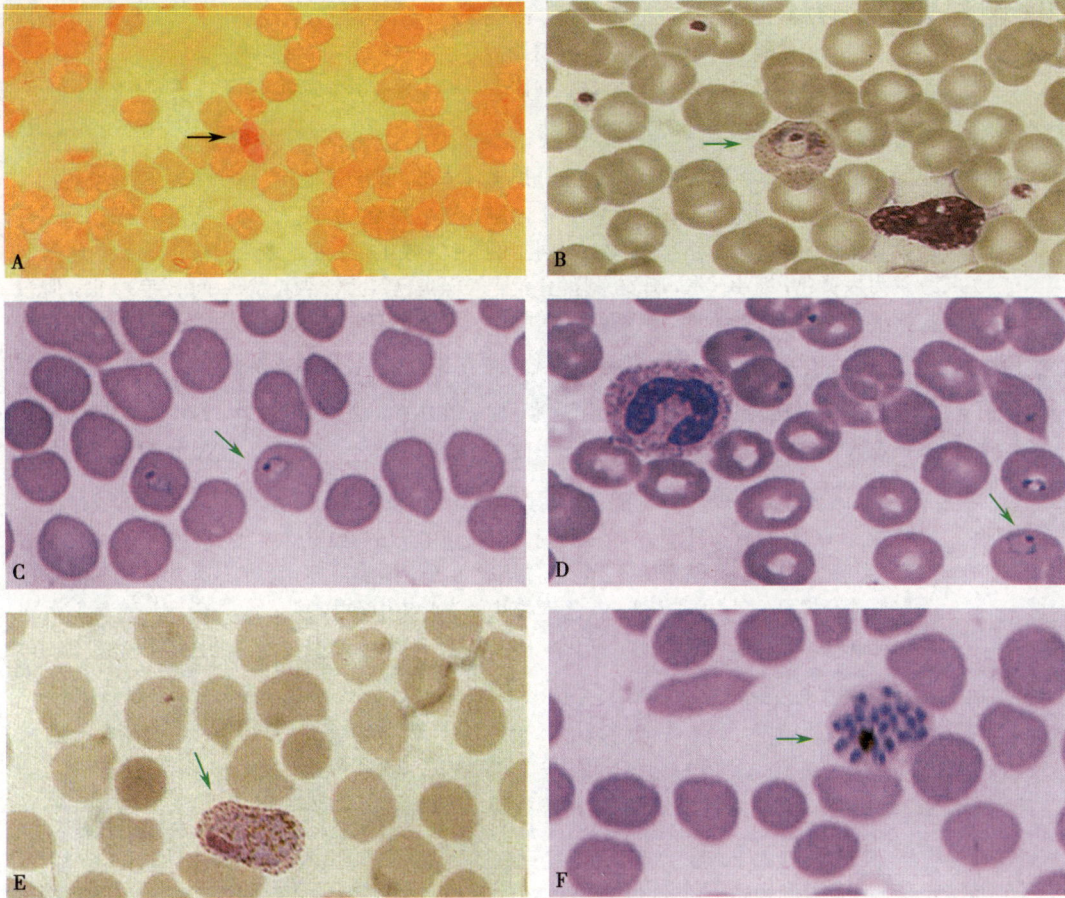

图 4-9　疟原虫红细胞内期形态

A.恶性疟原虫雌配子体;B.间日疟原虫大滋养体;C、D.间日疟原虫环状体;E.间日疟原虫雌配子体;
F.间日疟原虫裂殖体。

2. 薄血膜中人体疟原虫的形态比较　见表4-4。

【生活史】　寄生人体的疟原虫生活史基本相同,需人和雌性按蚊两种宿主,具有无性生殖和有性生殖两个世代。无性生殖在人体内进行,有性生殖起始于人体而在雌性按蚊体内完成。现以间日疟原虫生活史为例(图4-10)介绍如下。

1. 在人体内的发育　分为红细胞外期(肝细胞内)和红细胞内期(红细胞内)两个时期。

(1)红细胞外期(exo-erythrocytic stage):简称红外期,当唾液腺中带有成熟子孢子的雌性按蚊刺吸人血时,子孢子随唾液进入人体,约经30分钟后随血流侵入肝细胞,进行发育,形成红细胞外期裂殖体。成熟的红外期裂殖体内含有数以万计的裂殖子。裂殖子胀破肝细胞后释出,一部分裂殖子被巨噬细胞吞噬,其余部分侵入红细胞,开始红细胞内期的发育。

表4-4 薄血膜中人体疟原虫的形态比较

鉴别点	间日疟原虫	恶性疟原虫	三日疟原虫	卵形疟原虫
被寄生的红细胞变化	除环状体外,其余各期均胀大,常呈长圆形或多边形,色淡;滋养体期开始出现鲜红色的薛氏点	大小正常或略缩小,颜色正常或略深;可有数颗粗大紫红色的茂氏点	大小正常或略缩小,颜色无改变;偶见少量、淡紫色、微细的齐氏点	多数为卵圆形,部分变长形,色淡、边缘呈锯齿状;薛氏点较间日疟粗大,且环状体期已出现
环状体（早期滋养体）	胞质淡蓝色,环较大,约为红细胞直径的1/3;核1个,偶有2个;红细胞内只含1个原虫,偶有2个	环纤细,约为红细胞直径的1/5;核1~2个;红细胞内可含2个以上原虫;虫体常位于红细胞边缘	胞质深蓝色,环较粗壮,约为红细胞直径的1/3;核1个;红细胞内很少含有2个原虫	似三日疟原虫
大滋养体（晚期滋养体）	核1个;胞质增多,形状不规则,有伪足伸出,空泡明显;疟色素为棕黄色,细小杆状,分散在胞质内	一般不出现在外周血液,主要集中在内脏毛细血管。体小,圆形,胞质深蓝色;疟色素为黑褐色,集中	体小,圆形或带状,空泡小或无,亦可呈大环状;核1个;疟色素为深褐色、粗大、颗粒状,常分布于虫体边缘	体较三日疟原虫大,圆形,空泡不显著;核1个;疟色素似间日疟原虫,但较少、粗大
未成熟裂殖体	核开始分裂,胞质随着核的分裂渐呈圆形,空泡消失;疟色素开始集中	外周血不易见到。虫体仍似大滋养体,但核开始分裂;疟色素集中	体小,圆形,空泡消失;核开始分裂;疟色素集中较迟	体小,圆形或卵圆形,空泡消失;核开始分裂;疟色素集中较迟
成熟裂殖体	虫体充满胀大的红细胞,裂殖子12~24个,排列不规则;疟色素集中	外周血不易见到。裂殖子8~36个,排列不规则;疟色素集中成团	裂殖子6~12个,常为8个,排成一环;疟色素常集中在中央	裂殖子6~12个,通常8个,排成一环;疟色素集中在中央或一侧
雌配子体	虫体圆形或卵圆形,占满胀大的红细胞,胞质蓝色;核小,致密,深红色,偏向一侧;疟色素分散	新月形,两端较尖,胞质蓝色;核结实,深红色,位于中央;疟色素黑褐色,分布于核周围	如正常红细胞大,圆形;胞质深蓝色;核较小致密,深红色,偏于一侧;疟色素多而分散	虫体似三日疟原虫,疟色素似间日疟原虫
雄配子体	虫体圆形,胞质蓝而略带红色;核大,疏松,淡红色,位于中央;疟色素分散	腊肠形,两端钝圆,胞质蓝而略带红色;核疏松,淡红色,位于中央;疟色素分布核周	略小于正常红细胞,圆形;胞质浅蓝色;核较大,疏松,淡红色,位于中央;疟色素分散	虫体似三日疟原虫,疟色素似间日疟原虫

间日疟原虫完成红细胞外期发育所需时间约为8天,恶性疟原虫约为6天,三日疟原虫为11~12天,卵形疟原虫为9天。目前认为间日疟原虫和卵形疟原虫的子孢子具有速发型子孢子（tachysporozoite,TS）和迟发型子孢子（bradysporozoites,BS）两种类型。当子孢子进入肝细胞后,速发型子孢子继续发育完成红外期的裂体增殖,而迟发型子孢子视虫株的不同,需经过一段或长或短（数月至年余）的休眠期后,才能完成红外期的裂体增殖。此种子孢子被称为休眠子（hypnozoite）。恶性疟原虫和三日疟原虫无休眠子。

（2）红细胞内期（erythrocytic stage）：简称红内期。不同种疟原虫对红细胞的选择性不同,间日疟原虫和卵形疟原虫主要寄生于网织红细胞,三日疟原虫多寄生于较衰老的红细胞,而恶性疟原虫可寄生于各发育期的红细胞。

1）红细胞内期裂体增殖：红外期的裂殖子从肝细胞释放出来，进入血液后很快侵入红细胞。先形成环状体，摄取营养，生长发育，经大滋养体、未成熟裂殖体，最后形成含有一定数量裂殖子的成熟裂殖体。成熟裂殖体破裂后，裂殖子释出，一部分被巨噬细胞吞噬，其余再侵入其他正常红细胞，重复红细胞内期的裂体增殖过程。完成一代红细胞内期裂体增殖所需要的时间称红内期裂体增殖周期，间日疟原虫约需 48 小时，恶性疟原虫约需 36～48 小时，三日疟原虫为 72 小时，卵形疟原虫为 48 小时。恶性疟原虫的环状体在外周血液中经十几个小时的发育后，逐渐隐匿于内脏和皮下脂肪的毛细血管中，继续发育成大滋养体和裂殖体，故这两个时期在外周血液中一般不易见到。

2）配子体形成：疟原虫经过数代红内期裂体增殖后，部分裂殖子侵入红细胞后不再进行裂体增殖，而是发育为雌、雄配子体。配子体在人体内可存活 30～60 天，其进一步发育需在蚊胃中进行。

2. 在按蚊体内的发育 包括在按蚊胃腔内进行的有性生殖，即配子生殖（gametogony）和在按蚊胃壁进行的无性生殖，即孢子增殖（sporogony）两个阶段。

（1）配子生殖：当雌性按蚊刺吸患者或带虫者血液时，在红细胞内发育的各期疟原虫随血液进入蚊胃，仅雌、雄配子体能在蚊胃内继续发育，其余各期原虫均被消化。在蚊胃内，雄配子体在蚊胃中经"出丝"生成雄配子（male gamete），钻进由雌配子体发育成的雌配子（female gamete）内，形成合子。合子变长，能动，成为动合子（ookinete）。动合子穿过蚊胃壁上皮细胞或其间隙，在蚊胃基底膜下形成圆球形的卵囊。卵囊长大，囊内的核和胞质反复分裂进行孢子增殖。

（2）孢子增殖：卵囊内形成数以万计的子孢子。子孢子随卵囊破裂释出或由囊壁钻出，经血淋巴集中于按蚊的唾液腺，发育为成熟子孢子。当受染按蚊再吸血时，子孢子即可随唾液进入人体，又开始在人体内发育（图 4-10）。疟原虫在按蚊体内发育成熟所需时间各不相同（表 4-5）。

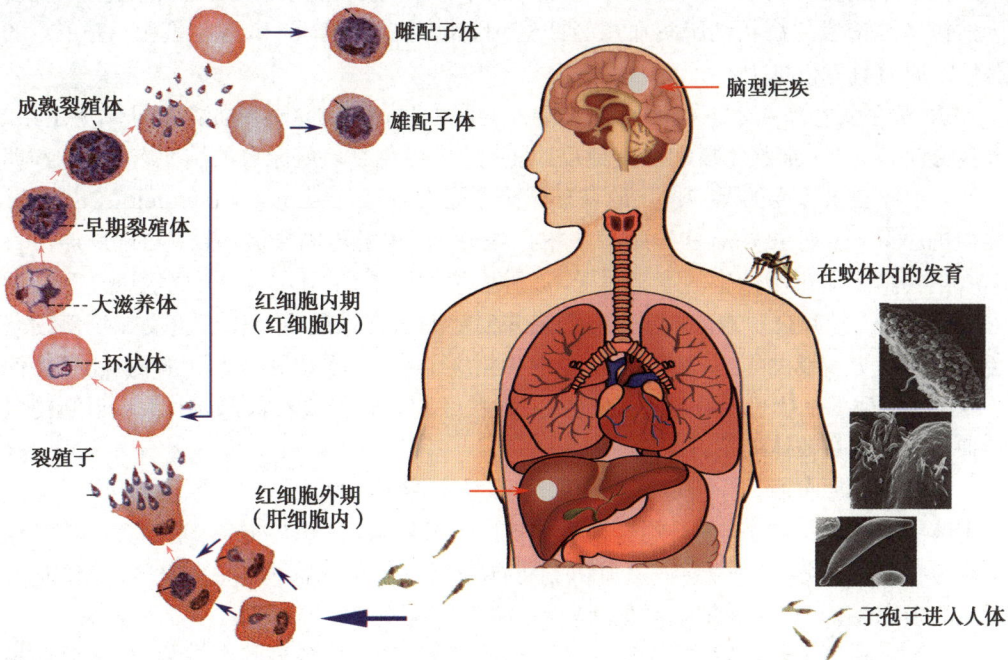

图 4-10　间日疟原虫生活史

3. 人体主要疟原虫生活史的比较 见表 4-5。

表4-5　四种人体疟原虫生活史比较

鉴别点	间日疟原虫	恶性疟原虫	三日疟原虫	卵形疟原虫
红外期发育时间（速发型）/d	6～8	5～7	12～16	9
红外期裂殖子数目/个	12 000	40 000	15 000	15 400
红内期发育周期/h	48	36～48	72	48
红内期发育场所	外周血	环状体和配子体在外周血，其余各期在皮下脂肪及内脏毛细血管	外周血	外周血
选择红细胞类型	网织红细胞	各期红细胞	较衰老红细胞	网织红细胞
无性体与配子体出现于外周血中的相隔时间/d	2～5	7～11	10～14	5～6
复发、再燃	有复发和再燃	无复发、有再燃	无复发、有再燃	有复发和再燃
被寄生红细胞变化	滋养体期开始胀大，色淡，出现薛氏点	大小正常或略缩小，紫蓝色边缘常皱缩，常见有粗大茂氏点	大小正常，有时缩小，颜色无改变，偶可见齐氏点	略胀大，色淡，薛氏点较间日疟原虫寄生红细胞的粗大，在环状体期即出现
蚊体内发育时间（25～27℃）/d	9～10	10～12	25～28	14～16

【疟疾免疫】

1. 固有免疫　由于种族的遗传性不同，宿主对某种疟原虫种不易感。90% 以上的西非黑人因红细胞上先天缺少间日疟原虫入侵所需的 Duffy 血型抗原，故对间日疟原虫有抗性。由于遗传基因造成的镰状细胞贫血患者或红细胞缺乏葡萄糖 -6- 磷酸脱氢酶（G6PD）的人对恶性疟原虫具有抵抗力。

2. 适应性免疫　人体感染疟原虫或接种疟原虫疫苗后，抗原物质刺激机体免疫系统，诱导免疫应答，产生细胞免疫和体液免疫，即为适应性免疫。疟原虫的抗原有种、株和期的特异性。疟原虫最重要的保护性抗原有环子孢子蛋白（circumsporozoite protein，CSP）、肝细胞表面抗原等。疟原虫抗原首先刺激 T 淋巴细胞，产生淋巴因子激活巨噬细胞，通过直接吞噬或主要由 Th1 细胞产生的细胞因子，如肿瘤坏死因子（TNF-α）、γ 干扰素（IFN-γ）、活性氧（OH^-、H_2O_2、NO、O^{2-}）等，破坏受染细胞并使疟原虫变性死亡。体液免疫在疟疾的获得性免疫中有十分重要的作用，中和抗体能中和相应子孢子，阻止其侵入肝细胞，还能促使裂殖子凝集；调理素抗体可增强巨噬细胞或中性粒细胞吞噬受染红细胞的作用；阻断传播抗体能抑制疟原虫在蚊体内发育。

人体感染疟原虫后，产生抗疟原虫免疫力，但不能消除体内全部疟原虫，感染者血液内原虫密度维持低水平状态，一旦用药物清除体内残存原虫，此免疫力便逐渐消失，这种免疫状态称带虫免疫。疟原虫的免疫逃避机制可能与其寄生于细胞内、抗原变异、等位基因编码抗原的多态性、多克隆 B 细胞活化、诱导宿主产生免疫抑制等有关。

【致病】　疟原虫的致病与入侵的虫种、虫株、数量和人体免疫状态有关，致病阶段是红细胞内裂体增殖期。

1. 潜伏期　从疟原虫侵入人体到出现疟疾发作的时间为潜伏期。它包括疟原虫红细胞外期发育成熟所需时间，与疟原虫经数代红细胞内期裂体增殖，使血液中达到一定数量的疟原虫所需时间；若经输血感染疟疾则只包括红细胞内期裂体增殖的时间。潜伏期的长短主要取决于疟原虫的种、株生物学特性，但与子孢子的数量与机体免疫力以及服用抗疟药等也有关系。一般间日疟潜伏期短者为 11～25 天，长者为 6～12 个月，个别可长达 625 天。恶性疟潜伏期为 7～27 天，三日疟潜伏期为 18～35 天。当侵入人体的疟原虫数量多，或经输血输入大量无性体，或机体免疫力降低时，潜伏期通常较短；服抗疟药者潜伏期可能延长。

2. 疟疾发作（paroxysm） 疟疾发作的前提是血液中疟原虫必须达到一定的数量。引起疟疾发作的血液中疟原虫数量的最低值称为发热阈值（threshold）。此阈值因疟原虫种株的不同、宿主免疫力和耐受力的差别有一定差异。如间日疟原虫为每 1µl 血液中 10～500 个，恶性疟原虫为 500～1 300 个。典型的疟疾发作表现为周期性的寒战、发热和出汗退热三个连续阶段。疟疾发作初期，机体外周血管收缩以减少散热，此时全身颤抖，皮肤呈鸡皮样，面色苍白，口唇与指甲发紫，为寒战期，即使在盛夏，盖多床棉被也觉得冷。约经 1～2 小时后体温上升，可达 39～40℃，外周血管扩张，颜面绯红，皮肤灼热，进入发热期。体温高低与疟原虫的种株特性、原虫密度及机体免疫力有关。发热期患者可伴有剧烈头痛，全身酸痛。小儿或病重成人有时可发生惊厥、谵妄或昏迷。约经 4～6 小时或更长时间，进入多汗期，大汗淋漓，体温急剧下降，患者感乏力。疟疾发作周期与疟原虫红细胞内期裂体增殖周期一致。典型的间日疟和卵形疟为 48 小时发作一次；三日疟为 72 小时发作一次；恶性疟 36～48 小时发作一次。若寄生的疟原虫增殖不同步时，发作间隔则无规律，如初发患者；不同种的疟原虫混合感染时或有不同批次的同种疟原虫重复感染时，发作也多不典型；此外，儿童病例，发作也不典型。发作的次数主要取决于治疗适当与否，以及人体免疫力增长的速度，未经治疗的一个无免疫力的初发患者，可连续发作数次或十余次。若无重复感染，随着发作次数的增多，人体对疟原虫产生免疫力，大部分原虫被消灭，发作自行停止。

疟疾发作是由于疟原虫红内期裂殖体成熟，将寄生的红细胞胀裂，释放的裂殖子、代谢产物及红细胞碎片进入血流，其中一部分被巨噬细胞吞噬，刺激这些细胞产生肿瘤坏死因子（TNF-α）、白细胞介素 -1（IL-1）等内源性热原，与疟原虫代谢产物共同作用于下丘脑体温敏感中枢，释出前列腺素和单胺等物质。信息传递至后下丘脑和血管调节中枢，体温调定点上移，指令交感神经纤维收缩周围血管，降低散热，从而引起典型的寒战，产生热量，使体温上调。体温上升后数小时，随着病理性刺激物（虫源性热原及 TNF-α、IL-1 等）的作用逐渐消失，体温调定点下移，舒张血管，大量出汗散发热量，体温又由高热降为正常。

3. 疟疾的再燃与复发 疟疾初发停止后，患者若无再感染，仅由于体内少量残存的红内期疟原虫，在一定条件下重新大量繁殖起来，再一次引起疟疾发作，称为疟疾再燃（recrudescence）。再燃与疟原虫发生抗原变异及宿主的免疫力下降有关。疟疾初发后，红细胞内期疟原虫已全部消灭，未经蚊媒传播感染，但经过数周至年余，又出现疟疾发作，称为疟疾复发（relapse）。一般认为复发由肝细胞内休眠子复苏，发育的裂殖子再进入红细胞内繁殖引起。子孢子休眠学说虽能较好地解释疟疾的复发，但什么因素引起休眠子的复苏尚不清楚。不论再燃或复发，都与不同种、株疟原虫的遗传特性有关。例如恶性疟原虫和三日疟原虫都不引起复发，只有再燃，因为它们无迟发型子孢子；而间日疟和卵形疟既有再燃，又有复发。间日疟原虫的不同地理株，在复发表现上有很大差别。一般在初发后 2～3 个月内出现复发称为近期复发，3 个月以上出现的复发称为远期复发。

4. 贫血 疟疾发作数次后，可出现贫血症状，尤以恶性疟为甚。孕妇和儿童最为常见。发作次数越多，病程越长，贫血越重，流行区的高病死率与严重贫血有关。红细胞内期疟原虫直接破坏红细胞，是疟疾患者发生贫血的重要原因。除此之外，疟疾患者贫血还与以下因素有关：①脾巨噬细胞吞噬红细胞的功能亢进，不仅吞噬受疟原虫感染的红细胞，还大量吞噬正常的红细胞；②免疫病理损害：在疟疾感染的急性期，宿主产生特异性抗体后，容易形成抗原抗体复合物，附着在正常红细胞上的免疫复合物可与补体结合，从而引起红细胞溶解或被巨噬细胞吞噬；③骨髓造血功能受到抑制。

5. 脾肿大 初发患者多在发作 3～4 天后，脾脏开始肿大，早期积极治疗后可恢复正常。长期不愈或反复感染者，表现为脾巨大，甚至可达脐下，伴有肝肿大、门静脉高压、脾功能亢进、贫血等症状，血中 IgM 水平增高。脾肿大的主要原因是脾充血与单核吞噬细胞增生。慢性患者因脾脏高度纤维化，包膜增厚，导致脾脏质地坚硬，虽经抗疟药根治，也无法缩小到正常体积。

6. 凶险型疟疾（pernicious malaria） 指血液中查见疟原虫又排除了其他疾病的可能且出现严重临床症状，其特点是来势凶猛、病情险恶、病死率高。凶险型疟疾多由恶性疟原虫所致，但也可由间日疟原虫引起。临床上可分为脑型、超高热型、厥冷型及胃肠型等。

脑型疟（cerebral malaria, CM）是凶险型疟疾最常见的类型，占 80% 以上，其临床表现为剧烈头痛、谵妄、急性神经紊乱、高热、昏睡或昏迷、惊厥。患者常有昏迷症状。昏迷并发感染、呕吐和惊厥是常见的死因。儿童脑型疟的病死率为 5%～6%。脑型疟的发病机制主要有机械阻塞学说、炎症学说等。脑型疟时局部脑组织微血管被阻塞，组织缺氧，导致器官发生器质性病变，临床上表现为脑型疟。

超高热型以起病急、体温高达 41℃ 以上并持续不退为特点。患者呼吸急促、烦躁不安、谵妄或昏迷，甚至死亡。厥冷型患者因身体虚脱无力、体温下降、血压降低而导致循环衰竭。胃肠型患者可有急腹症症状，如腹痛、腹泻、恶心、呕吐和上消化道出血等。腹泻为水样便或带有血液、黏液和脓液。

7. 疟性肾病 多见于三日疟长期未愈者，以非洲儿童患者居多。主要表现为全身性水肿、腹水、蛋白尿和高血压，可导致肾衰竭。而且转变为慢性后，抗疟药治疗无效。此综合征是由Ⅲ型超敏反应所致的免疫病理性改变，多发生在有高效价疟疾抗体和高水平 IgM 的人。重症恶性疟患者也可发生此症状，但临床表现较轻，药物治疗易治愈。

8. 其他类型疟疾

（1）先天性疟疾：指出生后不久的新生儿在没有按蚊叮咬感染或输血等情况下，由母体传给新生儿的疟疾，可出现贫血、脾肿大或有疟疾发作症状，血液中可查见疟原虫。

（2）妊娠期疟疾：妇女在妊娠期感染疟原虫引起的疟疾发作，易造成流产、早产、死胎及胎儿先天性疟疾。

（3）婴幼儿疟疾：起病较缓慢，热型不规则，症状不典型，可有嗜睡、厌食、烦躁、惊厥等症状，极易发展为凶险型疟疾，特别是断奶婴儿，症状更加严重，病死率较高。

（4）输血后疟疾：由输入含疟原虫的血液引起，在治疗上与蚊叮咬引起的疟疾有所不同。

【诊断】 疟疾的诊断可根据病史、流行病学资料和实验室诊断加以判断，如典型的周期性发作史、流行季节或在流行区留住史。实验室诊断包括病原学、免疫学和分子生物学诊断。

1. 病原学诊断 从患者外周血液中检出疟原虫，是疟疾确诊的依据。一般从受检者耳垂或指尖采血做薄血膜和厚血膜涂片，经瑞氏或吉姆萨染色后镜检，最好在服药之前采血检查。恶性疟在发作开始时采血，间日疟在发作后数小时至 10 余小时采血能提高检出率。恶性疟初发时只能查到环状体，配子体在周围血液中出现的时间是查到环状体之后 10 天左右。除重症患者外，一般在周围血液中难以查到恶性疟的大滋养体和裂殖体。该法简便、成本低，但一般观察极限在 50～500 个原虫 /μl，故原虫血症低于此值时，易产生误诊或漏诊。薄血膜中疟原虫形态完整，被感染红细胞未被破坏，容易识别和鉴别虫种，但原虫密度低时容易漏检。厚血膜由于原虫集中易检获，其检出率是薄血膜的 15～25 倍，但制片过程中红细胞溶解，原虫形态有所改变，虫种鉴别较困难。厚、薄血膜各有优缺点，最好一张玻片上同时制作厚、薄两种血膜。

2. 免疫学诊断

（1）循环抗体检测：疟疾抗体在感染后 2～3 周出现，故检测抗体对初发患者无早期诊断价值。患者治愈后，体内的抗体仍可维持阳性反应 1 年，所以抗体检测亦无法区分现症和既往感染，也不适合用于疗效考核。常用检测抗体的方法有间接免疫荧光技术（IFT）和酶联免疫吸附试验（ELISA），适于群体的疟疾抗体检测，目前主要用于流行病学调查。

（2）循环抗原检测：检测疟原虫循环抗原可判断受检对象是否有现症感染。可用于临床诊断、疗效考核。目前疟原虫相对特异的富组氨酸蛋白 -2（histidine-rich protein 2，HRP-2）和乳酸脱氢酶（lactate dehydrogenase，LDH）作为诊断的靶抗原已经被应用于疟疾诊断，显示出了较好的效果。自 20 世纪 90 年代以来，基于免疫层析技术（immunochromatography assay，ICA）开发出了一些适合疟疾流行区现场诊断的检测疟原虫特异性靶抗原的快速免疫诊断试剂（rapid diagnostic test，RDT），非常适合于基层医院、防疫部门及边远落后地区应用。这些快速免疫诊断试剂（RDT）检测恶性疟的灵敏度、特异度已接近薄、厚血膜染色镜检法，而且已开发出同时区分恶性疟和其他种类疟疾的快速免疫诊断试剂（RDT）供基层使用。

3. 分子生物学诊断 随着疟原虫基因研究的进展，分子生物学技术为疟疾诊断提供了新的手段，尤其在疟原虫虫种的鉴定、基因分型和确定抗药基因等方面具有其他诊断方法不可比拟的优势。聚合酶链式反应（PCR）是目前采用最多的分子生物学检测方法，灵敏度和特异度很高，检测极限达到 1.5 个 /μl，能确诊现症患者。目前已建立了同时检测并鉴定虫种的复合聚合酶链式反应（PCR）系统，有助于混合感染的诊断与鉴别。此外，还有重组聚合酶扩增技术、环介导等温扩增（loop-mediated isothermal amplification，LAMP）、基因芯片等技术用于疟疾检查。目前，可检测样本中全部病原体核酸序列的下一代测序技术（NGS）也已在临床使用，为包括疟疾在内的感染性疾病提供了新的高效检测手段。

【流行】

1. 分布 疟疾在世界上的分布广泛，大致处于北纬 60° 和南纬 40° 之间，但主要流行于热带非洲、东南亚、大洋洲和南美亚马孙河流域。据世界卫生组织（WHO）（2022）统计，全球有 85 个国家或地区存在疟疾流行，全球半数以上的人口面临感染疟疾的风险，多数在非洲和东南亚；疟疾临床发病人数约 2.49 亿，超过 90% 的疟疾病例发生在非洲；全世界疟疾死亡人数约 60.8 万例，其中大部分为 5 岁以下的非洲儿童。

我国曾是疟疾流行严重的国家，以间日疟最常见，其次是恶性疟，三日疟和卵形疟少见，流行程度从北向南渐趋严重。20 世纪 50 年代初期，疟疾发病人数达 3 000 万以上，居各种传染病之首，被国家列为重点消灭的五大寄生虫病之一。经过 70 年的不懈努力，我国于 2021 年消除疟疾，但输入性疟疾防治仍是当前乃至今后相当长时间的工作重点。

2. 流行环节 疟疾流行需具备下列三个环节。

（1）传染源：外周血中有配子体的患者和带虫者是疟疾的唯一传染源。间日疟原虫配子体常在原虫血症后 2～3 天出现，恶性疟原虫配子体在原虫血症后 7～11 天才出现，故间日疟患者在发病早期即具有传染性。

（2）传播媒介：疟疾的感染途径主要是阳性雌按蚊叮咬人皮肤，此外输血和经胎盘也可感染。我国传播疟疾的按蚊主要是中华按蚊；其次是微小按蚊、嗜人按蚊和大劣按蚊。蚊虫种群数量、寿命、嗜血习性、吸血次数与疟疾流行有关。

（3）易感人群：除了遗传因素抵疟、高疟区成人及从母体获得一定抵抗力的婴儿，一般人对疟原虫普遍易感。

3. 流行特征 由于疟原虫及传播媒介习性不同，疟疾流行具有下列特征。

（1）地方性：指疟疾在一个地区经常存在，每年发病率虽有波动，但连年流行并未间断。

（2）季节性：随地形、气候、媒介及疟原虫种类的差异，疟疾传播季节及发病高峰时间亦不相同。在北纬25°以南地区，疟疾传播时间为9～12个月，发病高峰多在6～10月；在北纬25°～33°地区，传播时间为6～8个月，发病高峰常在8、9月；在北纬33°以北地区，传播时间为3～6个月，发病高峰在8、9月。

（3）流行性：主要指暴发流行，以一个地区发病率（包括病死率）超过常年水平，急剧增长为特征，在水灾及社会动乱年代易发生暴发流行。

4. 影响因素

（1）自然因素：自然因素如温度、湿度和雨量都对疟疾流行过程有重要影响。疟原虫孢子增殖期的长短取决于温度条件。按蚊的活动亦受温度支配，由于按蚊有滞育现象，冬季一般不发生疟疾的传播，亦不出现新感染。

（2）社会因素：政治、经济、文化、卫生水平及人类的社会活动等均可以直接或间接影响疟疾的传播与流行。如战争可加剧人员流动，大量无免疫力人群进入疟区，或从外地输入传染源，加剧疟疾流行，甚至导致疟疾暴发。

目前我国已消除疟疾，但由于媒介按蚊的广泛存在和输入病例的增多，疟疾复燃甚至重新流行的可能性依然存在，仍需高度警惕，加强防治力度。

【防治】 疟疾防治需注意以下原则：加强落实灭蚊和传染源防治的综合措施；解决抗疟药物的研制和生产供应；严格执行流动人口疟疾管理和检测制度；加强输入性疟疾诊治；加强再传播风险监测预警和应急处置。

（1）预防：包括个体预防和群体预防。个体预防系疟区居民或短期进入疟区的个人，为了防蚊叮咬、防止发病或减轻临床症状而采取的防护措施；群体预防是对高疟区、暴发流行区或大批进入疟区较长期居住的人群采取的防护措施，除包含个体预防的目的外，还要防止传播。要根据传播途径的薄弱环节，选择经济、有效、易为群众接受的防护措施。预防措施有蚊媒防制、预防服药或疫苗预防。

1）蚊媒防制：灭蚊、使用蚊帐及驱蚊剂。

2）预防服药：常用氯喹，对于抗氯喹的恶性疟，可用哌喹或哌喹加乙胺嘧啶或乙胺嘧啶加伯氨喹。无论个体还是群体，进行预防服药时，每种药物疗法不宜超过半年。

3）疫苗预防：疫苗接种是疟疾防治的最理想手段。根据作用时期的不同，疟疾疫苗主要有红前期疫苗、红内期疫苗和蚊期传播阻断疫苗。目前已有 RTS, S/AS01 和 R21/Matrix-M 两种红前期亚单位疟疾疫苗获得世界卫生组织（WHO）批准在非洲儿童中使用。

（2）治疗：既解除患者疾苦，又及时控制传染源，防止疟疾传播。常用抗疟药可分为作用于红内期原虫的药物，如磷酸氯喹（chloroquine phosphate）、咯萘啶（pyronaridine）、甲氟喹（mefloquine）、青蒿素（artemisinine）及蒿甲醚（artemether）等；杀灭红外期原虫及红内期配子体的药物，如伯氨喹（primaquine）和乙胺嘧啶（pyrimethamine），具有抗复发和切断传播的作用。

对间日疟现症患者常采用氯喹和伯氨喹治疗，休止期治疗可用伯氨喹加乙胺嘧啶。恶性疟可单用氯喹，对其抗氯喹株，宜采用青蒿素为基础的联合治疗方案。重症疟疾首选青蒿素类药物。

（3）疫情监测：疫情监测可以及时、准确地掌握人群发病、媒介种群密度和防治措施落实情况，预测发病趋势，为及时调整防治策略、技术方案提供依据。目前，我国处于疟疾消除后阶段，媒介按蚊种群、密度、杀虫剂抗性监测和输入性疟疾病例追踪调查是疟疾疫情监测的长期任务，对于精准实施再传播风险监测预警和应急处置，防止疟疾再传播，持续巩固疟疾消除成果具有重要的意义。

（方 强）

第四节 利什曼原虫

利什曼原虫寄生于人或脊椎动物的单核吞噬细胞系统,引起利什曼病(leishmaniasis)。本病是严重危害人体健康的寄生虫病,在 2000 年被世界卫生组织(WHO)列为重点防治的十种热带病之一。对人体致病的有以下几种主要虫种。

杜氏利什曼原虫(*Leishmania donovani*)主要寄生于脾、肝、骨髓、淋巴结等组织器官的巨噬细胞内,引起肝脾肿大、贫血等症状为主的内脏利什曼病(visceral leishmaniasis,VL)。在印度,患者皮肤常表现色素沉着并伴有发热,故又称黑热病(kala-azar)。

巴西利什曼原虫(*L. braziliensis*)主要寄生于皮肤巨噬细胞内,也可经淋巴或血液侵入鼻咽部黏膜,引起黏膜皮肤利什曼病(mucocutaneous leishmaniasis,MCL)。以皮肤溃疡,鼻、口腔、咽部黏膜肿胀及破溃为主,可破坏软组织及软骨。破溃处常有渗出液,易继发细菌和真菌感染。

热带利什曼原虫(*L. tropica*)、墨西哥利什曼原虫(*L. mexicana*)、硕大利什曼原虫(*L. major*)、秘鲁利什曼原虫(*L. peruviana*)、埃塞俄比亚利什曼原虫(*L. aethiopica*),主要寄生于皮肤巨噬细胞内,引起皮肤利什曼病(cutaneous leishmaniasis,CL)。感染开始时,皮肤出现丘疹,几周后形成溃疡,中间呈网状,边缘突起变硬。病变可见于腿、足、头面部、前臂、臀、躯干及鼻黏膜等处,严重者鼻中隔、喉和气管的软骨也有损伤。发生在面部的溃疡,愈合后可留有瘢痕。

我国流行的只有杜氏利什曼原虫一种。但研究表明,其动基体 DNA 微环的碱基序列有不同属、种、亚种甚至株的差异,故认为它是一个复杂的种团(complex),包括杜氏利什曼原虫(*Leishmania donovani*)、婴儿利什曼原虫(*L. infantum*)及恰氏利什曼原虫(*L. chagasi*)等。

【形态】 杜氏利什曼原虫生活史中有无鞭毛体和前鞭毛体两种形态(图 4-11),前者寄生于人或其他哺乳动物巨噬细胞内,后者寄生于白蛉上消化道内。

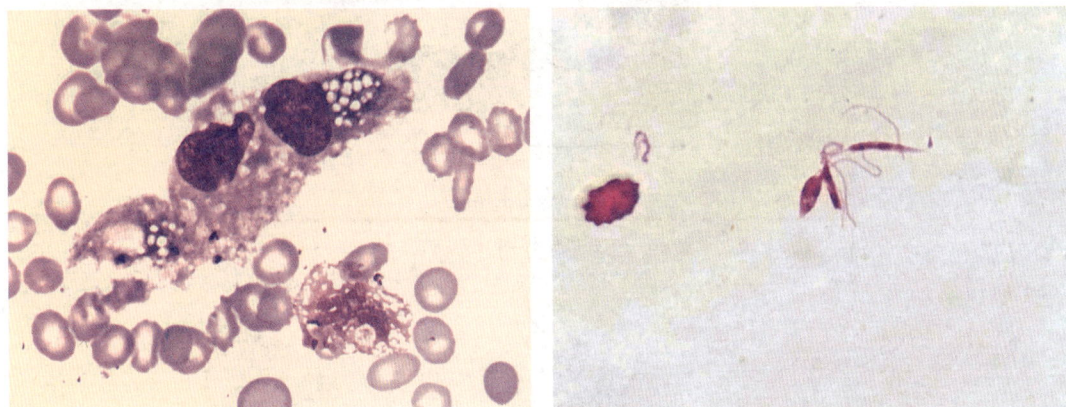

巨噬细胞内的利杜体　　　　　　　白蛉胃里的前鞭毛体

图 4-11　杜氏利什曼原虫

1. 无鞭毛体(amastigote) 又称利杜体(Leishman-Donovan body,LD body)。圆形或卵圆形,大小为(2.9~5.7)μm×(1.8~4.0)μm。经瑞氏染色后,细胞质呈淡蓝或淡红色。有一个细胞核,圆形、较大且呈红色或紫红色,通常位于体中部。有时可见核前或核旁有一个细小、杆状的动基体(kinetoplast),其前端有一颗粒状的基体(basal body),后者发出一条根丝体(rhizoplast)。基体及根丝体在光镜下难以区分。利杜体寄生于巨噬细胞内,但在骨髓或淋巴结等穿刺液制片中,可散在于细胞外。

2. 前鞭毛体(promastigote) 寄生于白蛉的上消化道内,为利什曼原虫的感染期。成熟虫体呈长梭形,大小为(14.3～20.0)μm×(1.5～1.8)μm。细胞核位于虫体中部,有一根与虫体等长的游离的鞭毛,为虫体的运动器官。活的前鞭毛体运动活泼,在培养基内常聚集成团,排列成菊花状。经瑞氏染色,细胞质为淡蓝色,细胞核为紫色。有时也可见到粗短形及梭形前鞭毛体,这与发育程度有关。

【生活史】 杜氏利什曼原虫生活史需要两个宿主,即白蛉和人或其他哺乳动物,犬是重要的保虫宿主。当雌性白蛉叮刺患者或受感染动物时,血液或皮肤内含无鞭毛体的巨噬细胞被吸入白蛉胃内,巨噬细胞破裂散出的无鞭毛体经24小时伸出鞭毛,发育为早期前鞭毛体。48小时后鞭毛由短变长,发育为粗短形或梭形前鞭毛体,第3、4天发育为成熟前鞭毛体,活动力明显加强,并以纵二分裂法繁殖,一周后具有感染力的前鞭毛体大量聚集在白蛉口腔及喙中。

当携带前鞭毛体的雌白蛉叮刺人体吸血时,前鞭毛体随唾液侵入人体皮下组织,一部分被多形核白细胞吞噬消灭,一部分被巨噬细胞吞噬后,失去前鞭毛,形成纳虫空泡,虫体逐渐变圆,向无鞭毛体期转化。无鞭毛体在巨噬细胞内不但可以存活,而且能分裂繁殖。当增殖到一定数量时,巨噬细胞破裂,释放出来的无鞭毛体又侵入其他巨噬细胞,重复上述过程(图4-12)。

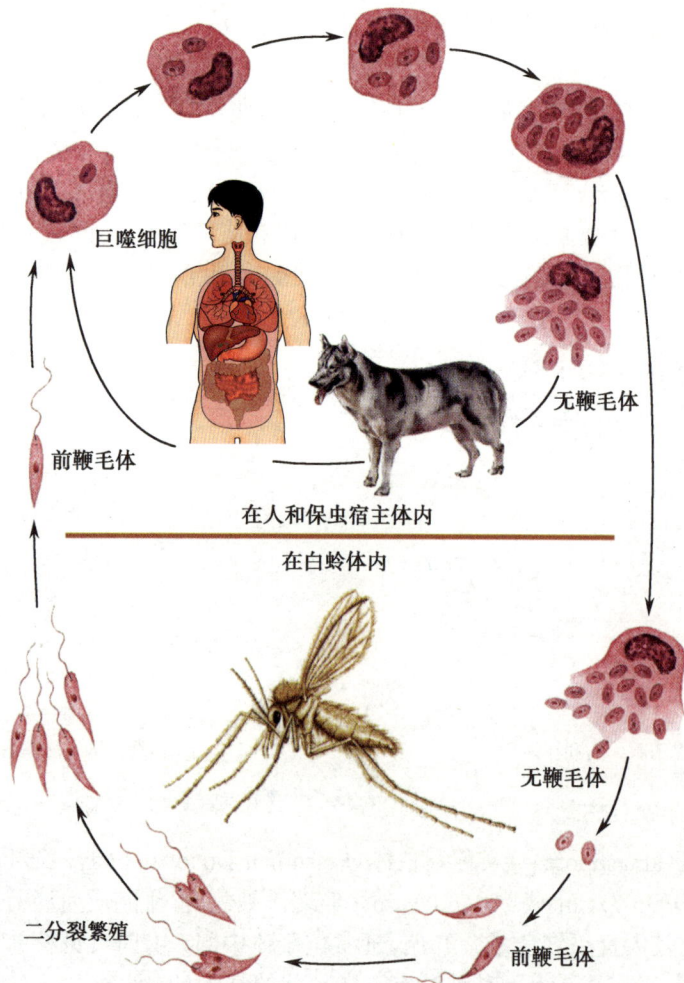

图4-12 杜氏利什曼原虫生活史

利什曼原虫黏附巨噬细胞的方式包括：①配体 - 受体结合途径：虫体质膜中 63kD 糖蛋白（GP63）作为配体与巨噬细胞表面 C3b 受体结合而发生黏附；②抗体和补体结合途径：前鞭毛体自身吸附的抗体和补体与巨噬细胞表面的 Fc 或 C3b 受体结合而发生黏附。观察可见前鞭毛体并非主动侵入巨噬细胞，其活动性只增加了与巨噬细胞接触的机会，黏附后巨噬细胞伸出伪足，将虫体卷入体内，形成纳虫空泡并与溶酶体融合形成吞噬溶酶体（phagolysosome）。前鞭毛体在吞噬溶酶体内转变为无鞭毛体，生长发育并以二分裂法繁殖。虫体依靠表膜的抗原糖蛋白和分泌的超氧化物歧化酶，抵御巨噬细胞内溶酶体所分泌的各种酶及巨噬细胞有毒氧化代谢产物的破坏作用。

前鞭毛体向无鞭毛体的转化机制目前尚未完全阐明。一般认为可能是生活微环境的改变，如 pH、温度等因素的影响所致。实验证明，前鞭毛体的适宜发育温度为 27℃，无鞭毛体为 35℃。

【致病】 人体感染杜氏利什曼原虫后，经过 2 周～18 个月（大多为 3～8 个月）不等的潜伏期，即可出现全身性症状和体征。

1. **内脏利什曼病**（visceral leishmaniasis，VL） 临床表现为长期不规则发热、脾大和贫血。无鞭毛体在巨噬细胞内增殖，使巨噬细胞大量破坏，并刺激其代偿性增生，从而导致脾、肝、淋巴结肿大，其中脾大最为常见（95%）。脾大后其静脉血流受阻，脾充血显著。由于脾功能亢进，吞噬能力加强，导致患者血液中红细胞、白细胞和血小板显著减少。随着病程的迁延，脾索有网状纤维结缔组织增生，脾脏显著肿大并明显变硬。同时患者红细胞表面附有虫体抗原，体内的抗体在补体参与下，直接作用于红细胞胞膜而致溶血，故贫血严重。循环免疫复合物沉积于肾脏，致蛋白尿和血尿。由于肝、肾功能受损，肝合成白蛋白减少，而尿中排出白蛋白增加，造成血浆中白蛋白降低。浆细胞大量增生使血中球蛋白升高，从而导致血清白蛋白与球蛋白比例（A/G）倒置。由于白细胞及血小板减少，患者常发生鼻出血和齿龈出血。晚期患者两颊可出现色素沉着。由于全血细胞减少，免疫受损，易并发各种感染性疾病，如坏死性口腔炎（走马疳）、肺炎等。急性粒细胞缺乏症是黑热病的另一严重并发症，如不及时治疗，患者病情不断恶化，可在 1～2 年内死亡。

2. **皮肤型黑热病**（post-kala-azar dermal leishmaniasis，PKDL） 常与内脏型同时发生（58%），或在内脏型治愈数年甚至十余年后（35%）发生。在患者的面部、颈部、四肢或躯干等部位有大小不等的肉芽肿结节，酷似瘤型麻风。有的呈暗色丘疹状，称为褪色斑型。我国已报道皮肤型黑热病 100 余例。

3. **淋巴结型黑热病**（lymph glands visceral leishmaniasis，LGVL） 主要临床表现是全身多处淋巴结肿大，以腹股沟和股部的淋巴结肿大最多见，其次是颈部、耳后、锁骨上和腋窝处。一般如花生米和蚕豆大小，局部无明显压痛或红肿。患者一般情况大多良好，少数可有低热和乏力，肝、脾很少触及。血中嗜酸性粒细胞常增多。

人体对不同种利什曼原虫表现出不同的免疫现象。如对硕大利什曼原虫的感染表现为消除性免疫，感染者既能消除体内虫体，又能完全抵抗再感染。人体对杜氏利什曼原虫无先天免疫力，但感染后可产生非消除性免疫，即患者体内的原虫未被完全清除，仍保持低密度水平，但对再次同种利什曼原虫感染有很强的免疫力。

利什曼原虫感染人体后产生的免疫应答主要为细胞免疫，其效应细胞为激活的巨噬细胞及 Th1 细胞。通过细胞内产生的活性氧杀伤无鞭毛体，Th1 细胞的增多及其产生的白细胞介素 -2（IL-2）和 γ 干扰素（IFN-γ）可使感染消退。抗体也参与宿主对利什曼原虫的免疫应答。但黑热病患者不仅有特异性细胞免疫的抑制，而且对其他病原生物产生细胞免疫和体液免疫反应的能力降低，即非特异性免疫抑制，易并发各种感染性疾病。但经治愈后，宿主特异性的细胞免疫逐步趋于正常，并且一般未见再次感染。

【诊断】 利什曼原虫病易与疟疾、伤寒、结核病及各种痢疾等病相混淆,结合临床表现和实验室检查可作出诊断。

1. 病原学检查 以骨髓穿刺涂片法最为常用,髂骨穿刺简便安全,原虫检出率为80%~90%。淋巴结穿刺多在腹股沟、颈部、肱骨上滑车等处选择肿大的淋巴结,检出率为46%~87%。也可做皮肤活组织检查。脾脏穿刺检出率可高达90.6%~99.3%,但不安全,一般少用或不用。也可将上述穿刺物接种于3N培养基或易感动物(如金地鼠、BALB/c小鼠等),较涂片法敏感,但所需时间长,比免疫过氧化物酶染色鉴定感染组织中无鞭毛体更为敏感。

2. 免疫学检查 皮内试验须在患者获得痊愈后才呈阳性反应,且维持时间很长,甚至终生保持阳性,故不能作为现症患者诊断方法。但可用于确定疫区与非疫区、判断流行程度及考核防治效果,具有一定价值。近年来,免疫学诊断由检测抗体转移到检测循环抗原。如单克隆抗体-抗原斑点试验(McAb-AST),用于诊断黑热病,阳性率达97.0%,灵敏度、特异度、重复性均较好,且具有简易可行、仅需微量血清等优点,必要时还可作定量测定。该法还具有能反映现行感染、疗效评价等优点。间接免疫荧光技术(IFT)及酶联免疫吸附试验(ELISA)等方法也有较高灵敏度,但有交叉反应。此外,膜载体酶标记的快速试纸法(dipstick assay),将利什曼原虫重组抗原rk39制备成试剂膜条(dipstick),其携带方便,操作简易,可快速得出结果,阳性反应为蓝色条带。结果与骨髓穿刺涂片、酶联免疫吸附试验(ELISA)的符合率均为100%。本法无须昂贵仪器和设备,可达到快速、敏感、特异的要求,为其他诊断方法所不及。

3. 分子生物学诊断 聚合酶链式反应(PCR)、DNA探针杂交技术等已用于黑热病的诊断,显示了良好前景。聚合酶链式反应(PCR)扩增杜氏利什曼原虫k-DNA片段,阳性率为95.5%,与骨髓涂片符合率达91%,且对照组全部为阴性。反转录-聚合酶链式反应(RT-PCR)敏感性更高。DNA探针杂交法取材方便,有较高的灵敏度和特异度。此外,自2014年宏基因组学二代测序(metagenomic next-generation sequencing,mNGS)被首次用于临床感染病例的病原学诊断以来,其正越来越广泛地被应用于临床。我国亦有采用该方法检出儿童杜氏利什曼原虫的报道。

【流行】 利什曼病分布于全球80多个国家和地区,估计全球感染人数在1 200万~1 500万或更多,每年150万~200万新发病例,7万死亡病例。人类免疫缺陷病毒(HIV)感染者中的利什曼病急剧增加。皮肤利什曼病主要分布于非洲、拉丁美洲、西亚等地区。传播媒介为白蛉属(*Phlebotomus* spp.)和罗蛉属(*Lutzomyia* spp.)蛉种。保虫宿主除犬、猫外,还有猴、牛、棕熊及某些啮齿类动物。在我国皮肤利什曼病最早发现于20世纪80年代,在新疆和台湾有病例报道。患者以青壮年为主,传播媒介是硕大白蛉吴氏亚种。黏膜皮肤利什曼病分布于中美洲、南美洲,非洲的埃塞俄比亚和苏丹也有病例报告,传播媒介为罗蛉,保虫宿主为犬、猫、熊及啮齿类动物。内脏利什曼病主要流行于印度、中国、孟加拉国、尼泊尔和东非、北非、欧洲的地中海沿岸国家和地区,中美洲、南美洲的部分国家也有此病流行,其中,50%~70%的病例为儿童。传播媒介为白蛉,保虫宿主主要为犬。

我国黑热病在1949年前流行于山东、河北、河南、江苏、安徽、陕西、甘肃、新疆、宁夏、青海、四川、山西、湖北、辽宁、内蒙古、西藏及北京等17个省(自治区、直辖市)。据1951年调查,全国估计有患者53万人,之后列为五大寄生虫病之一,开展了大规模防治工作,取得了显著效果。20世纪60年代至今,在新疆、内蒙古、甘肃、四川、陕西、山西等6省(自治区),仍有病例不断出现。在20世纪70—90年代,在喀什、陇南和川北地区曾有过小范围的流行,而20世纪90年代的调查资料显示每年新发病例数为250~350例。2001—2004年间,在我国山西、四川、贵州、甘肃、新疆和内蒙古6省(自治区)调查的16 295人中,查出黑热病患者96例,患病率为0.59%。此外,通过对新疆喀什内脏利什曼病的人群感染状况调查,发现其隐性感染者与出现临床症状者之比达 9∶1,无症状感染者体内可长期带虫,成为重要的传染源。近期发病较高水平在 2015 年,根据全国法定传染病疫情数据显示其新发内脏利什曼病 507 例,但发病率仍维持在较低水平,为 0.037 2/10 万;2021 年全国黑热病发病仅 230 例。

根据传染源不同,我国黑热病在流行病学上大致分为三种不同类型。

1. 人源型(平原型) 分布在黄淮地区的苏北、皖北、鲁南、豫东及冀南、鄂北、陕西关中和新疆南部的喀什等平原地区。患者为主要传染源,以青少年为主,犬很少感染。传播媒介为家栖型中华白蛉和新疆长管白蛉。这类地区内脏利什曼病已基本被控制,但偶可发现皮肤型黑热病。

2. 犬源型(山丘型) 分布于甘肃、青海、宁夏、川北、陕北、冀东北、辽宁和北京的山丘地区。人感染主要来自病犬。患者散在,绝大多数患者为儿童,婴儿的感染率较高。传播媒介为野栖型中华白蛉。这类地区为我国目前黑热病的主要流行区。

3. 自然疫源型(荒漠型) 多分布在新疆和内蒙古的某些荒漠地区,在某些动物中流行。患者主要见于婴幼儿,2 岁以下患者占 90% 以上。进入这类地区的成人常患淋巴结型黑热病,病例散发。传播媒介为野栖蛉种,主要是吴氏白蛉,其次为亚历山大白蛉。动物宿主迄今尚未查明。

【防治】 葡萄糖酸锑钠(sodium antimony gluconate)是治疗黑热病首选药,低毒高效,但有严重心、肝、肾疾病患者禁用。对少数经锑剂反复治疗无效的患者,可用戊烷脒(pentamidine)或二脒替(stilbamidine)等芳香双脒剂治疗,或与锑剂合并使用,效果更佳,但药物毒性大,疗程长,故仅用于抗锑剂患者。治疗皮肤利什曼病,与黑热病疗法相同。治疗黏膜皮肤利什曼病,两性霉素 B 则显示较好效果。

对病犬应做到早发现、早捕杀。积极开展对荒漠地区的疫源分布和保虫宿主的调查,是防治工作中重要的一环。

根据传播媒介的生态习性,因地制宜地采取适当对策。用溴氰菊酯滞留喷洒,对家栖或近家栖的长管白蛉杀灭效果较好。同时应加强个人防护,减少并避免被白蛉叮咬。

(王 蓉)

第五节 锥 虫

人体锥虫(trypanosome)寄生于血液、淋巴液、脑脊液或组织细胞内,引起锥虫病(trypanosomiasis)。主要有两种类型,布氏锥虫和枯氏锥虫,分别引起非洲锥虫病(African trypanosomiasis)和美洲锥虫病(American trypanosomiasis),是严重危害人类健康的全球十大热带病之一。目前我国尚无本土人体感染锥虫的报道。

一、布氏锥虫

非洲锥虫病又称非洲睡眠病,病原体为布氏锥虫的 2 个亚种,即布氏冈比亚锥虫(*Trypanosoma brucei gambiense*)和布氏罗得西亚锥虫(*T. b. rhodesiense*)。

【形态】 锥鞭毛体(trypomastigote)具有多形性,在血液中可呈细长型、中间型和粗短型。细长型大小为(20~40)μm×(1.5~3.5)μm,前端较尖细,虫体内有 1 个核,位于虫体中部,动基体位于虫体后部近末端,从该处发出 1 根鞭毛,与虫体表膜相连形成较长的波动膜,在虫体前端游离的鞭毛长达 6μm。粗短型大小为(15~25)μm×(1.5~3.5)μm,鞭毛短于 1μm 或不游离,形成的波动膜较短。中间型介于细长型和粗短型之间。活体锥虫靠鞭毛和波动膜的伸缩产生波浪状螺旋运动。固定后经瑞氏或吉姆萨染色，胞质呈淡蓝色，内含深蓝色的异染质（volutin）颗粒；细胞核位于中部，呈红色或红紫色，有核膜及核仁；动基体深红色，点状；波动膜为淡蓝色。锥鞭毛体在感染早期寄生于血液、淋巴液内，晚期可侵入脑脊液，高虫血症时以细长型为主，虫数少时以粗短型为主。

【生活史】 两种锥虫形态和生活史相似（图4-13），包括人或脊椎动物和舌蝇体内的发育。布氏冈比亚锥虫的传播媒介主要是须舌蝇，布氏罗得西亚锥虫传播媒介主要是刺舌蝇。

当舌蝇吸入含有锥鞭毛体的血液后，锥鞭毛体在舌蝇的中肠内发育、分裂、繁殖变为细长型锥鞭毛体，感染10天后，穿透肠壁游至前胃进入食管，到达唾液腺，形成上鞭毛体（epimastigote），最后形成对人具有感染性的循环后期锥鞭毛体。当人体被舌蝇叮咬吸血时，循环后期锥鞭毛体随唾液进入人体皮下组织，发育为细长型锥鞭毛体，在局部分裂、繁殖进入血流，再侵入淋巴液及血液内发育繁殖，播散全身（图4-13）。

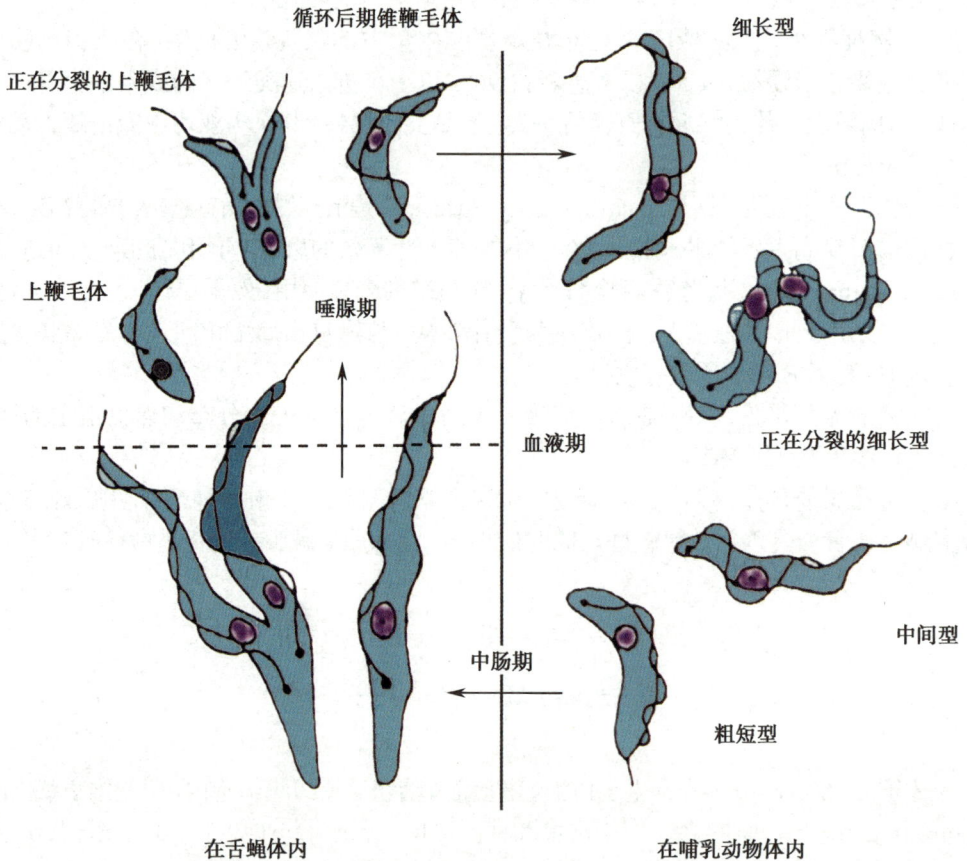

图4-13 布氏冈比亚锥虫与布氏罗得西亚锥虫生活史

【致病】 舌蝇叮咬后常常会引起皮下出血，虫体在局部组织发育增殖引起局部炎症反应，主要是淋巴细胞浸润和血管损害，有时可产生硬性"下疳"，随后进入血液循环、淋巴或中枢神经系统，形成淋巴血液期（Ⅰ期）和脑膜脑炎期（Ⅱ期）。虫体进入人体，引起机体产生大量抗体，虫体繁殖受限，但虫体表面糖蛋白具有特异性，使虫体逃避宿主的免疫反应，机体产生大量的IgM抗体，虫体仍可以在体内存活很长时间。

布氏冈比亚锥虫和布氏罗得西亚锥虫感染所致病程有所不同。布氏冈比亚锥虫病呈慢性过程，病程数月至数年；布氏罗得西亚锥虫病呈急性过程，病程为3～9个月，有些患者在中枢神经受侵犯之前即已死亡。非洲锥虫病病程大致可分三个阶段。

1. 初期 即下疳期，患者被感染的舌蝇叮咬后约1周，局部皮肤肿胀可见隆起的小丘疹，中心有一小红点，有压痛、硬结，即锥虫下疳（trypanosomal chancre），直径约 3～10cm，"下疳"部位皮下组织液镜检可见锥虫，"下疳"病变约持续 2～4 周后可自行消退。

2. 淋巴血液期（Ⅰ期） 可出现发热、剧烈性进行性头痛、乏力、关节痛、肢体痛等症状；肿大的淋巴结质地坚韧，无压痛，不粘连，直径约 1～2cm，称 Winterbottom 征，在布氏冈比亚锥虫病较明显；此期还可见腹泻、食欲减退、皮肤瘙痒、贫血、腹水、渗出性心包炎及肺水肿等。

3. 脑膜脑炎期（睡眠期、晚期、Ⅱ期） 为中枢神经系统受累期，发病数月或数年后，锥虫可侵入中枢神经系统。常见病变为弥漫性软脑膜炎、脑皮质充血、水肿、神经元变性、胶质细胞增生、晚期脑组织与周围神经可有脱髓鞘现象，并发展为皮质下萎缩与脑室扩大。患者起初可出现性格改变、表情淡漠、言语迟钝、举止缓慢或双目呆滞；不主动进食，随后出现嗜睡，继而出现肌张力增加、震颤、痉挛或抽搐，并发各种感染；最后昏睡、昏迷和死亡。

【诊断】

1. 病原学检查 可取血液、骨髓穿刺液、淋巴液、脑脊液、淋巴结穿刺物，用直接或浓集涂片法，瑞氏或吉姆萨染色镜检虫体。

2. 免疫学检查 可用酶联免疫吸附试验（ELISA）、间接免疫荧光技术（IFT）、乳胶凝集试验（LAT）等方法。

3. 分子生物学诊断 实时荧光 PCR、基因芯片、高通量测序等技术用于锥虫病诊断，特异度、灵敏度较高。

【流行】 布氏冈比亚锥虫分布于西非和中非，传染源主要为患者和无症状带虫者或牛、猪、山羊、犬和野生动物。布氏罗得西亚锥虫分布于东非和南非，传染源主要是非洲羚羊、牛、狮、鬣狗、猴等动物和患者。人体对锥虫普遍易感，妇女、儿童、猎人和户外劳作人员多见。2014—2017 年我国江苏、福建、上海已有 3 例输入性病例报道。近年来，随着旅游、国际交往、劳务输出等人数增加，输入性寄生虫病随之增加，国家卫生防控机构高度重视，重点人群实施筛查，预防感染。

【防治】 包括及时发现和治疗患者，消灭舌蝇，加强个人防护。常用药物如舒拉明钠（suramin sodium），晚期用美拉胂醇（melarsoprol）或锥虫胂胺（tryparsamide）等，注意药物的毒副作用和过敏反应，患者需住院治疗。

二、枯氏锥虫

美洲锥虫病又叫恰加斯病（Chagas disease），病原体是枯氏锥虫（*Trypansoma cruzi*）通过嗜血锥蝽叮咬或粪便经皮肤伤口及黏膜感染人体，故又称粪源性锥虫。

【形态】 因寄生环境的不同，有三种不同形态。

1. 无鞭毛体（amastigote） 球形或卵圆形，直径为 2.4～6.5μm，虫体中部稍偏位有 1 个核，虫体后端有 1 个动基体，鞭毛很短或无。寄生在人或其他脊椎动物细胞内，如单核巨噬细胞、肌细胞（尤其是心肌细胞）及胶原细胞内，亦见于锥蝽肠内。

2. 上鞭毛体 纺锤形，长 20～40μm，动基体在核的前方，游离鞭毛自核的前方发出。只寄生于锥蝽消化道内。

3. 锥鞭毛体 大小为（11.7～30.4）μm ×（0.7～5.9）μm，外形弯曲如新月状，游离鞭毛自核的后方发出。存在于人或脊椎动物宿主血液及锥蝽的后肠内（循环后期锥鞭毛体）。

【生活史】 包括在传播媒介锥蝽体内和人或脊椎动物体内的发育。

当锥蝽吸入含锥鞭毛体的血液数小时后，锥鞭毛体在其前肠内失去游离鞭毛，在 14～20 小时后转变为无鞭毛体，在肠上皮细胞内增殖；然后再转变为球鞭毛体（spheromastigote），进入中肠发育为上鞭毛体，以二分裂法增殖；在吸血后第 3～4 天，上鞭毛体出现于直肠，并附着于上皮细胞上；第 5 天后，上鞭毛体变圆，发育为循环后期锥鞭毛体，在锥蝽体内的发育一般需 10～15 天。循环后期锥鞭毛体为感染期，当受染锥蝽吸血时，通过口器注入或该期随粪便排出的鞭毛体，经皮肤伤口或黏膜（口腔、鼻黏膜、眼结膜）均可进入人体，进入人体的循环后期锥鞭毛体呈"C"形，后端尖，有显著的动基体，在血液里不分裂，侵入吞噬细胞或其他组织细胞内，即失去鞭毛和波动膜，变为卵圆形或球形的无鞭毛体，开始二分裂增殖，形成假包囊，内含数百个无鞭毛体，假包囊破裂后，溢出的虫体变长，并长出鞭毛再进入组织细胞及血液循环，周而复始。

除嗜血锥蝽叮咬人传播锥虫外，还可通过输血、母乳、胎盘、器官移植、注射器及接触等意外感染。易感人群多为青少年，其中 80% 是幼年感染的。

【致病】 锥虫侵入细胞繁殖，细胞破裂释放抗原和毒性物质，引起炎症、一过性荨麻疹、局部出现硬结。如侵入部位在眼结膜则可出现一侧性眼眶周围水肿、结膜炎及耳前淋巴结炎，称 Romana 征。如锥虫侵入心肌，出现炎性病变，引起心肌炎和心内膜炎等心肌损伤。

该病临床症状复杂，被锥蝽叮咬受感者潜伏期为 6～10 天，由输血受感者潜伏期为 10～20 天。致病过程如下。

1. 急性期 锥虫侵入局部皮下出现结节，即美洲锥虫肿（恰加斯肿），随后患者出现头痛、倦怠和发热；肝、脾、淋巴结肿大；还可出现呕吐、腹泻、心动过缓、心悸或脑膜炎等症状，可致死亡。经 4～5 周，大多数患者自急性期恢复，有些患者则转为慢性期。

2. 隐匿期 为低虫症期，几乎无症状，但进行性走向有症状的慢性期，包括逐渐发展成不能复原的、危及生命及致残的并发症，可迁延 20～30 年。

3. 慢性期 常出现在感染后 10～20 年，分心脏型和胃肠型等。

（1）心脏型：心脏病变是慢性期最常见后遗症和致死原因。锥虫无鞭毛体在心脏组织形成假包囊，破坏神经节、纤维细胞，表现为呼吸困难、心悸、胸痛、心脏肥大、充血性心力衰竭和血栓栓塞甚至猝死。

（2）肠胃型：由于虫体导致肠壁内副交感神经丛退化，使肠管器官扩张，最终导致巨食管（megaesophagus）和巨结肠（megacolon），亦为本病的重要临床表现，患者吞咽和排便均感极度困难，甚至发生肠梗阻与肠穿孔、体重下降，贫血及恶病质均可出现。

【诊断】

1. 病原学检查 急性期可采用血液、骨髓穿刺液、淋巴液、脑脊液等离心涂片（薄、厚）瑞氏或吉姆萨染色镜检。

2. 免疫学检查 常用酶联免疫吸附试验（ELISA）、间接免疫荧光技术（IFT）等方法，急性期检测 IgM 阳性，慢性期 IgG 抗体阳性。应注意锥虫病偶有梅毒血清试验阳性者，注意鉴别。

3. 分子生物学诊断 实时荧光 PCR、基因芯片、高通量测序等技术，对于检测虫数极少的血液标本有很高的检出率。

【流行】 锥虫主要流行分布于美洲的 18 个国家，从美国南部到阿根廷南部，巴西、阿根廷、智利、玻利维亚、委内瑞拉等为主要流行区，主要在居住条件差的农村流行。多种野生动物和家养哺乳动物都是本病的保虫宿主，如犬、猪、狐、袋鼠、熊、猫、家鼠等。存在枯氏锥虫血症的动物和人是该病的传染源。传播媒介锥蝽可栖息于房内，多在夜间吸血，导致人体被感染。锥蝽雌、雄成虫、幼虫、若虫均能吸血。感染的锥蝽可以终生（2 年）传播本病。

【防治】

1. 预防 喷洒杀虫剂杀灭室内锥蝽；改善居住环境；养成良好的卫生习惯；防止输血传染；预防垂直传播，定期锥虫检查和监督防治。

2. 治疗 目前尚无有效治疗方法根除组织内无鞭毛体。一般卧床休息，保持足够营养，如慢性期心衰时使用利尿剂等药物对症治疗；硝呋莫司（nifurtimox）和苄硝唑（benznidazole）等药物对急性期患者有一定效果，可降低血中虫数，减轻临床症状，减少病死率，但长期服用应注意毒副作用。

第六节　巴 贝 虫

巴贝虫（*Babesia*）是一种人兽共患寄生虫，寄生于人和脊椎动物的红细胞内，引起巴贝虫病（babesiosis）。巴贝虫有 100 多种，至少有 12 种与人类疾病有关，目前多见田鼠巴贝虫（*B. microti*）、分歧巴贝虫（*B. divergens*）、邓肯巴贝虫（*B. duncani*）和猎户巴贝虫（*B. venatorum*）4 种感染人。

【形态】　虫体大小为 1～5μm，其形态呈逗点形、圆形、椭圆形、梨形、环形哑铃形或"四联形"。可多个虫体寄生同一红细胞内（图 4-14）。

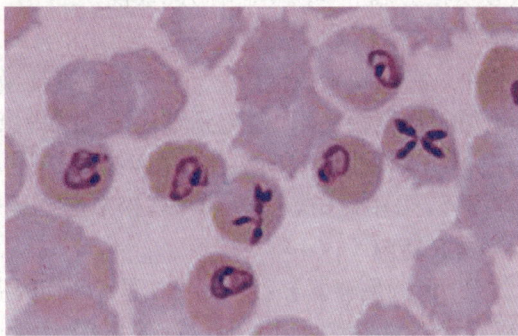

图 4-14　巴贝虫病患者血液涂片

【生活史】　包括在哺乳动物红细胞内和蜱体内发育两个阶段。

当蜱（主要是硬蜱）叮咬人或田鼠、小鼠等哺乳动物时，感染的虫体通过其口器把体内子孢子注入人体，子孢子随组织液、血液侵入红细胞，经过出芽或裂体增殖形式，裂殖体成为裂殖子，红细胞被撑大破裂后，释放出许多裂殖子侵入新的红细胞，部分虫体在红细胞内发育成雌、雄配子体，继续增殖，周而复始进行。蜱吸血后配子体进入其肠道上皮细胞内进行配子生殖，形成的合子穿透肠腔，发育为动合子，动合子随其血、淋巴到达蜱的各个器官，动合子在蜱唾液腺发育成孢子体，分裂成许多有感染性的子孢子，蜱再次叮咬感染人。在雌蜱体内的巴贝虫可经卵传递数代，其动合子能够侵入蜱的卵巢并通过卵传递给下一代。

除通过蜱叮咬人传播外，也可通过输血、器官移植和垂直传播。

【致病】　潜伏期为 1～6 周，病情严重程度与患者年龄、有无脾脏切除及感染虫种有关。巴贝虫在红细胞内寄生繁殖，可分泌毒素代谢物，通过激活血管活性酶类和影响出凝血机制，导致宿主微循环障碍。同时受感染红细胞可互相黏聚，阻塞毛细血管而使脏器发生缺血和坏死，常引起肝脏淤血、肝细胞肿胀及坏死、脾脏及骨髓增生、脑膜和脑实质充血及水肿、心肌变形和坏死、肾脏肿胀和出血、肾小管充满血红蛋白管型。

常见症状包括寒战、发热，体温一般在 38～40℃之间，同时有出汗、头痛、肌肉和关节疼痛、恶心、呕吐、贫血、黄疸、血红蛋尿（呈酱油色）；肝、脾、淋巴结肿大等。严重感染者可出现低血压、肾衰竭、弥散性血管内凝血、昏迷、呼吸衰竭甚至发生死亡。脾切除者及人类免疫缺陷病毒（HIV）感染者是巴贝虫感染的高危人群，症状较严重，病死率高。

【诊断】　凡有脾切除史、近期内未到过疟疾流行区、无近期输血史、血涂片检查发现有独特的细胞学特征者,应考虑巴贝虫病。

1. 病原学检查　血液、骨髓穿刺涂片,用瑞氏或吉姆萨染液染色后镜检,在成熟红细胞内,有多个环状或梨形小体,似恶性疟原虫,但常排列成十字形"四联小体",细胞内无色素颗粒、无配子体,受染红细胞不胀大,这是与疟原虫形态学的鉴别要点。

2. 免疫学检查　酶联免疫吸附试验(ELISA)、间接免疫荧光技术(IFT)等方法检测 IgG 抗体,一般感染 4 周后 IgG 抗体呈阳性。

3. 分子生物学诊断　数字聚合酶链式反应(PCR)、实时荧光聚合酶链式反应(PCR)和宏基因等检测,对于虫数极少的血液标本有很高的检出率。

【流行】　巴贝虫在全球流行,美国东北部和中西部地区多见,欧洲如法国、德国、丹麦、挪威、西班牙、波兰、爱尔兰、瑞典等国家均有流行,埃及、墨西哥、南非、莫桑比克、澳大利亚、巴西、日本、韩国等国家陆续有散发病例报告。我国近 30 年在黑龙江、广西、河南、内蒙古、新疆、甘肃、北京、重庆、山东、福建、浙江、云南、四川、台湾等省(自治区、直辖市)有病例报道,巴贝虫感染散发病例和献血者筛查无症状感染者逐渐增多。各人群均可感染,尤其是脾切除者、老年人及免疫力低下者易感,应引起重视。

【防治】

1. 预防　注意定期驱虫杀蜱以减少传播媒介,杀鼠以减少传染源;野外游玩不要久坐久卧,避免蜱虫叮咬;避免与动物接触,家犬避免到草地活动把蜱虫带入家庭;严格监控献血输血过程,避免输血传播。发现蜱虫叮咬时应注意:切勿用力撕拉,以防撕伤组织或口器折断而产生的皮肤继发性损害,可用氯仿、乙醚、煤油、松节油或旱烟涂在蜱头部待蜱自然从皮肤上脱离,以避免毒素留在体内。

2. 治疗　一般卧床休息,保持足够营养,高热可物理或药物降温,贫血可给予输血,缓解症状。药物可用克林霉素静脉滴注或肌内注射,同时口服奎宁或阿奇霉素和阿托伐醌联用。严重者可采用血液滤过或换血疗法,减少寄生虫血症,改善临床症状。

本章小结

脉管系统寄生虫是人体血液和淋巴系统内寄生虫的总称,这类寄生虫病包括一些严重危害人类健康和社会经济发展的热带病,如疟疾、丝虫病、血吸虫病、利什曼病、锥虫病、巴贝虫病等,媒介昆虫传播或钉螺作为中间宿主。疟原虫在红细胞内的发育增殖阶段是疟疾诊断的关键时期,应在临床发作期,根据不同种类的疟原虫(间日疟原虫、恶性疟原虫、三日疟原虫、卵形疟原虫)在红细胞内的周期变化情况采血检查。恶性疟宜在发作时采血,间日疟宜在发作后数小时至 10 小时内采血。在进行血涂片瑞氏或吉姆萨染色镜检时,应注意观察红细胞内疟原虫红色的细胞核、蓝色的细胞质、褐色或黑色的疟色素以及无色的空泡等特征。血吸虫的致病阶段主要为含有毛蚴的虫卵,病原学检查粪检虫卵,毛蚴孵化是确诊的依据;还可用免疫学检查方法如酶联免疫吸附试验(ELISA)、间接血凝试验(IHA)等辅助诊断。外周血液微丝蚴检查时,应注意两种微丝蚴的夜现周期性,在夜间采血检查。黑热病的实验室诊断常用骨髓涂片染色法,检出率高,镜下观察利什曼原虫无鞭毛体的细胞核和动基体等主要特征。锥虫病流行于非洲、中美洲、南美洲,我国尚无本土人体锥虫感染病例,但要关注和严格监测外来人员,避免输入性寄生虫病。巴贝虫病诊断可用骨髓涂片瑞氏或吉姆萨染色镜检,需与疟原虫相鉴别。以上几种脉管系统寄生虫亦可用免疫学检查和分子生物学诊断方法来提高检出率,为临床提供有利的辅助诊断依据。

(樊春红)

第五章 神经系统寄生虫

通过本章学习,您将能够回答下列问题:

1. 常见的人体神经系统寄生虫有哪些?
2. 广州管圆线虫的生活史过程是什么?人体是怎样感染的?如何预防?
3. 自生生活阿米巴中主要有哪些种类可以侵入人体?其致病特征是什么?

寄生于人体神经系统的寄生虫种类很多,它们均非神经系统的专性寄生虫,脑部仅是虫体在全身寄生和造成损害的器官之一。这些寄生虫主要有卫氏并殖吸虫、斯氏并殖吸虫、血吸虫、曼氏裂头蚴、猪囊尾蚴、细粒棘球蚴、多房棘球蚴、旋毛虫、广州管圆线虫、粪类圆线虫、棘颚口线虫、麦地那龙线虫、溶组织内阿米巴、福氏耐格里阿米巴、卡氏棘阿米巴、刚地弓形虫、锥虫以及疟原虫等。但其中刚地弓形虫似具有嗜神经系统寄生的特性。本章主要介绍广州管圆线虫和致病性自生生活阿米巴。

第一节 广州管圆线虫

广州管圆线虫(*Angiostrongylus cantonensis*)成虫寄生于鼠肺部血管,幼虫偶尔可寄生人体,引起嗜酸性粒细胞增多性脑膜脑炎或脑膜炎。

【形态】 成虫线状,两端略细,角皮透明光滑,具微细横纹。头端钝圆,中央有一小圆口,缺口囊。雌虫体长 17～45mm,宽 0.30～0.66mm,尾端呈斜锥形,阴门开口于肛孔之前。子宫为双管型,白色,与充满血液的肠管缠绕成红(或黑褐)白相间的螺旋纹,颇为醒目。雄虫体长 11～26mm,宽 0.21～0.53mm,尾端略向腹面弯曲。交合伞对称呈肾形,交合刺 2 根,等长,具横纹(图 5-1)。

【生活史】 生活史包括成虫、卵、幼虫 3 个阶段。成虫寄生于终宿主鼠的肺动脉内,亦可见于右心。虫卵产出后在肺毛细血管内发育成熟,孵出一期幼虫,幼虫穿破毛细血管进入肺泡,沿呼吸道移行至咽喉部,被吞咽入消化道,然后随宿主粪便排出体外。一期幼虫被吞入或主动侵入中间宿主螺蛳或蛞蝓体内后,进入宿主内脏、肌肉等处,在适宜条件下发育成二期和三期(感染期)幼虫。鼠类等终宿主因吞食含有三期幼虫的中间宿主(福寿螺、褐云玛瑙螺等及蛞蝓)、转续宿主(蛙、蜗牛、鱼、虾、蟹等)或被幼虫污染的食物而感染。

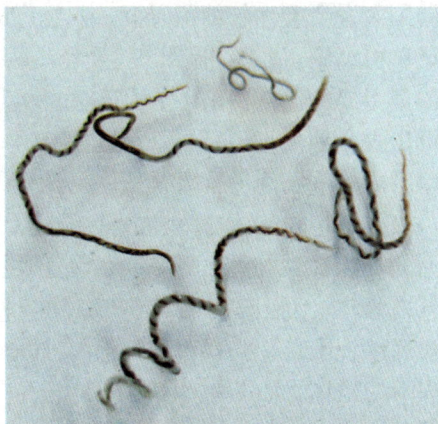

图 5-1 广州管圆线虫成虫

人由于生/半生食含有三期幼虫的中间宿主螺类或转续宿主,生吃被幼虫污染的瓜果、蔬菜或饮用被幼虫污染的水而感染。广州管圆线虫在人体内的移行、发育大致同鼠类。由于人是本虫的非正常宿主,在人体内虫体停留在第四期幼虫或幼龄成虫(性未成熟)。幼虫滞留在中枢神经系统,也可以寄生在眼前房、眼后房、视网膜等处(图5-2)。

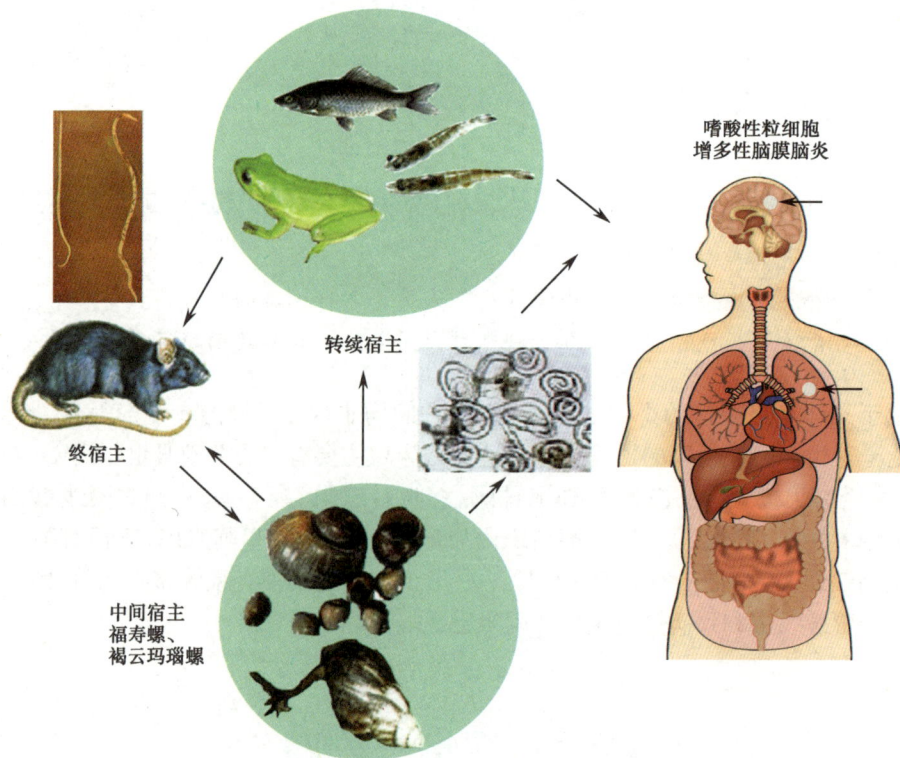

图5-2　广州管圆线虫生活史

【致病】 广州管圆线虫目前已被认为是引起内脏幼虫移行症的重要寄生虫。虫体移行以及死亡虫体可引起组织损伤及炎症反应,其幼虫在人体内移行,侵犯中枢神经系统引起嗜酸性粒细胞增多性脑膜脑炎或脑膜炎,以脑脊液中嗜酸性粒细胞显著升高为特征。病变集中在脑组织,除大脑及脑膜外,还包括小脑、脑干及脊髓等处,也可侵犯眼、肺及心。广州管圆线虫引起的炎症反应的特点为:①血管反应:脑部血管扩张;②嗜酸性炎症反应:虫体周围大量嗜酸性粒细胞浸润,甚至形成嗜酸性肉芽肿或脓肿;③肉芽肿反应:在死虫周围可见单核细胞、巨噬细胞聚集,损伤的组织间有淋巴细胞、浆细胞和粒细胞浸润。临床症状和体征主要为高热、嗜酸性粒细胞显著升高和颅内高压,并伴有头痛、肌肉痛和皮肤刺痛,也可出现颈项强直,伴颈部运动疼痛、恶心、呕吐,严重者可出现脑神经受损、外直肌瘫痪、面瘫等。严重病例可有嗜睡、昏迷,甚至死亡。

【诊断】 诊断本病主要依据有无生/半生食福寿螺或褐云玛瑙螺等的流行病学史、典型的临床症状与体征、实验室检查及影像学检查。检查可见脑脊液压力升高,外观混浊或乳白色,白细胞计数升高,其中嗜酸性粒细胞超过10%,多数在20%~70%之间。本病病原学确诊较困难,可在脑脊液、眼或其他部位检获虫体,但阳性率低。有时可在脑部手术中发现活的虫体,也可用所食剩余的福寿螺或褐云玛瑙螺肉检查幼虫。血清免疫学检测有一定诊断价值,常用的有皮内试验、酶联免疫吸附试验(ELISA)、间接免疫荧光技术(IFT)、成虫冷冻切片免疫酶染色试验(IEST)、免疫印迹试验(IB)等。头颅X线、CT、MRI检查也有助于本虫的诊断。

【流行】 广州管圆线虫病分布于热带、亚热带地区。在我国广东、广西、海南、云南、辽宁、福建、浙江、上海、北京、云南、香港、台湾等地均有报道。血清学调查发现局部地区人群阳性率较高。2006 年 6—9 月在北京发生了因生食福寿螺而引发广州管圆线虫病暴发性流行的公共卫生事件,确诊 160 人,患者发病前均有在餐馆食用凉拌螺肉史,在所就餐餐馆的螺肉中检出了广州管圆线虫三期幼虫。

广州管圆线虫是人兽共患寄生虫,终宿主主要是鼠类,人是非正常宿主。除此之外,成虫还可寄生于几十种哺乳动物,包括啮齿类、犬类、猫类及食虫类。其中鼠类是主要的传染源。本虫对中间宿主的选择性不强,至少有 70 余种软体动物可作为自然感染或实验室感染的中间宿主,例如褐云玛瑙螺、福寿螺和蛞蝓等。转续宿主有黑眶蟾蜍、沼水虾、虎皮蛙、淡水鱼和蟹等。

【防治】 目前仍未有治疗本病的特效药,一般采用对症及支持疗法。阿苯达唑和甲苯咪唑对本病有良好疗效。预防的关键措施是不生食或半生食中间宿主及转续宿主的肉。灭鼠以控制传染源对预防本病有重要意义。实验证明,幼虫可经损伤或完整皮肤侵入动物,为此,应预防在加工螺蛳过程中受感染。

第二节　致病性自生生活阿米巴

自生生活阿米巴种类繁多,广泛分布于自然界的水体和土壤内,其中有些为兼性寄生虫,引起人体中枢神经系统的急性或慢性感染,还可导致人眼疾患。致病种类以耐格里属(*Naegleria* spp.)和棘阿米巴属(*Acanthamoeba* spp.)的阿米巴为主。

【形态与生活史】 两类阿米巴均有滋养体和包囊期。

1. 耐格里属阿米巴 多滋生于淡水,活动的滋养体呈椭圆形或狭长形,运动活泼,直径为 10～35μm,在虫体一端常伸出一圆形或钝性的伪足。胞核为泡状核,核仁大,居中。胞质内含食物泡。在不适环境或蒸馏水中可形成有 2 根或多根鞭毛的鞭毛型滋养体,此型不分裂也不直接形成包囊,常在 24 小时后变回阿米巴型滋养体。包囊圆形,直径 7～10μm,核单个,结构同滋养体,囊壁光滑有微孔(图 5-3)。包囊多在外环境干燥条件下形成,组织内不能成囊。

2. 棘阿米巴属阿米巴 多见于被粪便污染的土壤和水体中,滋养体为长椭圆形,直径为 20～40μm,无鞭毛,活动迟缓,体表有多个棘状突起,称棘状伪足,胞核为泡状核,核仁大而致密。胞质内含小颗粒及食物泡。包囊圆球形,直径 9～27μm,两层囊壁,外壁皱缩,内层光滑(图 5-3)。不同种包囊的形态和大小各异。包囊可见于侵入的宿主组织内。

两种阿米巴的生活史均较简单,普遍存在于自然界的水体、土壤及腐败有机物中,营自生生活。滋养体以细菌为食,行二分裂繁殖,在不利的环境中可形成包囊,滋养体及包囊均可使人和动物感染。

【致病】 耐格里属阿米巴致病的主要虫种是福氏耐格里阿米巴。当人在水中游泳、划船、戏水或用未消毒处理的河水洗鼻时,耐格里属阿米巴可侵入鼻腔黏膜并增殖,然后沿嗅神经移行,穿过筛状板上行入脑部寄生,导致脑组织损伤,引起原发性阿米巴脑膜脑炎(primary amoebic meningoencephalitis,PAM)。表现为急性型,感染者大多为健康的青少年,起病急,病程短,预后差,病死率高。本病潜伏期为 1～7 天,早期以上呼吸道症状为主,伴高热、头痛、呕吐,1～2 天后出现昏迷症状,多数患者在 1 周内死亡。病理改变为类似细菌性脑膜炎特征,以中性粒细胞浸润为主,少数为嗜酸性粒细胞、单核细胞或淋巴细胞,在宿主组织中可查到滋养体,无包囊。

棘阿米巴属阿米巴致病的主要虫种是卡氏棘阿米巴。棘阿米巴属原虫可从皮肤伤口、穿透性角膜外伤、损伤的眼结膜或经呼吸道、泌尿生殖道等途径进入人体,多数寄生于脑、

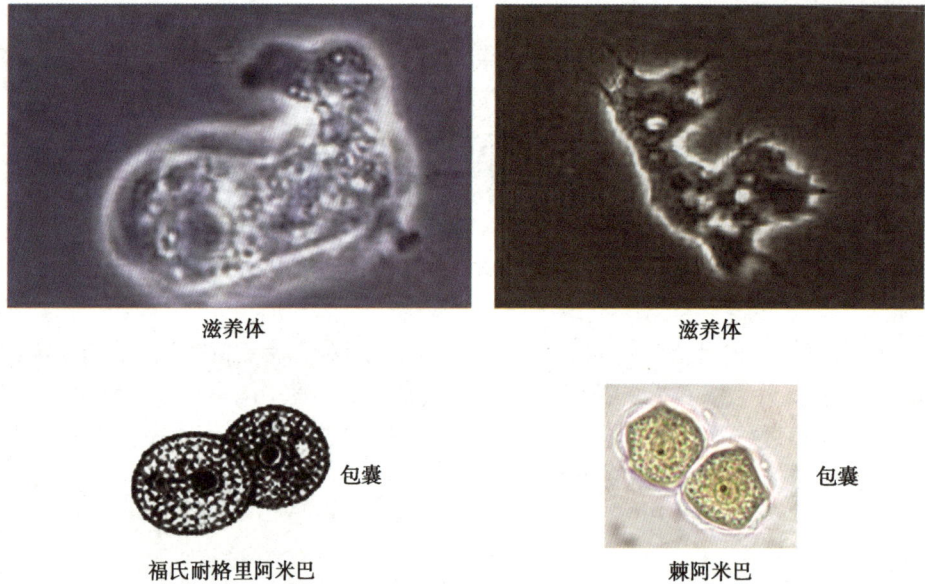

滋养体　　　　　　　　　　　滋养体

包囊　　　　　　　　　　　包囊

福氏耐格里阿米巴　　　　　　　　棘阿米巴

图 5-3　耐格里属阿米巴和棘阿米巴

眼、皮肤等部位,可引起棘阿米巴脑膜脑炎(又称肉芽肿性阿米巴脑炎)、棘阿米巴角膜炎、阿米巴性慢性皮肤溃疡。棘阿米巴脑膜脑炎以占位性病变为主,表现为亚急性或慢性,脑脊液中以淋巴细胞为主,病理变化以肉芽组织和胶质细胞增生为特点,滋养体和包囊可同时存在于病灶中。潜伏期较长,病程也较长。病死率虽高,如明确诊断及早治疗,预后尚可。角膜接触镜使用者中,棘阿米巴角膜炎发病率较高,临床表现为患者眼部有异物感、流泪、畏光、视力模糊,并常有剧烈眼痛,眼痛与炎症程度无直接相关。反复发作可致角膜溃疡甚至角膜穿孔。此外,有报道 75% 的艾滋病患者并发阿米巴性慢性皮肤溃疡。

【诊断】　诊断本病以询问病史并结合病原学检查为主,一般检查为脑脊液或病灶(皮肤、角膜)涂片染色或接种到琼脂培养基(37～42℃,24 小时后)观察有无滋养体或包囊。血清学方法无法进行早期诊断,但可用组织切片进行间接免疫荧光技术(IFT)或通过免疫酶技术检测滋养体。亦可提取病变组织的 DNA,进行聚合酶链式反应(PCR)扩增特异性基因片段或用 DNA 探针进行检测。虫种鉴定除应用免疫学方法外,还可用同工酶电泳分析和 DNA 序列分析。

【流行与防治】　致病性自生生活阿米巴在世界很多国家均有报道,主要分布于温带、亚热带及热带地区,我国也有报道。

目前尚无理想的治疗药物,中枢神经系统感染时可用两性霉素 B,国外已有治疗成功的病例,但病死率仍在 95% 以上,建议与磺胺嘧啶同时使用。对于棘阿米巴角膜炎,可用氯己定、聚六甲基双胍和苯咪丙醚,可联合使用,也可单独使用,或与抗菌药物(如抗真菌药)联合应用。药物无效者,可行角膜成形术或角膜移植,但术后常有复发。皮肤阿米巴病应保持皮肤清洁,药物可用喷他脒。为预防本病,应在不流动的或温热的水中游泳,应避免鼻腔接触水,加强水源(包括游泳池水)的管理。佩戴角膜接触镜者,应加强自我防护,严格清洗、消毒镜片,不戴角膜接触镜游泳。

本章小结

寄生在神经系统的寄生虫种类较多,但大都并非神经系统的专性寄生虫,脑部仅是虫体在全身寄生和造成损害的器官之一。广州管圆线虫主要为动物寄生虫,也可侵入人体,人因生/半生食福寿螺或褐云玛瑙螺等而感染，该虫被认为是引起内脏幼虫移行症的重要病原，幼虫可侵犯中枢神经系统引起嗜酸性粒细胞增多性脑膜脑炎或脑膜炎，以脑脊液中嗜酸性粒细胞显著升高为特征；诊断主要依据流行病学史、典型的临床症状与体征、实验室检查及影像学检查；预防措施主要是改变不良饮食习惯，不生/半生食螺肉、蛙肉等。耐格里属阿米巴和棘阿米巴属阿米巴为自生生活阿米巴，普遍存在于自然界，当人接触水体时阿米巴侵入人体，导致原发性阿米巴脑膜脑炎、棘阿米巴角膜炎等；病原学检查一般为脑脊液或病灶涂片染色或接种到琼脂培养基观察有无滋养体或包囊；预防措施主要是加强水源（包括游泳池水）的管理，避免鼻腔接触水，佩戴角膜接触镜者，要加强自我防护。

（李士根）

第六章　皮肤与组织寄生虫

通过本章学习，您将能够回答下列问题：

1. 简述旋毛虫的致病机制。
2. 临床上诊断旋毛虫病的病原学与免疫学方法有哪些？
3. 美丽筒线虫对人体的危害有哪些？
4. 简述裂头蚴的感染途径。
5. 简述先天性和获得性弓形虫病患者的临床表现。
6. 弓形虫病在临床上诊断方法有哪些？
7. 蠕形螨所致患者的临床表现有哪些？临床上如何检查蠕形螨？
8. 虱病的防治应注意哪些要点？

皮肤与组织寄生虫是一类侵入人体皮肤和组织内，并长期寄居皮下或移行窜扰于组织中，引发病理损伤的病原体。这类寄生虫包括一部分线虫、绦虫、吸虫和原虫，以及部分医学节肢动物。

寄生虫在人体寄生的过程中，可通过移行窜扰对宿主皮肤组织产生机械性损伤，或通过其代谢产物引发宿主皮肤组织产生免疫病理反应，导致炎症损害。皮肤与组织寄生虫病可因寄生虫种、虫体数量、寄生部位和宿主免疫功能状态等因素的影响，导致患者临床表现有明显差异。大多数皮肤与组织寄生虫所引起的寄生虫病为人兽共患疾病，具有明显的地方性和自然疫源性。在临床上，这些寄生虫病的病原学检查较为困难，常采用皮肤活组织检查法查找病原体作为确诊的依据。采集病史、免疫学检测、DNA检测结合临床症状与体征以及影像学诊断具有非常重要的辅助诊断价值。

第一节　旋毛形线虫

旋毛形线虫（*Trichinella spiralis*）简称旋毛虫，成虫和幼虫分别寄生于人或猪、鼠、熊等150多种动物宿主的小肠和肌细胞内，引起旋毛虫病（trichinelliasis，trichinellosis）。本病是一种重要的人兽共患寄生虫病。我国有旋毛虫（*T. spiralis*）和乡土旋毛虫（*T. nativa*）2种。

【形态】

1. 成虫　外形微小，细线状，呈乳白色。口呈圆形，咽管长，咽管后段背侧面为杆状体。杆状体可分泌具有消化功能和抗原性的物质。雄虫大小为（1.0～1.8）mm×（0.03～0.05）mm，尾端有2片叶状交配附器，无交合刺。雌虫大小为（2.5～3.5）mm×0.05mm，雌雄生殖系统均为单管型，卵胎生。子宫体较长，近阴道处有发育的幼虫（图6-1）。

2. 幼虫　自阴门产出的幼虫称为新生幼虫，大小为（40～124）μm×（4～6）μm。幼虫在横纹肌细胞内发育成熟，形成大小为（0.25～0.50）mm×（0.21～0.42）mm的梭形囊包，称为旋毛虫囊包，其具有感染性。囊包壁分两层，内层厚，外层薄，由成肌细胞退变及增生的结缔组织构成。囊包内通常含1～2条幼虫，有时也可多达6～7条（图6-2）。

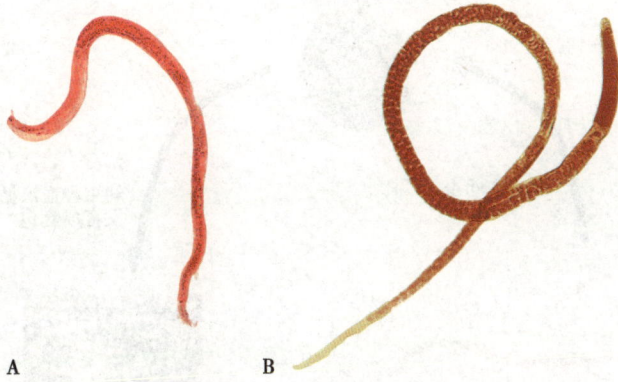

图6-1 旋毛虫成虫(卡红染色)
A. 旋毛虫雄虫；B. 旋毛虫雌虫。

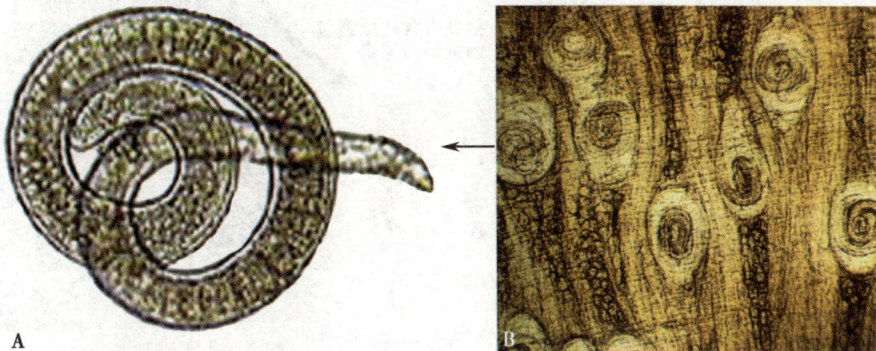

图6-2 旋毛虫幼虫和肌肉组织内的囊包
A. 旋毛虫幼虫；B. 肌肉组织内的囊包。

【生活史】 宿主主要通过食入含活幼虫囊包的动物肉类和肉制品而感染旋毛虫。经宿主胃肠道消化液作用后，幼虫从囊包逸出，钻入十二指肠及空肠上段的肠黏膜内，经发育后返回到肠腔，发育为成虫。少数成虫可侵入腹腔或肠系膜淋巴结处寄生。雌雄虫交配后，雌虫子宫内的虫卵发育为幼虫，并在感染后的5～7天开始产出。每条雌虫一生可产幼虫1 500～2 000条，最多可达10 000条，产蚴期可持续4～16周或更长。旋毛虫寿命一般为1～2个月，少数可达3～4个月。

从肠黏膜内产出的新生幼虫，侵入局部淋巴管和小静脉，并随淋巴和血液循环到达全身各处，但只有到达横纹肌内，幼虫才能进一步发育。幼虫的寄居可对肌细胞产生机械刺激和化学反应，可引起局部炎症细胞浸润，诱发纤维组织增生，并在感染后1个月内，于幼虫周围形成囊包(图6-3)。

旋毛虫在同一宿主体内进行幼虫和成虫的发育，完成生活史须更换其他宿主。

囊包中幼虫对新宿主具有感染性，如未被新宿主吞食，约经半年，囊包开始钙化，幼虫随之死亡，最后整个囊包钙化。但有时钙化囊包内幼虫可继续存活数年，甚至长达30年之久。

【致病】 旋毛虫致病的主要阶段是幼虫，其致病作用与囊包数量、幼虫活力、幼虫侵犯部位和宿主免疫应答等诸多因素有关。轻度感染者可无任何临床症状，感染严重者临床表现复杂多样。根据旋毛虫侵犯部位和患者临床表现不同，发病过程可分为三个阶段：

1. 侵入期 以肠道病变为主，故又可称肠道期，病程约1周。系小肠内脱囊的幼虫与雌成虫侵入肠黏膜的过程。其致病机制为旋毛虫的幼虫和成虫对宿主肠壁组织的侵犯以及成虫以肠绒毛为食，可引起十二指肠和空肠广泛的炎症。病变部位出现充血、水肿和出血

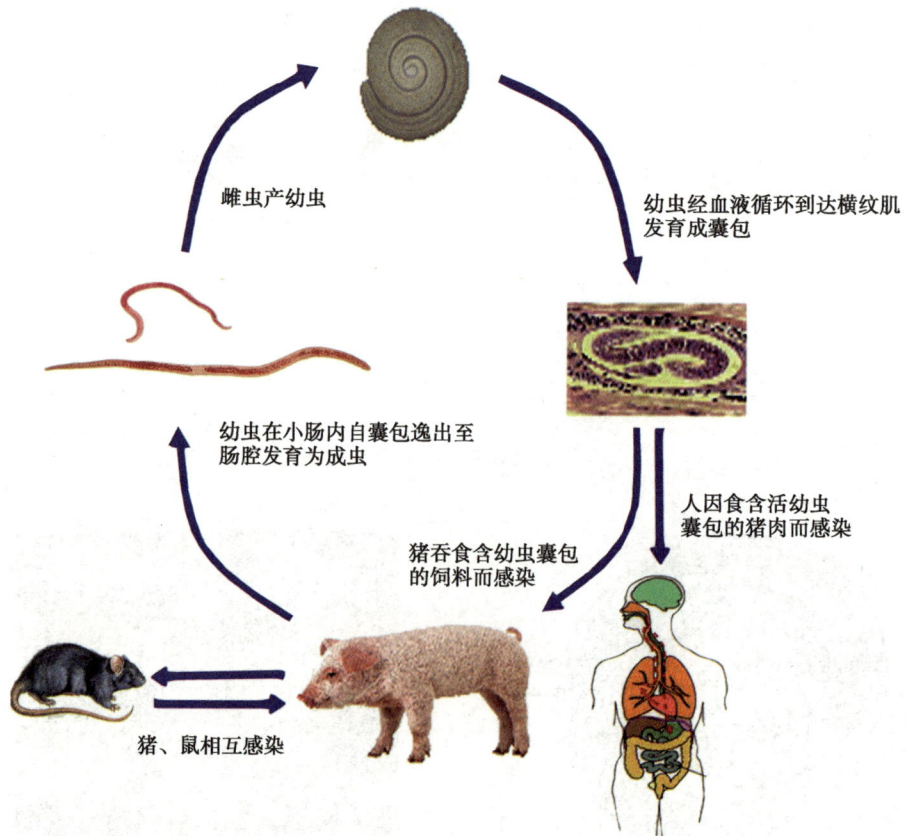

图 6-3　旋毛虫生活史

等,甚至在病灶处产生浅表溃疡等病理改变。患者临床表现为恶心、呕吐、腹痛和腹泻等症状,可伴有厌食、乏力、畏寒和低热等全身性反应。

2. 幼虫移行期　以肌肉病变为主,故可称为肌肉期,病程约 2～3 周。指新生幼虫随淋巴液和血液移行到全身各器官及侵入横纹肌内发育,导致肌炎和血管炎的过程。幼虫侵入横纹肌后,引起肌纤维变性、肿胀、排列紊乱和横纹消失;虫体附近的肌细胞坏死、崩解;肌间质出现轻度水肿和不同程度的炎症细胞浸润。典型患者临床表现为全身出现肌肉酸痛、压痛等症状,以腓肠肌、肱二头肌和肱三头肌疼痛最为明显。幼虫移行时患者临床表现为全身性血管炎、眼睑和面部水肿、发热和血中嗜酸性粒细胞增多等急性期临床表现。重症患者临床表现为吞咽与语言障碍、局灶性肺出血、肺水肿、胸腔积液、心肌炎和心包积液等症状。炎症累及中枢神经系统者可引起非化脓性脑膜炎和颅内压升高。

少数重症患者多在发病后 3～7 周内死亡,致死的原因为心力衰竭、毒血症、呼吸道并发症和中枢神经系统严重损害,少数重症患者也可因恶病质或脑炎而死亡。国外报告本病的病死率一般为 6%～30%;国内约为 3%,暴发流行时可高达 10%。

3. 囊包形成期　系受损肌细胞修复过程,即恢复期,病程约 4～16 周。寄生部位的肌细胞随着虫体的长大、卷曲,逐渐膨大呈纺锤状,形成梭形的囊包包绕虫体。在囊包形成的同时,急性期炎症逐渐消退,患者全身症状随之减轻或消失,但肌痛可持续数月。

【诊断】

1. 病原学检查　为确诊的最可靠的方法。

(1) 活组织检查法:从发病 10 天以上患者的肌肉中采样,压片查找旋毛虫幼虫囊包。由于本法采集样本范围的局限,阳性检出率仅有 50%,尤其是对早期或轻度感染者不易查见。

标本进行病理学检查时，即使未发现幼虫，但如发现肌细胞嗜碱性转变，亦可作为诊断旋毛虫感染的一条重要标准。

（2）人工消化法：待检肌肉经人工胃液消化后，取沉渣镜检囊包。本法可提高检出率，多用于动物旋毛虫感染的检查。

2. 免疫学检查 是目前临床用于旋毛虫病辅助诊断的主要方法。旋毛虫抗原可分为虫体抗原、虫体可溶性抗原（有感染性幼虫体可溶性粗抗原和自感染性幼虫体杆细胞内 α 颗粒提取的可溶性抗原两种）、表面抗原（自虫体表面提取或剥离的可溶性抗原），以及排泄分泌抗原（又称代谢抗原）。旋毛虫的免疫原性较强，因此免疫诊断具有重要意义。一般多采用幼虫抗原来检测抗体。

（1）酶联免疫吸附试验（ELISA）：是目前诊断旋毛虫感染灵敏度和特异度较强的方法。以虫体生理盐水浸出液为抗原，在人体感染后 17 天即可检出血清中抗体，对急性期患者的诊断效果较好。

（2）间接免疫荧光技术（IFT）：对早期和轻度感染均有诊断的价值。检测以肌幼虫冰冻切片或石蜡包埋切片作抗原，在幼虫皮层周围或幼虫口部有荧光沉淀物者为阳性反应。患者于感染后 2～7 周可出现阳性反应。

（3）间接血凝试验（IHA）：用冻干致敏绵羊红细胞，以间接血凝试验（IHA）检测患者血清中抗体。用滤纸干血滴代替血清，结果无显著差异，适用于流行病学的调查。

（4）免疫酶染色试验（IEST）：用感染鼠肌肉冷冻切片作抗原，以免疫酶染色试验（IEST）检测患者血清中抗体。血清学试验于感染后 2～4 周开始出现阳性反应，7 周后亦多为阳性。反应如由阴性转为阳性，或抗体效价 4 倍升高具有诊断价值。

近年来，国内外开展了旋毛虫循环抗原的免疫学方法检测，如 Dot-ELISA、免疫渗滤试验、双抗体夹心 - 酶联免疫吸附试验（ELISA）等新技术。

3. 其他 在感染后第 2～5 周白细胞迅速增长，急性期患者白细胞常在（15～30）×10^9/L 之间。绝大多患者的嗜酸性粒细胞明显增高并且出现较早，其中 10%～40% 患者的嗜酸性粒细胞占比甚至高达 90%。嗜酸性粒细胞水平与肌痛的严重程度有关，在有神经系统并发症的患者中明显升高，并且脑脊液嗜酸性粒细胞也可增高。此外，患者血清中肌组织特异酶（如肌酸磷酸激酶、乳酸脱氢酶等）活性明显增高。

【流行】 旋毛虫病呈世界性分布。目前本病主要流行于欧洲的俄罗斯等国家，美洲的墨西哥、阿根廷、智利，亚洲的泰国、越南及老挝等。

我国旋毛虫病流行具有地方性、食源性、群体性等特点。根据 2001—2004 年全国人体重要寄生虫病调查表明，10 个省（自治区、直辖市）人群血清阳性率为 3.31%，云南省人群感染率高达 8.26%，其次是内蒙古（6.25%），最低为辽宁（0.28%）。除海南省外，其他省（自治区、直辖市）均有动物间旋毛虫的感染。2009 年 10 省市的血清学调查结果显示，人群阳性率为 3.2%。云南、西藏、广西及四川阿坝藏族羌族自治州等地人群血清阳性率为 5.5%；河南、湖北 2 省人群血清阳性率为 2.8%；黑龙江、吉林、辽宁 3 省人群血清阳性率为 2.2%。1964—2020 年，我国 12 个省、自治区、直辖市暴发本病 589 次，累计发病人数 25 706 人，死亡 253 人，3 500 多例散发病例分布于 18 个省、自治区、直辖市及特别行政区。本病已成为影响我国食品安全和人民健康的重要食源性寄生虫病之一。

旋毛虫病是一种动物源性寄生虫病，目前调查发现猪、犬、鼠和猫等 150 多种动物可自然感染旋毛虫，并成为本病的传染源。这些动物通过吞食尸肉或相互残杀摄入囊包而感染，并使得本病在家养动物和野生动物生物链中周而复始地循环和相互传播。人因吞食含囊包的各种动物肉类而感染。本病的暴发流行与饮食习惯有着密切的关系。人类对本病普遍易感，感染后可产生显著的免疫力，再感染者病情远较初次感染者轻。

【防治】

1. 加强食品卫生检查，尤其是肉类检疫、牲畜检疫；养成良好的饮食习惯，不生/半生食肉类，涮食肉类时延长涮烫时间等，可减少感染机会。

2. 改善养猪条件，实行圈养，保持猪舍清洁及使用熟饲料，以防猪感染。捕杀鼠类等保虫宿主，以减少动物传染源。

3. 阿苯达唑是治疗旋毛虫病的首选药物，其疗效好，疗程短，毒性低，副作用小。为防止或减轻因死亡虫体引起的超敏反应，对重症患者可同时使用肾上腺皮质激素等药物配合治疗。

（曹 喻）

第二节　麦地那龙线虫

麦地那龙线虫（*Dracunculus medinensis*）亦称几内亚龙线虫（Guinea worm），成虫寄生在人和多种哺乳动物组织内，引起麦地那龙线虫病（dracunculiasis）。

【形态】 成虫细长，乳白色，体表光滑。雄虫大小为（12～40）mm×0.4mm，末端向腹面卷曲1圈至数圈，具交合刺2根。雌虫大小为（60～120）mm×（0.9～2.0）mm，体表具环纹，生殖系统为双管型，子宫内充满大量第一期幼虫。幼虫大小为（550～760）μm×（15～30）μm，体表可见明显的纤细环纹。前端钝圆，尾端尖细而长，约占体长的1/3。

【生活史】 雌虫寄生于终宿主人或哺乳动物的皮肤组织内，成熟后移行至四肢、腹部、背部皮下组织中，头端伸出皮肤表面。雌虫子宫内大量发育成熟的幼虫从前端的子宫和体壁破裂释出。释放出的幼虫及其产生的分泌物可引发宿主强烈的超敏反应，病灶局部皮肤表面形成水疱，继而破溃。当溃破部位与冷水接触时，受到刺激的雌虫前端从病变皮肤伸出，释放大量的幼虫入水。

幼虫在疫水中被中间宿主剑水蚤吞食后，在其体内发育为感染期幼虫。当人或动物饮水误吞含感染期幼虫的剑水蚤后，幼虫在消化道中逸出，并钻入肠壁，经肠系膜、胸肌、腹肌移行至皮下结缔组织中，约经3个月性成熟，雌、雄虫穿过皮下结缔组织到达腋窝和腹股沟区。

【致病】 雌虫移行至皮肤，使皮肤出现条索状硬结和肿块；释放的幼虫可引起丘疹、水疱、脓疱、蜂窝织炎、脓肿和溃疡等症状；成虫和幼虫产生的代谢产物可引起荨麻疹、血管性水肿和发热、头晕、恶心、腹泻、血中嗜酸性粒细胞增多。虫体还可引起患者截瘫；亦可引起眼部、心脏及泌尿生殖系统的病变；本病所致的后遗症有关节炎、滑膜炎、关节强直和患肢萎缩等。

【诊断】 自伤口获取伸出的雌虫或检出幼虫是确诊的依据。检查皮肤上的典型水疱。水疱破溃后，用少许水置伤口上，取伤口处液体涂片，低倍镜下可检幼虫。也可手术自肿块内取成虫或抽取肿块内液体，或置生理盐水中洗涤取沉淀物，镜检幼虫（图6-4）。

免疫学诊断可用皮内试验，或用冻干幼虫固相抗原的间接免疫荧光技术（IFT）检测特异性抗体，后者阳性率可达97%。血检常见嗜酸性粒细胞增多。

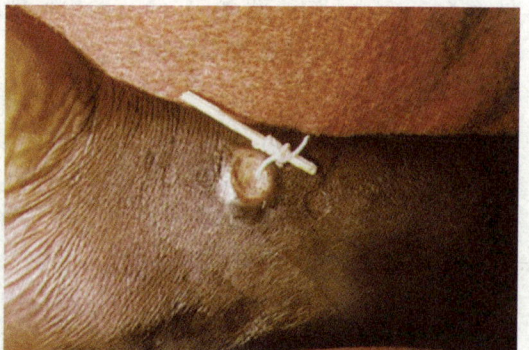

图6-4　组织内取出麦地那龙线虫（小棒卷虫法）

【流行与防治】 麦地那龙线虫病是一种人兽共患寄生虫病。人体感染除了由误饮含有剑水蚤的水体引起，亦可因生食泥鳅引起，发病季节以5～9月份最多。

预防本病的措施是注意饮水卫生、加强水资源的保护和管理。

治疗本病的方法是发现皮肤溃破处有虫体伸出时，可用线拉取虫体、小棒卷虫，或通过手术取虫治疗。治疗药物有甲硝唑、甲苯咪唑等。

第三节 美丽筒线虫

美丽筒线虫（*Gongylonema pulchrum*）是寄生于多种哺乳动物口腔与食管黏膜和黏膜下层的一种线虫，偶尔寄生于人体，引起美丽筒线虫病（gongylonemiasis）。

【形态】 成虫细长，乳白色，体表具纤细横纹。口较小，呈漏斗形。雄虫大小为（21.5～62.0）mm×（0.10～0.36）mm，交合刺2根，大小形状各异；雌虫大小为（32～150）mm×（0.20～0.53）mm，尾端呈钝锥状，不对称，略向腹面弯曲（图6-5）。虫卵椭圆形，两端较钝，大小为（50～70）μm×（25～42）μm，壳厚透明，内含幼虫。

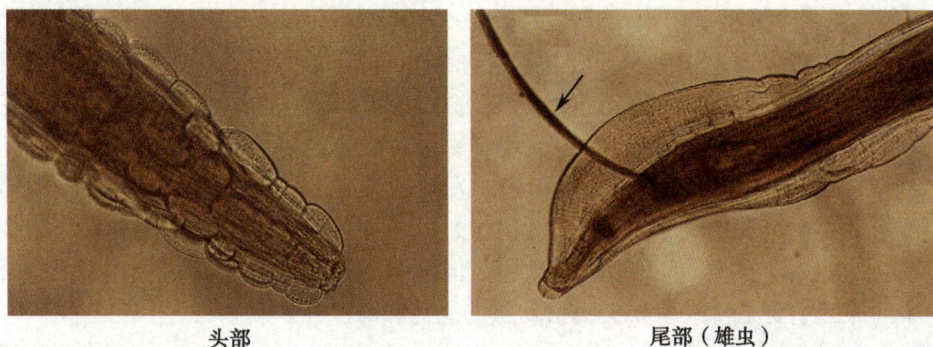

头部　　　　　　　　　　　　　尾部（雄虫）

图6-5 美丽筒线虫

【生活史】 成虫寄生于牛、羊等反刍动物的口腔、咽喉或食管的黏膜与黏膜下层。在人体则主要寄生于口腔，多见于下唇、颊部及齿龈部，偶见于鼻黏膜。雌虫产的含蚴卵经黏膜破溃处进入消化道，随粪便排出体外。如被中间宿主甲虫、蜚蠊、蝗虫和螳螂等吞食后，孵出的幼虫在其体内发育为感染期幼虫，因虫体呈囊状亦称囊状体。人或其他终宿主因吞食含感染期幼虫的昆虫而感染，幼虫在胃内破囊而出，侵入胃或十二指肠黏膜，向上潜行至食管、咽或口腔等黏膜内寄生，发育为成虫。感染期幼虫进入终宿主体内发育为成虫约需2个月时间。

【致病】 虫体在人体口腔黏膜及黏膜下层移行窜扰，可引起局部刺激症状，如患者自觉口腔内异物爬行感、痒感和麻木感。在成虫寄居处的黏膜可产生小疱及白色线形弯曲隆起。口腔局部可有肿胀、疼痛、黏膜水疱及血疱。寄生咽喉者可出现痒感、声嘶、吞咽困难，甚至影响说话。寄生食管者可有黏膜溃疡，甚至吐血。一些患者还可出现神经过敏、精神不安、失眠等症状。虫体取出后，上述症状自行消失。

【诊断】 根据病史、口腔症状可作出初步诊断，用消毒针挑破虫体移行处黏膜，取出虫体作虫种鉴定即可确诊。

【流行与防治】 本病呈世界性分布，是一种人兽共患寄生虫病，动物感染率较高。人体因误食昆虫或被昆虫污染的食物和生水而感染。

本病的主要治疗方法是挑破寄生部位黏膜取出虫体,也可在寄生部位涂搽普鲁卡因溶液,使虫体易于从黏膜内移出。预防措施包括宣传教育、注意饮食卫生,不食蝗虫、甲虫等昆虫,不饮生水等。

第四节　异尖线虫

异尖线虫(*Anisakis*)是一类寄生于海栖哺乳类、鳍足类动物及鱼类的线虫。成虫寄生于鲸、海豚、海豹等的消化道中,幼虫则寄生于鱼类的消化道及组织内。由异尖线虫引起的疾病统称为异尖线虫病(anisakiasis)。常见虫种有简单异尖线虫(*Anisakis simplex*)、拟地新线虫(*Pseudoterranova decipiens*)和抹香鲸异尖线虫(*A. physeteris*)。

【形态】　异尖线虫成虫唇瓣前区具中等双叉齿状嵴,食管为长方形。雄虫尾部钝圆,锥形,有许多肛前乳突和数对肛后乳突。交合刺等长或不等长。雌虫阴门位于体前部。在人体寄生的为第三期幼虫。虫体长 12.5～30.0mm,乳白色半透明,呈圆柱形,两端尖细,以头端明显,头部为融合的唇块,唇瓣尚未分化。腹侧有一明显的钻齿,其腹侧稍后两亚腹唇之间为排泄管开口。尾短,略圆,尾端有一尾突。肠管粗大,在食管与肠管之间有一个腺胃。无侧翼,在水中蠕动呈蚯蚓状。

【生活史】　成虫寄生于海栖哺乳类动物如海豚、鲸等的胃壁。雌虫产出的卵随粪便排入海水。经 2 次蜕皮,发育为第二期幼虫,在海水中游动,被第一中间宿主甲壳纲磷虾等摄入,在其体内发育成第三期幼虫。当甲壳纲动物被第二中间宿主(或转续宿主)各种鱼类和软体动物食入后,在其组织、器官和消化道内发育为感染期幼虫。海栖哺乳类动物捕食含有异尖线虫幼虫的第二中间宿主(或转续宿主),幼虫在其胃内经 2 次蜕皮发育为成虫。人是异尖线虫的非适宜宿主,但幼虫可寄生于人体消化道各部位,亦可引起内脏幼虫移行症。人体感染的原因主要是食入含异尖线虫幼虫的海鱼和海产软体动物。

【致病】　异尖线虫幼虫经口侵入人体,主要通过胃和小肠,或口腔、扁桃体、食管和结肠等部位钻入体内。病灶部位可见黏膜下层有局限性花生粒至鸡蛋大小不等的肿块。有些病灶处可见黏膜内的虫体(图 6-6),周围伴有明显的水肿、出血、糜烂和溃疡等病变。宿主肠壁因炎症反应而增厚,可达正常的 3～5 倍,可能导致肠腔狭窄或梗阻。

异尖线虫所致病变特征为炎症反应,主要以黏膜下层为中心,伴有大量嗜酸性粒细胞浸润的蜂窝织炎和嗜酸性肉芽肿的形成。

【诊断】　根据患者临床症状和发病前生食鱼(片)病史等可作出初步诊断,确诊则需检获虫体。目前纤维内镜检查是诊断胃肠异尖线虫病最有效的方法之一,本方法不但可以直接摘出虫体、作出诊断,还可以观察病变和治疗效果。血清学诊断主要用于慢性异尖线虫病的辅助诊断,很少用于急性期病例。分子生物学检测方法可以用于鉴定人和动物体内的异尖线虫病,并可为其生活史、传播方式和种群结构提供有效的研究工具。

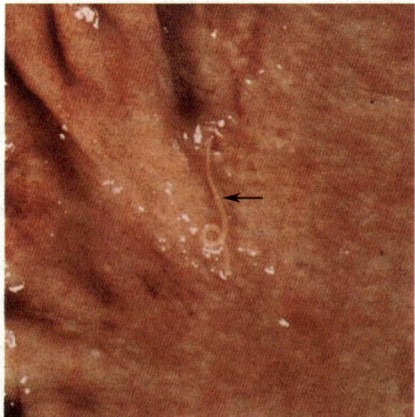

图 6-6　胃异尖线虫病(幼虫寄生于胃壁)

【流行与预防】　在日本、韩国、荷兰、法国和德国等 27 个国家有感染人体的病例报告。我国有 1 例人体感染的病例报道,但从 20 世纪 80 年代起,陆续已有黄海、渤海等近海海域某些海鱼感染率和感染度均较高的报道,故生食海鱼很大概率会导致人体感染。

对于异尖线虫病的治疗可根据患者病情采取相应有效的方法,可手术摘除或进行药物治疗。预防本病的最好办法是杜绝食用生鱼。

第五节 斯氏并殖吸虫

斯氏并殖吸虫(*Pagumogonimus skrjabini*)由陈心陶于 1959 年首次报道,为我国独有虫种。成虫主要寄生于果子狸、猫和犬等动物肺部。人为该虫的非正常宿主,童虫在皮下或各脏器、组织间移行窜扰,引起幼虫移行症。

【形态】 成虫虫体窄长,呈梭形,大小为(11.0~18.5)mm×(3.5~6.0)mm。虫体前宽后窄,长宽比例为(2.4~3.2):1,最宽处在腹吸盘稍后水平。腹吸盘稍大于口吸盘,位于体前约 1/3 处。卵巢分支如珊瑚状,子宫盘曲成团,与卵巢并列于腹吸盘后。睾丸 2 个,约分 4~6 支,左右并列于体中、后 1/3 间部。

虫卵呈椭圆形,不对称,大小因地区、宿主的不同而变化。具卵盖,卵壳厚薄不均(图 6-7)。

【生活史】 生活史与卫氏并殖吸虫相似。终宿主为猫科、犬科、灵猫科多种家养或野生动物,如果子狸、猫、犬和豹猫等。成虫寄生在动物的肺、肝等处,虫卵随粪便排出。第一中间宿主为拟钉螺等小型淡水螺,第二中间宿主为溪蟹或石蟹,蛙、鸟、鼠等多种动物可作为该虫的转续宿主。人为本虫的非适宜宿主,因生食或半生食含囊蚴的淡水蟹或未煮熟的转续宿主肉类而感染。

【致病】 本虫是人兽共患、以兽为主的寄生虫。在人体内,虫体大多数停滞在童虫阶段,到处游窜,引起幼虫移行症。可分为皮肤型和内脏型两种。皮肤型主要表现为游走性皮下包块或结节,常见于胸背部、腹部,亦可出现于头颈、四肢、腹股沟、阴囊等处。包块多紧靠皮下,边界不清,无明显红肿。摘除切开包块可见隧道样虫穴,有时能查见童虫。镜检可见嗜酸性粒细胞肉芽肿,坏死渗出物及夏科 - 莱登结晶等。内脏型因童虫侵犯的器官不同而表现各异。侵犯胸、肺,导致患者出现胸闷、胸痛、咳嗽和咳痰等症状,肺部 X 线检查显示可见边缘模糊的浸润阴影或房性囊状阴影,并常伴有肋膈角变钝等征象。如侵犯肝,则出现肝痛、肝大和转氨酶升高等表现。如侵犯其他器官,可出现相应的临床表现。全身症状有低热、乏力、食欲下降等。因本病表现多样,误诊率较高,应注意与肺结核、肺炎、肝炎等相鉴别。

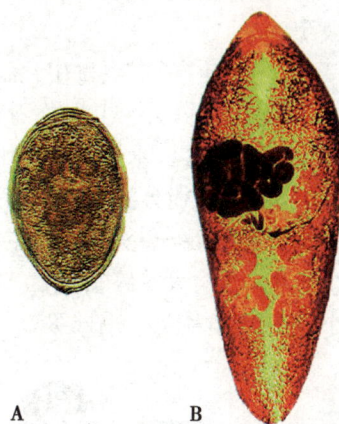

图 6-7 斯氏并殖吸虫
A. 虫卵;B. 成虫。

【诊断】 皮下包块活组织检查或免疫学诊断是本病的主要诊断方法。血常规检查嗜酸性粒细胞明显增加。免疫学检查对本病的诊断具有重要的参考价值。

【流行与防治】 斯氏并殖吸虫在我国甘肃、山西、陕西、河南、四川、重庆、云南、贵州、湖北、湖南、浙江、江西、福建、广西和广东等 15 个省(自治区、直辖市)有分布。一般认为分布于青海至山东连线的南部地区。

本病主要在野生动物中流行,构成了本病的自然疫源性。其流行因素及防治原则同卫氏并殖吸虫。

第六节　曼氏迭宫绦虫

曼氏迭宫绦虫（*Spirometra mansoni*）成虫主要寄生于犬、猫科动物体内，偶可寄生于人体，其幼虫（裂头蚴）可侵犯人体各组织和器官，引起裂头蚴病（sparganosis）。

【形态】　成虫乳白色，大小为（60～100）cm×（0.5～0.6）cm。头节细小呈指状，背、腹面各具一条纵行的吸槽。颈部细长。链体有节片约 1 000 个，远端的节片长、宽相近，其他节片一般宽度大于长度。成节与孕节内的结构基本相似，每节有雌雄生殖器官各一套。卵巢分两叶，位于节片的后部中央。子宫位于节片中部，呈紧密重叠的螺旋状盘曲，故得名。

虫卵呈椭圆形，两端稍尖，浅灰褐色，大小为（52～76）μm×（31～44）μm，壳较薄，含卵盖，内含 1 个卵细胞和多个卵黄细胞。

裂头蚴呈带状，乳白色，大小为（30～360）mm×0.7mm。虫体不分节，但体表有横纹。体前端稍膨大，顶端中央有一明显凹陷，体后端钝圆。活虫伸缩能力较强，在组织中常蜷缩成团。

【生活史】　成虫寄生在猫、犬、虎、豹和狐等终宿主的小肠内。虫卵随粪便排出体外，在水中发育并孵出钩球蚴。钩球蚴被第一中间宿主剑水蚤吞食后，在其体腔内发育为原尾蚴。蝌蚪吞食剑水蚤，随着蝌蚪发育为蛙，其体内的原尾蚴也发育成裂头蚴。裂头蚴移行能力很强，并能分泌蛋白酶，常游走于蛙的肌肉间隙中。当蛇类、鸟类或部分兽类等捕食含裂头蚴的蛙后，裂头蚴穿过肠壁，移行至腹腔、肌肉及皮下组织等处寄生，其成为本虫的转续宿主。猫、犬等终宿主食入含有裂头蚴的第二中间宿主蛙类或转续宿主后，裂头蚴在其小肠内发育为成虫（图 6-8）。

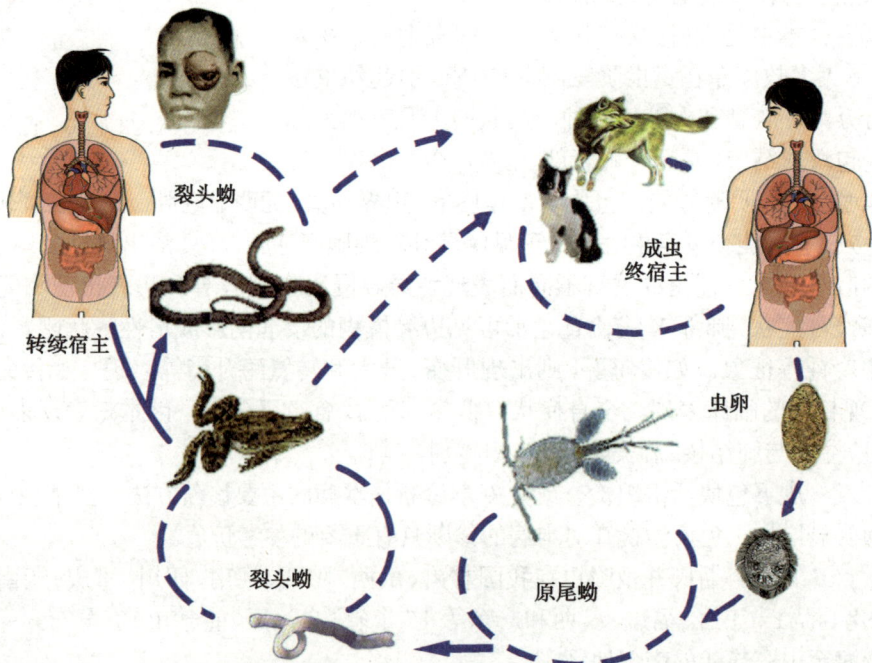

图 6-8　曼氏迭宫绦虫生活史

人体感染裂头蚴的方式有 3 种：①用蛙、蛇肉敷贴伤口或局部肿痛患部，裂头蚴自伤口或患处的皮肤、黏膜侵入人体组织，这是主要感染方式；②食用生或半生蛙、蛇和猪肉等，裂头蚴穿过肠壁入肠腔,并移行至人体其他器官组织;③误食感染原尾蚴的剑水蚤。

【致病】 成虫偶可寄生于人体小肠,因虫体机械和化学性刺激对小肠的损伤,患者可有轻微的腹部不适、微痛、恶心和呕吐等症状。

裂头蚴可寄生在人体除骨以外的任何器官和部位,其临床表现和严重性可因裂头蚴的移行和寄生部位而异。眼裂头蚴病多累及单侧眼睑或眼球,常出现眼睑红肿、结膜充血、微痛、奇痒、畏光、流泪或有虫爬感。如裂头蚴寄生在眼球可使眼球突出,并发疼痛性角膜炎、虹膜睫状体炎、玻璃体混浊、白内障、角膜溃疡穿孔甚至失明。皮下裂头蚴病多累及四肢、躯干浅表部及全身各处,表现为大小不等、形态各异的皮下游走结节或肿块,局部可有痒感和虫爬感。口腔颌面裂头蚴病患处红肿、发痒,有虫爬感,皮下黏膜有硬结或肿块,常有裂头蚴逸出。脑裂头蚴病临床表现酷似脑瘤,极易误诊,主要表现有癫痫、头痛、偏瘫、偏身感觉障碍等。内脏裂头蚴病罕见,临床表现视裂头蚴移行和定居部位而定。若经消化道侵入腹膜,则引起炎性反应;如侵入尿道和膀胱、脊髓、椎管等处,后果严重。

【诊断】 从粪便检获节片或虫卵是确诊曼氏迭宫绦虫成虫感染的重要依据。裂头蚴病则主要通过手术取虫鉴定,必要时可以进行动物感染实验,鉴定成虫予以确诊。询问病史有一定参考价值。脑裂头蚴病可综合采用 CT、MRI 等影像技术诊断。免疫诊断可采用酶联免疫吸附试验(ELISA)和胶体金免疫渗滤法等技术,这些方法均有较高的灵敏度和特异度。

【流行与防治】 成虫感染少见。裂头蚴病多见于东亚和东南亚各国。我国广东、吉林、福建和四川等 25 个省(自治区、直辖市)有千余例散在感染病例报道。感染者年龄范围为婴儿至 60 岁以上,以 10～30 岁感染率最高,男性多于女性。

预防本病的重点是加强卫生宣传教育,不用蛙、蛇肉贴敷伤口,不生 / 半生食肉类,不饮生水。成虫感染可用槟榔 - 南瓜子合剂驱虫,或用吡喹酮、阿苯达唑等药物治疗。裂头蚴病以手术摘除为主,也可用 40% 乙醇和 2% 普鲁卡因 2～4ml 局部封闭杀虫。

第七节　刚地弓形虫

刚地弓形虫(*Toxoplasma gondii*)是一种专性有核细胞内寄生原虫,广泛寄生于人、鸟类和多种其他哺乳动物体,引起人兽共患弓形虫病(toxoplasmosis)。

【形态】 弓形虫生活史分为滋养体、包囊、裂殖体、配子体和卵囊 5 个不同阶段,其中滋养体、包囊、卵囊对人体致病及疾病传播具有重要意义。

1. **滋养体** 呈新月形或香蕉形,一端较尖,一端圆钝,活虫体无色透明,大小为(4～7)μm×(2～4)μm。经瑞氏或吉姆萨染色后,胞质呈蓝色,胞核呈紫红色,胞核位于虫体中央。以内二芽殖、二分裂及裂体增殖方式繁殖。在弓形虫病急性期,快速增殖的滋养体又称速殖子(tachyzoite),在宿主有核细胞内形成几个至十几个被细胞膜包裹的虫团,称假包囊(pseudocyst)。速殖子快速增殖至一定数目时,引起宿主细胞膜破裂,速殖子释出,再侵入其他细胞,继续繁殖(图 6-9)。

2. **包囊** 圆形或椭圆形,直径为 5～100μm 不等,为慢性感染阶段虫体在宿主组织内的存在形式,多见于脑、骨骼肌、心肌及眼内。包囊壁由虫体分泌形成,内含数个至数百个滋养体,称缓殖子(bradyzoite)。缓殖子形态与速殖子相似,但增殖缓慢。包囊破裂后释出的缓殖子可再侵入新的宿主细胞形成包囊,或形成假包囊进行快速增殖。

3. **卵囊** 通过猫粪便排出体外,虫体呈圆形或椭圆形,直径 10～12μm。囊壁分两层,光滑透明,刚排出时囊内含均匀的颗粒物质。成熟后卵囊内含有 2 个孢子囊(sporocyst),每个孢子囊内含有 4 个新月形的子孢子。

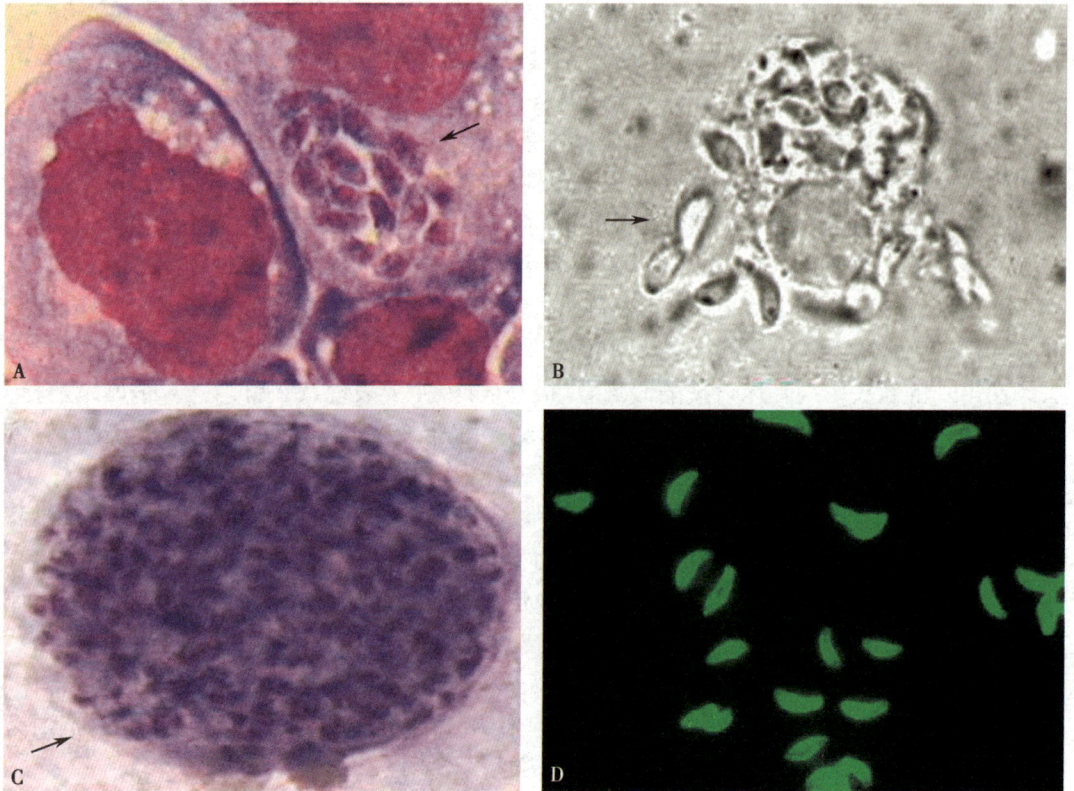

图 6-9　刚地弓形虫

A. 巨噬细胞内成簇的速殖子；B. 假包囊未染色，示逸出的速殖子；C. 组织内的包囊；D. 间接免疫荧光技术（IFT）所见的速殖子形态。

【生活史】　弓形虫生活史包括有性生殖和无性生殖两个阶段。

1. 在终宿主体内发育　猫科动物食入含弓形虫包囊或假包囊的动物肉类，或被成熟卵囊污染的食物或水而感染。包囊内缓殖子、假包囊内速殖子、卵囊内子孢子在小肠内逸出，在回肠侵入肠上皮细胞发育繁殖。经 3～7 天，形成裂殖体，成熟后释放裂殖子，侵入新的肠上皮细胞又开始裂体增殖。经数代裂体繁殖后，部分裂殖子发育为雌、雄配子体，继续发育为雌、雄配子，两者进行配子生殖形成合子，最后形成卵囊，随猫粪便排出体外。在外界适宜条件下经 2～4 天发育为具有感染性的成熟卵囊。

2. 在中间宿主体内发育　人、猪、牛、羊和鼠等中间宿主摄入被卵囊污染的食物，或食入动物肉中的包囊或假包囊后，在肠道内孵出子孢子、缓殖子和速殖子侵入肠壁，经血液和淋巴进入单核吞噬细胞系统寄生，并扩散至脑、淋巴结、肌肉、肝、心和肺等全身各组织器官。在细胞内分裂繁殖，形成假包囊。当速殖子增殖到一定数量，细胞膜破裂，释出的速殖子再侵入新的组织细胞内，反复增殖。在免疫功能正常的机体，部分速殖子侵入宿主细胞后，特别是脑、眼和骨骼肌的虫体增殖速度减慢，分泌成囊物质，形成含缓殖子的包囊。包囊在宿主体内可存活数月、数年或更长。而当机体免疫功能低下时，如感染人类免疫缺陷病毒（HIV）、肿瘤化疗或长期使用免疫抑制剂时，组织内的包囊可破裂，释出缓殖子，进入血流或其他新的组织细胞继续发育增殖成为速殖子。假包囊和包囊是中间宿主之间、中间宿主与终宿主之间相互传播的主要形式（图 6-10）。

弓形虫的中间宿主种类繁多，分布十分广泛，包括爬行类、鸟类和哺乳类。猫既可作为终宿主，又可作为中间宿主。

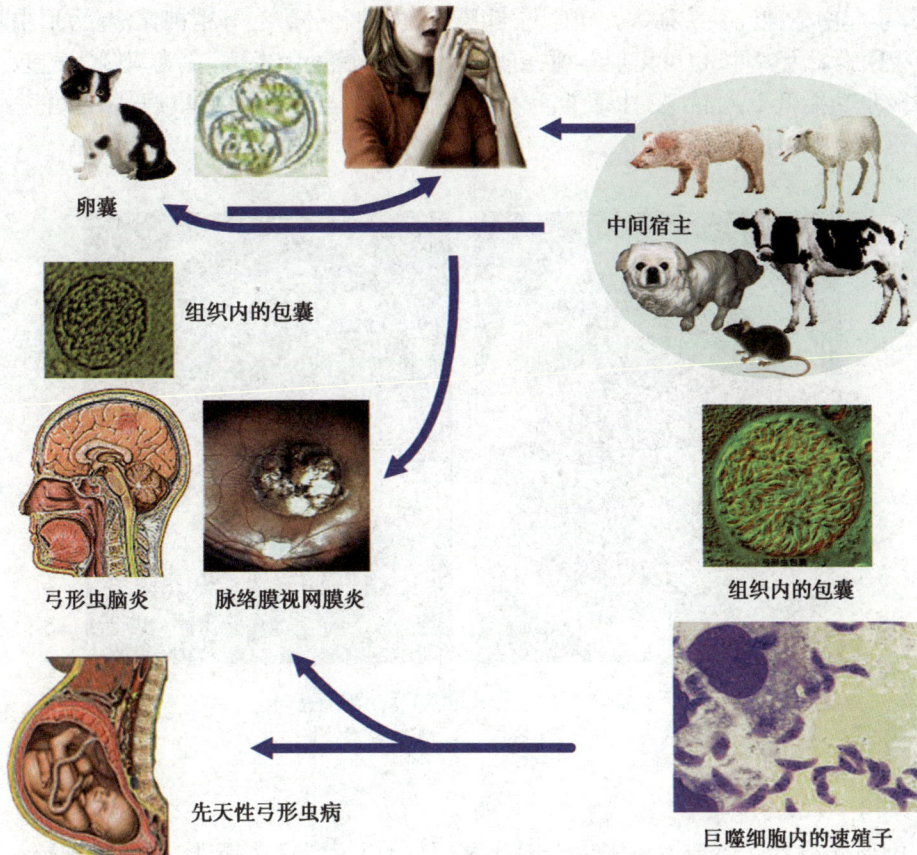

图 6-10　刚地弓形虫生活史

【致病】　弓形虫的致病作用与虫株毒力、宿主免疫状态有关。根据虫株的侵袭力、增殖速度、是否形成包囊及对宿主的致死率等，可分为强毒和弱毒株系。目前国际上公认的强毒株代表为 RH 株；弱毒株代表为 Beverley 株。人和动物均可感染弓形虫，但不同种类动物易感性有显著差异：小鼠高度易感，而大鼠和人则具有一定的抗性。

1. 致病机制　速殖子是弓形虫主要的致病阶段，在有核细胞内寄居并迅速增殖，破坏细胞。同时，速殖子排出后又侵犯邻近的细胞，如此反复破坏，因而引起组织的炎症反应、水肿、单核细胞及少数多核细胞浸润，导致组织器官损害。免疫功能正常的宿主感染弓形虫后，多数无明显症状。包囊因缓殖子增殖而体积增大，可挤压组织器官，导致功能障碍。包囊内缓殖子可引起慢性炎症，诱导机体迟发型超敏反应，形成肉芽肿，后期的纤维钙化灶多见于脑、眼部等部位。在免疫力受损患者，如获得性免疫缺陷综合征（AIDS）患者、接受长期化疗的肿瘤患者，器官移植患者以及大剂量应用皮质激素患者等，包囊容易破裂并释放出缓殖子。释出的虫体可进入血流或侵入新的组织细胞，转化为速殖子并快速增殖形成全身播散。

2. 临床表现

（1）先天性弓形虫病：孕妇在孕期急性感染弓形虫后，弓形虫可经胎盘血流传播给胎儿。在孕期前 3 个月内感染，症状较严重，可导致流产、早产、畸胎或死胎等。孕后期受染或婴儿多数表现为隐性感染，有的出生后数月甚至数年才出现症状。脑积水、脊椎裂、脉络膜视网膜炎、脑钙化灶和精神运动障碍为先天性弓形虫病的典型症状。还可伴有发热、皮疹、贫血、心肌炎、癫痫、肺炎、肝脾大、黄疸和消化道症状等临床表现。

（2）获得性弓形虫病：最常见淋巴结肿大，多见于颌下和颈后淋巴结。弓形虫常累及脑和眼部,引起中枢神经系统损害,如脑炎、脑膜炎、癫痫和分裂症等精神异常;弓形虫眼病以脉络膜视网膜炎为多见,也可出现斜视、虹膜睫状体炎、葡萄膜炎等,多为双侧性病变。AIDS患者等免疫功能低下人群,隐性感染活化可导致严重的全身性弓形虫病,多因并发弓形虫脑炎而死亡(图6-11)。

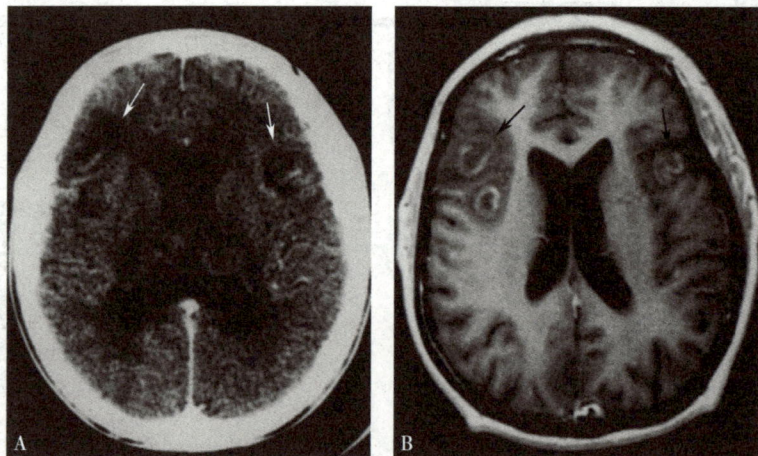

图6-11 弓形虫脑炎的影像诊断
A. CT影像;B. MRI影像。

【诊断】

1. 病原学检查 由于本虫寄生于细胞内,且无组织器官选择性,病原检查较为困难。对可疑患者的体液及病变组织可用以下方法检查。

(1)直接涂片法:急性感染患者取胸腔积液、腹水、眼房水、脑脊液、羊水等离心沉淀,用沉渣作涂片,经瑞氏或吉姆萨染色后镜检,查找速殖子。此法检出率较低。

(2)免疫酶染色法:将病变组织作冷冻切片,免疫酶染色检查弓形虫。可用酶标记抗弓形虫单克隆抗体进行直接染色,或用弓形虫特异性抗血清与酶标二抗体做间接免疫酶染色。组织内弓形虫还可采用乳胶凝集试验(LAT)检测。此法对涂片染色可疑者可配合使用,提高检出率。

(3)动物接种分离法:用患者体液或病理材料接种小鼠,待小鼠发病后取腹腔渗出液检查滋养体;2~3周取鼠脑组织查包囊。也可用病理材料接种培养细胞,染色镜检滋养体。

2. 免疫学检查 为目前常用的重要实验诊断方法,可检测 IgG 和 IgM 抗体,也可检测弓形虫循环抗原。IgM 抗体升高是急性感染出现较早的敏感标志,一般在感染后1周出现,维持3~6个月,个别感染者可持续1年以上;循环抗原阳性高度提示有急性现症感染;IgG抗体通常在感染后1~2周出现,1~2个月后达高峰,以后逐渐下降,并可终身持续阳性。因此 IgG 阳性不能区分急慢性感染。方法主要有染色试验(dye test, DT)、间接血凝试验(IHA)、酶联免疫吸附试验(ELISA)、间接免疫荧光技术(IFT)等。

3. 分子生物学诊断 聚合酶链式反应(PCR)及其衍生的 DNA 扩增技术可测定体液和组织中的弓形虫 DNA,具有特异度和灵敏度高、简便快速、重复性好等优点,已被广泛用于个例诊断或食品卫生监测。

4. 影像学检查 脑弓形虫病可借助脑 CT 扫描或磁共振(MRI)辅助诊断。在胎儿的先天性弓形虫病中,脑室扩大最为常见,且往往是双侧对称的,也可以是单侧的。大多数免疫缺陷伴发弓形虫脑炎的患者,CT 扫描可显示双侧脑的多发性病变,也可能为独立性病变。70%~80% 的艾滋病伴发的弓形虫脑炎的 CT 扫描可见多发性环状增生性病变,病变的部位多位于皮质髓质连接区及基底神经节,病变的特征为低密度的改变。

【流行】 弓形虫病呈世界性分布,人群感染相当普遍,主要与食肉习惯、生活条件、接触猫科动物、职业等因素有关。

1. 传染源 受染的猫科动物是本病的主要传染源。猫排出卵囊数量可达1 000万个/d,卵囊在外界2～4日即可发育成熟。卵囊对低温和消毒剂的抵抗力很强,对消化酶有相当程度的抵抗力。

2. 传播途径 有先天性和获得性两种。前者指母体内胎儿经胎盘血感染;后者为出生后由外界获得感染,主要包括,①经口感染:食入生、半生的含有弓形虫的肉和肉制品、蛋制品、奶类,而卵囊可通过饮水、未洗净的蔬菜等污染食品,甚至苍蝇或蜚蠊进行传播;②输血或器官移植感染;③经损伤的皮肤或黏膜而感染,因此弓形虫实验室人员、肉类加工人员需加注意。

3. 易感人群 人类普遍易感,尤其是胎儿、婴幼儿,恶性肿瘤、AIDS患者,长期进行化疗与免疫抑制治疗的人群等免疫功能受累者。

【防治】 加强对禽畜的饲养管理、对食品卫生的管理及监测,不食未煮熟肉类,注意饮食卫生等是预防弓形虫病的重要措施。定期对孕妇进行血清学检查,一旦确诊感染应及时治疗或终止妊娠,以防止先天性弓形虫病的发生。仅表现为血清IgG抗体阳性的隐性感染者,一般不需特殊的治疗;但若长期接受免疫抑制治疗,则需要严密观察,并给予必要的保护性治疗。

治疗弓形虫病目前尚无理想的特效药物。目前推荐的药物有乙胺嘧啶、磺胺嘧啶和螺旋霉素等。

(丁淑琴)

第八节 肉孢子虫

肉孢子虫(*Sarcocystis*)属真球虫目,肉孢子虫科。现已发现肉孢子虫有120多种,广泛寄生于鸟类、爬行类和哺乳类等动物体内。人因生/半生食含肉孢子虫的肉类而感染,引起肉孢子虫病(sarcocystosis)。以人为终宿主的肉孢子虫有两种——人肉孢子虫(*S. hominis*)和猪人肉孢子虫(*S. suihominis*),两者均寄生在人体小肠,故统称为人肠肉孢子虫。此外,还有一种以人为中间宿主的人肌肉肉孢子虫(*S. lindemanni*),亦称林氏肉孢子虫。

【形态】 肉孢子虫生活史中有卵囊和肉孢子囊两种主要形态。

成熟卵囊为长椭圆形,囊壁较薄,易破裂,内含2个孢子囊(sporocyst)。孢子囊呈卵圆形,壁双层且透明,大小为(13.6～16.4)μm×(8.3～10.6)μm,每个孢子囊内含4个子孢子。

肉孢子囊(sarcocyst)呈圆柱形或纺锤形,白色或灰白色,大小与寄生宿主种类、寄生部位、虫种和虫龄有关,通常为(10～50)mm×(1～2)mm,需要在显微镜下观察。囊内有许多间隔,将囊内缓殖子(bradyzoite)分隔成簇(图6-12)。

【生活史】 牛、猪分别为人肉孢子虫和猪人肉孢子虫的中间宿主,人、猕猴和黑猩猩等为终宿主。终宿主排出的含孢子囊或卵囊的粪便被牛、猪等食入后,子孢子在小肠内逸出,穿过肠壁进入血流,在许多组织脏器的血管壁内皮细胞中发育为裂殖体,经过数代的裂体增殖,产生大量的裂殖子,后者再侵入肌肉组织中发育为肉孢子囊。肉孢子囊多寄生在宿主的横纹肌中,囊内滋养母细胞(trophoblast)增殖生成缓殖子(图6-13)。

终宿主吞食中间宿主肌肉中的肉孢子囊后,囊内缓殖子释出并侵入小肠的固有层,直接发育形成雌、雄配子,二者结合形成合子,最终发育成卵囊。卵囊在小肠的固有层逐渐发

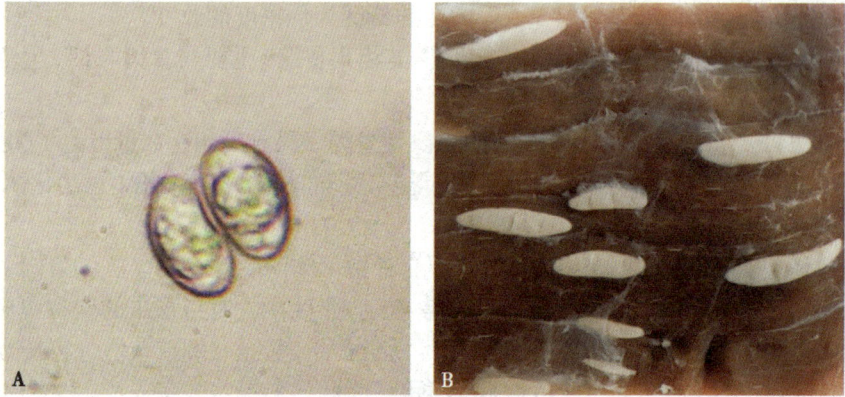

图6-12　肉孢子虫卵囊与肉孢子囊
A. 肉孢子虫卵囊；B. 肉孢子囊。

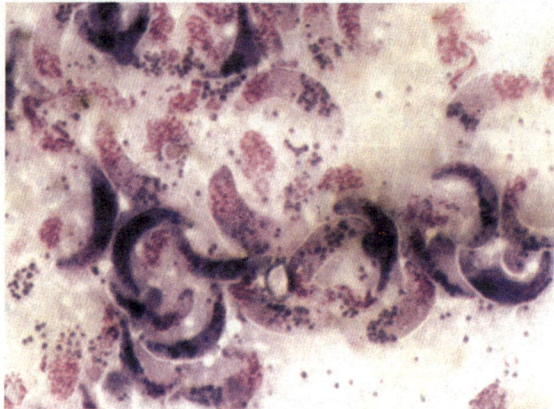

图6-13　肉孢子虫缓殖子

育成熟，通过肠壁进入肠腔，并随粪便排出体外。肉孢子囊破裂时，缓殖子可随血流到达肠壁，进入肠腔后随粪便排出体外；缓殖子也可见于鼻涕或其他分泌物中。因此，肉孢子虫也可由缓殖子通过粪便或分泌物途径传播。

【致病】　人因生/半生食含有肉孢子囊的肉类而感染，囊内的缓殖子侵入肠壁细胞而致病。肉孢子虫病的严重程度取决于宿主感染肉孢子囊的数量及宿主的免疫状态。大多数感染者一般无明显症状，少数感染者可出现间歇性腹痛、腹胀、食欲减退、恶心和腹泻等症状，严重感染者可出现贫血、坏死性肠炎等。肉孢子囊亦可释放毒性较强的肉孢子毒素（sarcocystin），其作用于神经系统、心、肾上腺、肝和小肠等器官，引起免疫病理损害，严重时可致死亡。人肌肉肉孢子虫寄生在肌肉组织内可破坏肌细胞，压迫邻近细胞与组织产生病理损害。

【诊断】　从粪便标本中检查到孢子囊或卵囊，或从肌肉组织查到肉孢子囊作为确诊本病的依据。常用的方法有：粪便直接涂片法、浓集法和活组织检查法。

【流行】　肉孢子虫病是人兽共患的原虫病，是常见的家畜寄生虫病，对畜牧业生产危害严重。人肠道肉孢子虫病呈世界性分布，在我国主要分布于云南、广西和西藏地区。

【防治】　肉孢子虫病的流行与人们饮食习惯密切相关。防治以预防为主，加强猪、牛、羊等家畜饲养管理及肉类制品的卫生检疫，注意不生食/半生食肉类。由于多数感染者病情轻微，一般不需药物治疗；目前，本病除了应用肾上腺皮质激素减少过敏反应，尚无特效治疗药物，磺胺嘧啶和吡喹酮等药物治疗有一定的疗效。

第九节　疥　螨

疥螨（scab mite）是一种专性寄生于哺乳动物表皮层内的螨类，俗称疥虫，是疥疮（scabies）的病原体。疥螨种类很多，寄生于人体的为人疥螨（*Sarcoptes scabiei*）。

【形态】　疥螨成螨为乳白色或浅黄色，略呈圆形或椭圆形，背面隆起，为小型螨种。雌螨大小为（0.3～0.5）mm×（0.25～0.40）mm；雄螨略小，大小为（0.2～0.3）mm×（0.15～0.20）mm。前端的颚体短小，螯肢呈钳状，须肢分为3节。躯体背面有波状横纹和成列的鳞片状皮棘，躯体后半部有杆状刚毛和长鬃。足4对，短粗呈圆锥形，前两对足末端均有带柄的吸垫，雌螨后两对足末端均为长刚毛，雄螨第3对足末端为长刚毛，而第4对足末端为吸垫。雌螨腹面后两对足之间有一横裂的生殖孔；雄螨的外生殖器位于第4对足之间略后处。肛门位于躯体后缘正中。疥螨无眼、无气门（图6-14）。

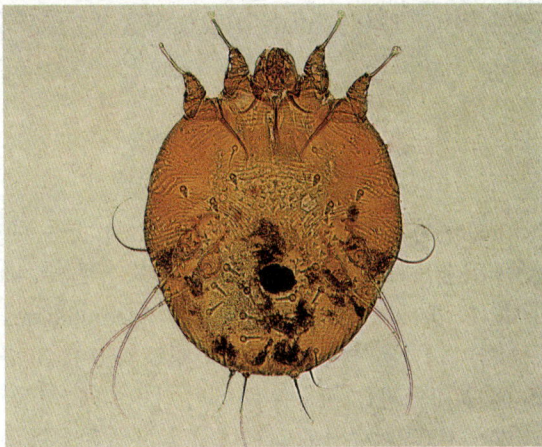

图 6-14　人疥螨

【生活史】　疥螨生活史包括卵、幼螨、前若螨、后若螨及成螨5个时期。螨体在宿主表皮角质层内寄生，啮食角质组织和淋巴液，并以其螯肢和足跗节末端的爪挖掘一条与体表平行的迂曲隧道，隧道长2～16mm，雌螨挖掘能力强于雄螨。雄性成螨与雌性后若螨交配后不久，雄虫死亡，而雌螨即在隧道内产卵，卵呈椭圆形，淡黄色，壳薄，大小为80μm×180μm。每日产卵2～4个，一生可产卵40～50个。

疥螨卵经3～4天孵出幼螨。幼螨大小为（0.12～0.16）mm×（0.10～0.15）mm，足3对，前2对足有带柄吸垫，后1对足有长刚毛。经3～4天蜕皮为前若螨，其外形与成螨相似，但生殖器官尚未成熟，约2天发育为后若螨，后若螨已有雌雄之别，雌性后若螨交配后在其挖掘的隧道中，经2～3天蜕皮为成螨。从幼螨孵出到发育为成螨，一般需要8～22天，平均15天。雌螨的寿命为5～6周。

【致病】　疥螨常寄生在人体皮肤柔软嫩薄处，例如手指间、手腕屈面、肘窝、脐周、生殖器、乳房下、腹股沟、下肢、踝及脚趾间等皮肤皱褶处，婴幼儿常累及全身。人疥螨对人体的损害主要是雌螨挖掘隧道所致机械性损害，其排泄物、分泌物及死亡虫体的裂解产物均可引起超敏反应。典型的皮损表现为丘疹、水疱、脓疱、结节及隧道。疥疮最显著的症状是皮损处剧烈瘙痒，尤以夜间为甚，影响睡眠和健康，皮肤被搔破后，可继发细菌感染，导致脓疮、毛囊炎和疖肿等。

【诊断】 根据接触史及临床症状可得出初步诊断。最可靠的病原学检查方法是用消毒针头挑破隧道顶端表皮，取出疥螨镜检，或将医用矿物油滴于患处皮肤，再用刀片轻刮，将刮出物置于载玻片上，镜下找到疥螨或虫卵即可确诊。采用解剖显微镜直接观察皮损处，观察到隧道和盲端的疥螨轮廓，可快速确诊。

【流行】 疥螨呈世界性分布，在热带和人口密度高的地区最为常见，以儿童和青少年感染率较高，其他年龄亦可感染。感染方式主要为直接接触，如与患者握手、同床睡眠等。由于疥螨离开宿主后还可生存 3～10 天，仍可产卵和孵化，因此，也可经衣被、手套、鞋袜、枕巾等间接传播；此外，公共浴室的更衣间亦是重要的传播场所。

寄生于马、骆驼、牛、羊、猪、犬、兔和猫等哺乳动物的疥螨，偶尔感染人体，但寄生时间短，症状也较轻。其中，犬、兔及猫的疥螨传播给人的病例已有报道，患者一旦停止接触，阻断继续传播，便很快痊愈。

【防治】 预防的关键是加强卫生宣传教育，注意个人卫生，勤洗澡更衣，避免与感染者接触，感染者用过的衣被等物品可用煮沸或其他消毒方法处理。诊断后及时治疗，外用药物有 5%～10% 硫黄软膏、10% 苯甲酸苄酯、10% 优力肤霜、3% 肤安软膏等，用药前先用温水洗净患处，待干后再涂搽药物；口服药物可使用伊维菌素，具有疗效好、副作用低等特点。

第十节 蠕形螨

蠕形螨（demodicid mite）俗称毛囊虫（hair follicle mite），是一种小型永久性寄生螨，主要寄生于哺乳动物的毛囊和皮脂腺。寄生于人体的蠕形螨有两种，即毛囊蠕形螨（*Demodex folliculorum*）和皮脂蠕形螨（*D. brevis*），可引起蠕形螨病（demodicidosis）。

【形态】 虫体狭长呈蠕虫状，乳白色，半透明。成螨长 0.1～0.4mm，雌螨略大于雄螨。螨体由颚体和躯体构成，躯体又分足体和末体两部分（图 6-15）。颚体宽短呈梯形，螯肢呈针状，须肢 1 对，分 3 节，端部有倒生的须爪。躯体分为足体和末体两部分，足体腹面具足 4 对，粗短套筒状；雄性生殖孔位于足体背面的第 2 对足基之间，雌性生殖孔在腹面第 4 对足基节板之间的后方。末体细长，表皮具有环状皮纹。毛囊蠕形螨较长，末端钝圆，末体占躯体的 2/3～3/4；皮脂蠕形螨粗短，末体占躯体长度的 1/2，末端略尖，呈锥状。

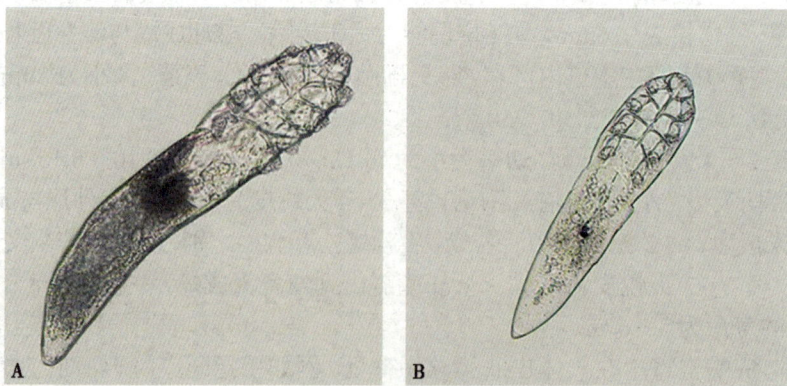

图 6-15 蠕形螨
A. 毛囊蠕形螨；B. 皮脂蠕形螨。

【生活史】 蠕形螨包括卵、幼螨、前若螨、若螨和成螨 5 个生活史时期。雌螨在毛囊或皮脂腺内产卵。毛囊蠕形螨卵呈蘑菇状，无色，半透明，大小约为 0.04mm×0.10mm，卵内可见发育中的幼胚;皮脂蠕形螨卵呈椭圆形,大小约为 0.03mm×0.06mm。幼螨和前若螨有足 3 对,各跗节具有 1 对三叉爪,经 72 小时蜕皮为若螨。若螨形似成虫,但末体横纹不清晰,不食不动,经 60 小时发育蜕皮为成螨。完成一代生活史约 15 天。雌螨寿命为 4 个月左右,雄螨在交配后即死亡。蠕形螨对温度较敏感,其活力随温度升高而增强。

蠕形螨可寄生于人体各个部位,主要为鼻、鼻唇沟、额、下颌、颧部、眼睑周围及外耳道,也可寄生于头皮、颈部、肩背、胸部、乳头、阴部和肛门等处。毛囊蠕形螨寄生于毛囊,一个毛囊内一般为 3~6 个;皮脂蠕形螨常单个寄生在皮脂腺或毛囊内。

【致病】 蠕形螨主要在皮脂腺发达的部位寄生,以宿主上皮细胞、皮脂腺分泌物、角蛋白等为营养。成螨具有坚硬的螯肢、须肢和带刺的足,它们在皮肤内活动时对人体组织细胞造成机械性破坏,使毛囊或皮脂腺失去正常的结构和功能,破坏上皮细胞和腺细胞,引起毛囊扩张。感染后一般无自觉症状,有时仅有轻微痒痛或刺痛感,严重感染时可导致上皮细胞过度角化或角化不全、真皮层毛细血管增生扩张以及皮脂腺分泌受阻等,螨体的代谢产物可引起超敏反应。临床表现有面部皮肤潮红、丘疹、皮肤异常油腻,毛囊口明显扩大、表面粗糙,甚至凹凸不平,呈现典型蠕形螨性皮损。螨体进出活动携带病原体可致继发感染,引起毛囊炎或皮脂腺炎,严重时可发生痤疮、疖肿等。此外,蠕形螨还可引起睑缘炎、脱发、酒渣鼻及外耳道瘙痒等。

【诊断】 检获蠕形螨病原体即可确诊。检查方法主要有两种。

1. 挤压刮拭法 用器具或手指挤压刮取局部皮脂分泌物,涂片镜检。此法简便快速,适用于现场诊断。

2. 透明胶纸法 睡前面部粘贴透明胶纸,次晨取下胶纸检查。此法简单易行,检出率高,兼有治疗效果,可用于普查。

如为睑缘炎及脱发患者,可拔取睫毛、头发置载玻片上,滴油封片镜检。

【流行】 人体蠕形螨呈世界性分布,以毛囊蠕形螨最常见,而皮脂蠕形螨及混合感染者较少。各年龄组均易感,尤以 30~60 岁年龄组感染率为高,成年男性感染率高于女性。皮肤直接接触是蠕形螨的主要感染途径和方式,如贴脸、亲吻等,也可通过共用脸盆、毛巾、枕巾、被褥等间接接触方式感染。

【防治】 预防本病要加强卫生宣传教育,养成良好的卫生习惯,避免与患者直接接触,不用公共毛巾、脸盆等。60℃以上高温可杀死蠕形螨。治疗可口服甲硝唑或伊维菌素,同时外用甲硝唑霜、硫黄软膏、苯甲酸苄酯乳剂或硫化硒洗剂等。

第十一节 蝇 蛆

蝇蛆(maggot)为蝇幼虫的俗称,直接寄生于宿主可引起蝇蛆病(myiasis),临床上以眼蝇蛆病较为多见,其次为皮肤蝇蛆病。

【形态】 蝇幼虫体呈圆柱形,前尖后钝,无足无眼,乳白色,分为三个龄期。从卵内孵出的为一龄幼虫,蜕皮 2 次后,则为三龄幼虫。家蝇的一龄幼虫长约 2mm,三龄幼虫长达 8~10mm,除头节外,体分 13 节,其中胸节 3 个,腹节 10 个。头节常缩在胸节内,仅见一对口钩(oral hooks)外露。头咽骨为头节的主要部分,为蝇幼虫前端的内骨骼,呈戟状,有鉴别意义。前气门 1 对,位于第 1 胸节,由气室和指状突构成,其形态因虫种而异。后气门 1 对,位于第 8 腹节后截面中央,由气门环、气门裂和气门钮构成,其形态特征是幼虫分类的重要依据(图 6-16)。腹部仅 8 节明显易见,第 1~7 节的腹面大多具带状腹垫,有类似伪足的作用,其上有许多棘状突起和小棘。小棘围绕体节呈环形分布,称为棘环。第 9、10 腹节位于第 8 腹节的腹面,第 10 腹节演化为一光滑的板状结构,其中央部为肛门开口,称为肛板。在肛门周围肛板上有数个瘤状突起,称为肛瘤群。

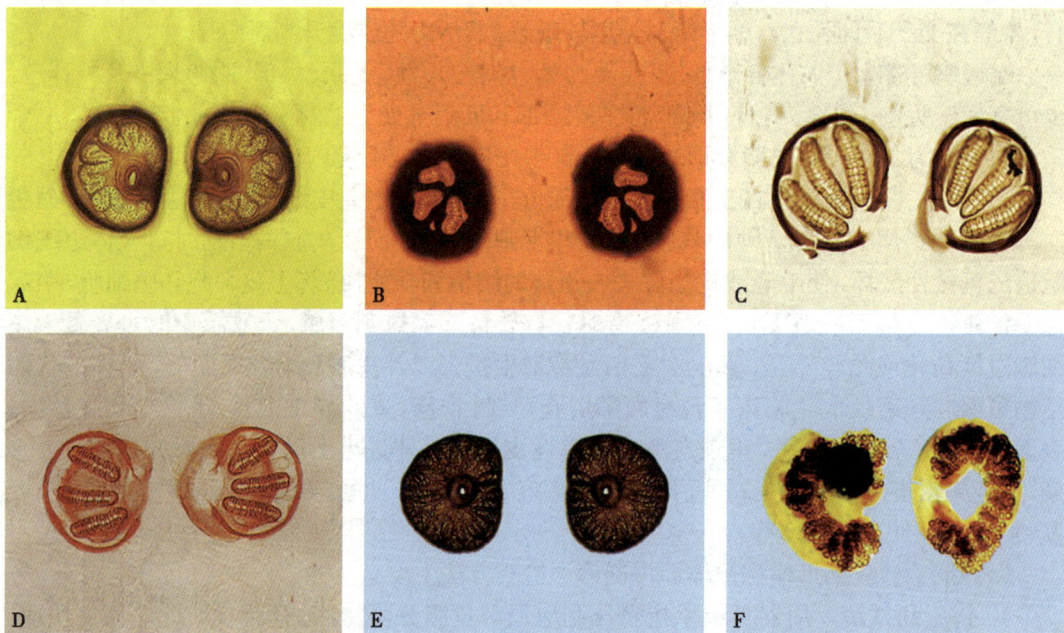

图 6-16　蝇类幼虫后气门
A. 家蝇;B. 厩腐蝇;C. 金蝇;D. 绿蝇;E. 羊狂蝇;F. 牛皮蝇。

【生活史】　蝇为完全变态生活史,包括卵、幼虫、蛹、成虫四期。成虫交配后,雌蝇在滋生地产卵,少数蝇种则直接产出幼虫。雌蝇每次产卵 75～150 个,一年可完成繁殖 7～8 代,甚至 10 多代。在夏季,幼虫 1 天左右即从卵孵出,在滋生处取食活跃,约经 20 小时蜕皮为二龄幼虫,再经 24 小时发育,第二次蜕皮为三龄幼虫。三龄幼虫进一步发育,停止摄食,并钻入滋生地周围疏松、干燥的泥土中化蛹。各蝇种幼虫的发育所需时间不同,营寄生生活的幼虫发育期较长,如胃蝇幼虫在宿主体内生活可达 9～10 个月,成熟幼虫于次年春季才从肛门排出体外,发育为蛹;牛皮蝇幼虫可长达 9～11 个月,最后掉落在地面化蛹,再发育为成虫。

幼虫分自生生活和寄生生活两类。营自生生活的蝇幼虫,其滋生地根据滋生物的性质分四种类型——粪便型、垃圾型、植物质型和动物质型。营寄生生活的蝇幼虫,因蝇种不同而各有其适宜的宿主。例如胃蝇幼虫寄生在马的胃肠道;皮蝇及狂蝇幼虫寄生于马和人体的皮下及鼻腔;污蝇幼虫寄生于动物和人体的伤口。此外,丽蝇科和麻蝇科的幼虫也可寄生于脊椎动物。

【致病】　蝇幼虫(蝇蛆)可直接寄生于动物的组织、腔道内引起蝇蛆病。

按蝇幼虫寄生习性,将蝇蛆病分为三型:①专性蝇蛆病:蝇蛆必须侵入宿主活组织中生长发育,一般对宿主有选择性,偶尔侵入人体;②半专性蝇蛆病:蝇蛆多聚集在宿主的坏死组织中,偶尔在活组织内寄生;③偶发性蝇蛆病:多因误食蝇蛆进入宿主消化道而致病,很少侵入伤口。

按蝇幼虫的寄生部位,将蝇蛆病分为以下临床类型:①眼蝇蛆病:因雌蝇飞行时触及眼部产卵并孵出幼虫所致,多由狂蝇科一龄幼虫引起,以羊狂蝇最为常见。患者眼部出现流泪、疼痛等症状,将幼虫取出即可痊愈。②皮肤蝇蛆病:皮肤或毛发、衣物上的蝇卵,孵化成幼虫后穿入皮肤所致。常见蝇种有纹皮蝇、牛皮蝇等。患者常感全身不适,出现幼虫结节或匐行疹。③胃肠蝇蛆病：因宿主食入蝇卵或幼虫污染的果品食物及饮用水，或宿主在野外排便及赤身露宿时，蝇类在肛门产卵，幼虫侵入肠腔所致。常见蝇种有家蝇、厕蝇、腐蝇、金蝇和丽蝇等。患者一般有消化道症状，粪便中检获蝇蛆可确诊。④口腔及耳鼻咽蝇蛆病：这些器官感染时，其分泌物气味招致蝇类在此产卵或产幼虫所致。蝇蛆还可能通过鼻窦进入颅腔，造成严重后果，甚至引起死亡。常见蝇种有金蝇、绿蝇和麻蝇等。⑤泌尿生殖道蝇蛆病：蝇类在内裤局部产卵，或宿主赤身睡眠时在阴部或尿道口产卵，幼虫侵入腔道所致。可引起尿道炎、膀胱炎或阴道炎等。常见蝇种有金蝇、绿蝇、厕蝇和麻蝇等。⑥创伤性蝇蛆病：蝇类成虫在未经及时处理的创伤处大量产卵，孵化出幼虫并在创口处寄生所致，可使周围皮肤及皮下组织腐烂。常见蝇种有金蝇、绿蝇、亚麻蝇和污蝇等。

【诊断】 从患处取出蝇幼虫是诊断蝇蛆病的主要方法。将幼虫固定、脱水、透明、封片后鉴定，即可确诊。鉴定的主要依据是三龄幼虫后气门的形状、构造及两个后气门之间的距离。必要时，可将活幼虫置于泥土中培养为蛹和成蝇，以便进一步鉴定。

【流行】 蝇蛆病为人兽共患寄生虫病，分布广泛。国内多发生于青海、甘肃、西藏、内蒙古、华北及华东等地的牧区，新疆、广西、四川、云南及湖南等省份亦有病例报道。澳门还发现由海岛触毛蚤蝇幼虫引起的肠道蝇蛆病，为国内首次报道。蝇蛆病夏秋季多发，与多数蝇类的活动在6～10月份有关，亦与人群的生活卫生习惯等密切相关。有些蝇蛆病如皮肤蝇蛆病，在夏秋季感染，发病却多在深秋或冬春季。男女老少均可发生，但多见于儿童及中青年。

【防治】 积极开展卫生宣传教育，清除蝇类滋生地和杀灭成虫。可采用堆肥法，使干粪中蝇蛆被热力（65～70℃）杀灭。用诱捕、拍打及毒杀等方法杀灭成虫。毒杀法主要采用0.1%～0.2%敌百虫溶液加入诱饵，或以三氯杀虫酯（7504）、敌敌畏、二氯苯醚菊酯及溴氢菊酯等滞留喷洒灭蝇。应适当轮换采用不同的杀虫剂，以减少或避免产生抗药性。确诊蝇蛆病，应及时治疗，外眼蝇蛆病常用1%丁卡因滴眼麻醉后取出蝇蛆；眼蝇蛆病或皮肤蝇蛆病可手术取出蝇幼虫；消化道蝇蛆病常用甲苯咪唑、噻嘧啶或中药百部煎服等治疗。

第十二节 虱

虱（louse）为哺乳动物和鸟类的体外永久性寄生虫，可致虱病（pediculosis）。寄生于人体的虱有两种：人虱（*Pediculus humanus*）及耻阴虱（*Phthirus pubis*）。人虱又分为2个亚种：人体虱（*Pediculus humanus corporis*）和人头虱（*Pediculus humanus capitis*）。

【形态】 虫体背腹扁平，成虫分头、胸、腹三部分。

1. 人虱　人体虱与人头虱形态相似，灰黑或灰白色，虫体狭长，雌虫体长2.5～4.2mm；雄虫稍小，长2.0～3.5mm。头略呈菱形，有触角1对，复眼1对，明显地向外突出，位于触角后方。口器刺吸式，藏于咽下的口针囊内，吸血时伸出。胸部3节融合，足3对，足跗节仅有1节，末端有坚硬弯曲的爪，胫节末端内侧有一指状胫突，与爪构成强有力的抓握器，借以抓握宿主的毛发或衣物纤维。腹部可见8节。雄虱末端钝圆，呈"V"字形，有交合刺伸出；雌虱末端分两半，呈"W"形（图6-17）。

2. 耻阴虱　虫体灰白色，短而宽，呈蟹状。雌虱体长1.5～2.0mm，雄虱长0.8～1.2mm。胸、腹部相连，界限不清。胸部较宽，前足及爪细小，中、后足强壮，爪也明显粗大。腹部前宽后渐窄，气门6对，第3～5节融合，故前3对气门斜列成排；第5～8节侧缘各具1对锥状突起，上有刚毛（图6-17）。

【生活史】 虱为无翅小型不完全变态昆虫，生活史包括卵、若虫及成虫三期。

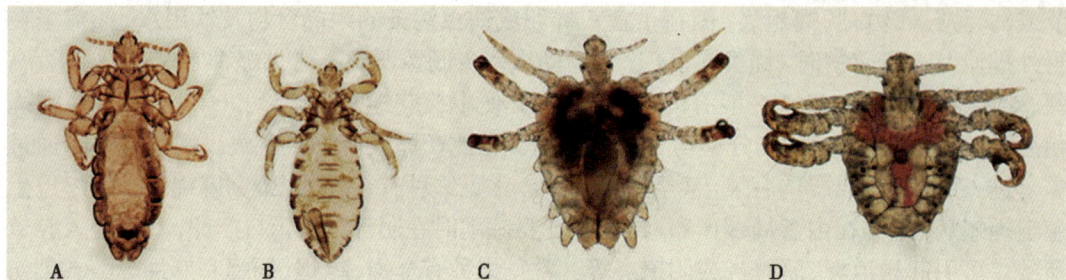

图 6-17　人体虱和耻阴虱

A. 雌人体虱；B. 雄人体虱；C. 雌耻阴虱；D. 雄耻阴虱。

卵俗称虮子，长椭圆形，一端有盖，大小为 0.8mm × 0.3mm，淡黄色或灰白色，黏附于毛发或衣服纤维上。卵经 5～9 天孵出若虫，虫体小，形似成虫，生殖器官尚未发育成熟，但钻出 2 小时即能吸血。若虫经 3 次蜕皮后发育为成虫。雌虱于交配后 1～2 天产卵，人虱产卵量较大，一生可产卵 50～300 个；耻阴虱产卵相对较少，一生产卵 30～50 个。

成虫和若虫均吸血，每日需吸血多次，边吸血边排粪便，不耐饥。虱对温度十分敏感，最适温度为 29～30℃，在 52℃时只能活 5 分钟。当宿主体温增高或降低，如发热、运动出汗或死亡，虱会迅速离开宿主。人虱完成一代发育需 23～30 天，耻阴虱则需 34～41 天。雌性人虱寿命为 1～2 个月，耻阴虱则不足 1 个月；雄虱寿命均较短，约为半个月。

人体虱主要寄生在贴身衣裤内面，以衣缝、皱褶、衣领及裤腰等处多见；人头虱常寄生在发根处；耻阴虱主要寄生在阴部及肛周的体毛，有时也可寄生在睫毛上。

【致病】 人被虱寄生后，多数人无症状。当虱叮刺吸血，局部可出现丘疹、瘀斑，同时出现剧痒，搔破皮肤可致继发感染，形成脓疱、湿疹等。在卫生条件差、战争或宿主患病时，体虱可传播疾病，如流行性出血热、流行性斑疹伤寒、战壕热等。耻阴虱吸血后呈铁锈色，可使受损处出现青色灰斑，这可能与阴虱唾液中的色素进入血液有关；患者自感局部有虫爬感，遇热更甚。耻阴虱还可寄生在睫毛上，引起睑缘炎。

【诊断】 在头发、内衣及阴毛等处检获虱卵、若虫或成虫即可确诊，根据形态特征可进一步鉴定虫种。

【流行】 虱病流行广泛，呈世界性分布。虱病的传播与流行主要与经济状况、卫生习惯和卫生条件等有关。

【防治】 预防的关键是加强卫生宣传教育，注意个人卫生，勤洗澡、勤更衣、勤换被褥、勤洗头发，以防生虱。

对虱病患者的衣物可采用苯甲酸甲酯、硫化氢等药物熏蒸，或用热水行热力消毒（65℃，15～30 分钟），以达到灭虱的目的。此外，也可使用敌敌畏乳剂、倍硫磷粉或水剂喷洒或浸泡。对于人头虱、耻阴虱，可将毛发剃光或剪短，再用灭虱灵、0.2% 二氯苯醚菊酯或 0.01% 氯菊酯醇剂涂擦局部。5%～50% 百部醇浸液或水浸液外搽灭虱效果好，连续使用多次，能彻底灭虱，尤其对耻阴虱杀灭效果显著。与感染者有密切接触的人群或家庭成员应同时治疗。皮肤损害者可外用炉甘石洗剂或止痒醑剂。继发感染可外用 0.5% 新霉素软膏治疗。

第十三节　潜　蚤

潜蚤（*Tunga* spp.）属于蚤科（Pulicidae），潜蚤亚科（Pulicinae）。其中对人畜危害最严重的是钻潜蚤（*Tunga penetrans*），寄生于人和家畜，尤其是猪，引起潜蚤病（dermatophiliasis；tungiasis）。

【形态】 潜蚤是昆虫纲中较小的虫种，体侧扁，长约 1mm，分为头、胸、腹三部分。触角和触角窝位于头部两侧，眼位于触角窝前方，刺吸式口器；胸部 3 节，无翅，每节各具足 1 对，基节特别发达，能爬善跳；腹部有 10 节，雄性第 8、9 节和雌性的第 7～9 节为生殖节，第 10 节为肛节（图 6-18）。

【生活史】 生活史为全变态。雄蚤吸血后离开宿主生活，雌蚤则整个身体钻入宿主皮下，营永久性寄生生活。寄生雌蚤最末腹节与皮肤平行，气门、肛门及阴道口借侵入孔通至宿主体外。雌蚤与雄蚤交配后，妊娠雌蚤由于贮有大量卵，腹部前段极度伸展，身体膨大如豆，可由钻入皮肤时的 1mm 增大到 5～8mm。雌蚤将卵排出宿主体外，一生可产数千粒卵，死后仍留于宿主皮下。虫卵孵出幼虫，在干燥的沙土中发育成蛹，经 7～14 天羽化为成虫。羽化后的雌蚤即可从皮肤柔嫩处如手、前臂、肘、脚趾间、脚趾下及会阴等处钻入人体（图 6-18）。

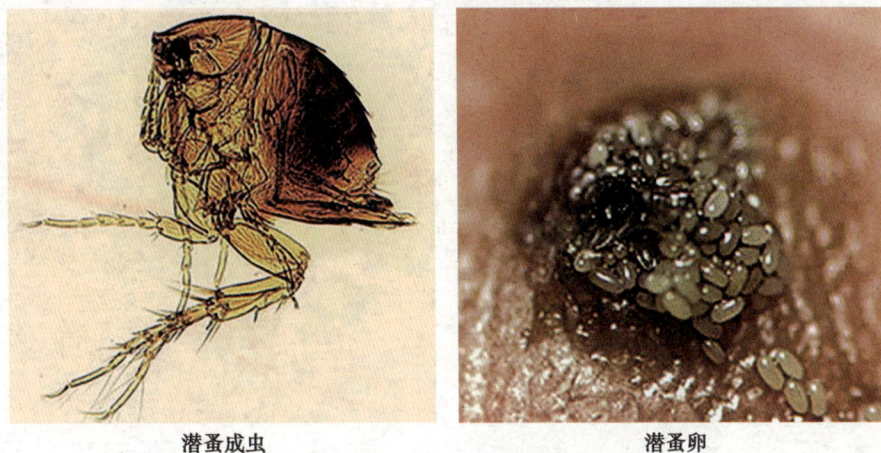

潜蚤成虫　　　　　　　　　　潜蚤卵

图 6-18　潜蚤成虫和潜蚤卵

【致病】 钻潜蚤的寄生可引起继发感染，形成疼痛性溃疡、淋巴管炎或淋巴结炎以至败血症、破伤风，发生气性坏疽，甚至可致足趾坏死脱落。寄生部位最初为小的红斑状丘疹，中间有一黑点，随着虫卵的成熟，丘疹变白，逐渐形成黄豆大小的肿块，并伴有剧烈的疼痛和瘙痒。病变可为单个或多个，好发于足底、踝部、趾及肛门和外生殖器处，行走会加剧疼痛，常引起跛行。严重寄生可形成蜂窝样的空斑结节，多部位寄生易发生于感觉异常的麻风患者。

【诊断】 患者来自疫区或有疫区居住史，有赤足行走于潜蚤污染的土地史。丘疹中央出现黑凹高度提示为钻潜蚤寄生，肿块内查见虫体可确诊。

【流行】 我国有两种潜蚤，即盲潜蚤（*T. Caecigena*）和俊潜蚤（*T. Callida*），均寄生于鼠类。盲潜蚤分布于上海、浙江、福建和四川等地，俊潜蚤分布于云南西部。钻潜蚤主要分布于美洲和非洲的热带、亚热带地区。我国迄今无钻潜蚤报道。

【防治】 多数感染者预后良好。治疗用针剥离虫体末端的角质膜，然后轻轻拉出虫体，或切开结节后，将内容物刮除。多处感染和继发感染或形成气性坏疽时需手术切除。继发感染应予抗生素治疗。在流行区应避免赤脚接触田地，用杀虫剂喷洒潜蚤栖居的场所。

本章小结

　　皮肤及组织内寄生虫主要在皮肤及组织内寄生，或者其幼虫在皮肤组织内移行，该类寄生虫感染途径多，主因误食污染的食物、皮肤黏膜侵入等方式感染。旋毛形线虫致病的主要阶段为幼虫，寄生在肌纤维内，患者感染的典型症状为肌肉酸痛、压痛。美丽筒线虫、异尖线虫、斯氏并殖吸虫、曼氏迭宫绦虫等成虫或幼虫进入人体后，可在皮肤或组织内形成游走性皮下包块或结节，还可在口腔、食管黏膜下及胃肠壁等处移行窜扰，引起局部症状。弓形虫是一种机会性致病性原虫，专性有核细胞内寄生，速殖子是主要致病阶段，人体感染可导致全身病理损害。肉孢子虫广泛寄生于鸟类、爬行类和哺乳动物体内，人因生/半生食含有肉孢子虫的肉类而感染。疥螨、蠕形螨及潜蚤为专性皮肤与组织内寄生虫，可通过直接接触或间接接触感染。蝇蛆可以在多种组织器官内寄生引起蝇蛆病，以眼蝇蛆病、皮肤蝇蛆病及胃肠蝇蛆病最为常见。虱为体外永久性寄生虫，可叮刺吸血，也是某些传染性疾病的传播媒介。

（闫立志）

第七章 呼吸系统寄生虫

通过本章学习,您将能够回答下列问题:

1. 呼吸系统常见的寄生虫病有哪些?
2. 肺吸虫的感染方式有哪些?
3. 确诊喉兽比翼线虫病的依据是什么?
4. 粉螨对人体有何危害?如何进行病原学检查?

以肺或支气管作为寄生部位,或在人体组织内移行过程中引起呼吸系统损害的寄生虫种类很多,如肺吸虫(卫氏并殖吸虫和斯氏并殖吸虫)、兽比翼线虫、丝虫、钩虫、蛔虫、粪类圆线虫、旋毛虫、广州管圆线虫、棘颚口线虫、血吸虫、曼氏迭宫绦虫、猪带绦虫、细粒棘球绦虫、多房棘球绦虫、溶组织内阿米巴、卡氏棘阿米巴、疟原虫、刚地弓形虫及粉螨等。本章仅介绍卫氏并殖吸虫、兽比翼线虫、粉螨和蠕缨滴虫,其余见各有关章节。

第一节 卫氏并殖吸虫

卫氏并殖吸虫(*Paragonimus westermani*)广泛分布于亚洲、非洲及南美洲的 26 个国家和地区。卫氏并殖吸虫成虫主要寄生在宿主的肺部,与斯氏并殖吸虫(*Pagumogonimus skrjabini*)同称肺吸虫(lung fluke),引起肺吸虫病(lung fluke disease)。

【形态】 成虫虫体肥厚(图 7-1),活体呈暗红色,体形随其伸缩蠕动而改变,静止时外形椭圆,背面稍隆起,腹面扁平。其长 7~12mm,宽 4~6mm,厚 3.5~5.0mm。虫体体表密布细小的皮棘。口、腹吸盘大小相似,口吸盘位于虫体前端,腹吸盘位于虫体腹面中线前缘。消化系统包括口、咽、食管及肠管,后者分为左右两支,沿虫体两侧形成 3~4 个弯曲延伸至虫体后部,以盲端终。卵巢 6 叶,与子宫并列于腹吸盘之后。睾丸 2 个,呈分支状,左右并列于虫体后 1/3 处。卵黄腺滤泡状,密布于虫体两侧。生殖器官左右并列为该虫的显著形态特征,故称为并殖吸虫。

虫卵呈金黄色,椭圆形,大小为(80~118)μm×(48~60)μm,前端较宽,有扁平卵盖,后端稍窄。卵盖大而明显,常倾斜,亦有卵盖丢失而缺卵盖者。卵壳厚薄不匀,近卵盖端较薄,后端往往增厚,卵内含有 1 个卵细胞和 10 多个卵黄细胞,卵细胞常位于虫卵中央略偏前部(图 7-1)。

【生活史】 卫氏并殖吸虫的终宿主包括人和多种肉食性哺乳动物。成虫主要寄生于肺内,产出的虫卵可经气管随痰咳出或随痰咽下后进入消化道随粪便排出。若虫卵入水,在适宜温度下发育成毛蚴孵出,侵入第一中间宿主川卷螺体内,经过数代的无性繁殖形成大量尾蚴。尾蚴侵入第二中间宿主溪蟹或蝲蛄体内发育为囊蚴。囊蚴乳白色,呈圆球形,直径 300~400μm,有外薄内厚双层囊壁,囊内含卷曲的后尾蚴。人或其他终宿主生/半生食含有活囊蚴的溪蟹、蝲蛄而感染(图 7-1)。囊蚴进入终宿主消化道后,在消化液作用下,囊内幼虫逸出发育为童虫,穿过肠壁进入腹腔,徘徊于各器官之间或邻近组织及腹壁,经 1~3

143

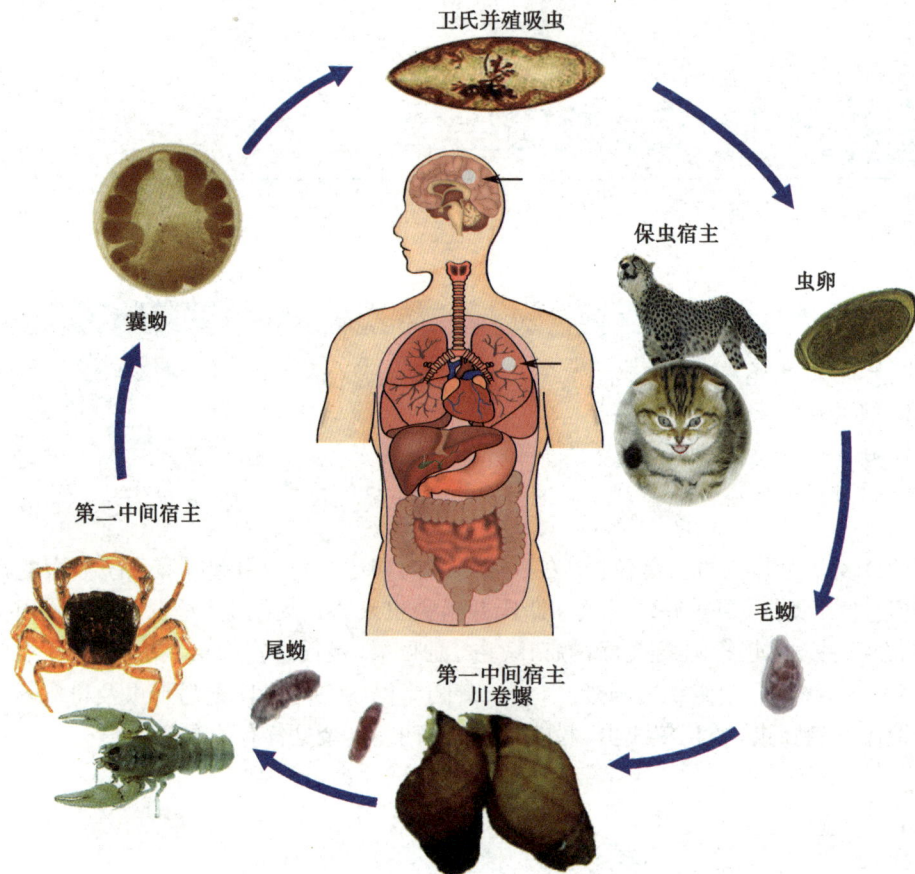

图 7-1 卫氏并殖吸虫生活史

周窜扰后，穿过膈肌经胸腔入肺。最后在肺内定居发育，约经 60～80 天成熟并产卵。成虫在宿主体内一般可活 5～6 年，长者可达 20 年。

童虫在宿主体内移行过程中，还可侵入肺以外的其他组织器官，引起异位寄生，如皮下、肝、脑、脊髓、心包、淋巴结、睾丸及眼眶等处，但一般不能发育至成熟产卵阶段。

【致病】　本病主要是由卫氏并殖吸虫的童虫和成虫在组织器官内寄生、移行或窜扰造成的机械性损伤及其排泄、分泌等代谢产物而引起的免疫病理反应所致。慢性期的基本病变过程分三期：脓肿期、囊肿期和纤维瘢痕期。三期病变可同时出现于同一组织器官。

本病临床表现复杂多样，有的无明显症状和体征，但多种免疫学检查阳性，称为亚临床型。多数患者感染后数天至 1 个月可出现急性临床症状，轻者仅表现为低热、乏力、食欲减退及荨麻疹等；重者则可有高热、腹痛、腹泻、胸痛及肝大等，血中嗜酸性粒细胞比例可达 20%～40%，少数甚至高达 80% 以上。慢性期临床分型主要根据童虫及成虫的游走和寄居部位而定，若在肺部移行和寄生，则以胸痛、咳嗽、多痰等为主要临床表现，并可有特征性胸部 X 线表现，此为胸肺型，最常见；若虫体在皮下组织游走和寄生，则可出现皮下游走性包块或结节，此称皮下型，多发生于腹壁，其次为胸壁；若虫体在腹腔内脏器官间移行，则以腹痛、腹泻为主，有时出现便血，甚至发生腹腔脏器粘连、肠梗阻等，此称腹型，约占病例的 1/3；肝型主要指虫体在肝脏内移行和寄生，以肝大、肝区疼痛及肝功能损害等为主要临床表现，在儿童病例中较多见；若虫体窜至纵隔，沿大血管向上游走，沿颈内动脉周围软组织上行至颅底部，再经颈动脉管外口或破裂孔进入颅腔和大脑，则可出现头痛、头晕、颅内高压、视力障碍、癫痫、偏瘫及截瘫等严重病症，此为脑型。有的患者可同时存在几种临床类型，应注意鉴别诊断。

【诊断】 病原学检查以痰液或粪便中检出虫卵为确诊依据。痰检法检出率高于粪检法。检查痰液时，可采用直接涂片法或消化沉淀法，前者宜取清晨咳出的新鲜痰液，后者则需收集患者 24 小时痰液，用 10% NaOH 溶液消化后，离心取沉淀物涂片镜检。粪检虫卵一般采用直接涂片法和沉淀法。疑为皮肤型的患者，可直接摘取皮下包块或结节，若检获童虫或成虫也可确诊。

免疫学检查常用方法有皮内试验、间接血凝试验（IHA）、酶联免疫吸附试验（ELISA）、间接免疫荧光技术（IFT）、酶联免疫印迹技术（ELIB）等，阳性率均达 90% 以上，但与其他吸虫亦有交叉反应。酶联免疫吸附试验灵敏度高，是临床最常用的检查方法。

此外，DNA 探针、聚合酶链式反应和实时荧光聚合酶链式反应等分子生物学技术也已应用于该病的诊断。

【流行】 卫氏并殖吸虫分布广泛，已知亚洲、非洲、拉丁美洲和大洋洲的 30 多个国家和地区有病例报道。我国目前至少有 27 个省、自治区、直辖市有本病的报道。本病是一种人兽共患寄生虫病，患者、带虫者和保虫宿主是本病的重要传染源。保虫宿主有犬、猫、虎、豹、狮、云豹、狼、狐、貂及黄鼬等多种野生动物。在该病的自然疫源地，感染的野生动物是主要的传染源。经证实，野猪、野鼠、猪、兔、鸡等为本虫的转续宿主，在流行病学上也有重要的意义。

川卷螺与淡水溪蟹或蝲蛄共同栖息于清澈水流，是引起卫氏并殖吸虫病传播和流行的必要环节，故本病多流行于山区和丘陵地带。本病属于食源性寄生虫病，人们生食溪蟹和蝲蛄或其制品等不良的饮食习惯是感染该病的关键因素，其感染途径和方式有：①生 / 半生食含囊蚴的溪蟹或蝲蛄，此为人体感染的主要途径，如在疫区有食生蟹、腌蟹、醉蟹、烤蝲蛄、蝲蛄酱、蝲蛄豆腐等习惯，因囊蚴可能未被杀死而导致感染。实验表明，经盐、酒腌浸后，大部分囊蚴仍可存活。②直接饮用含囊蚴的溪水、河水等。③生 / 半生食含有童虫的转续宿主的肉类。

【防治】 本病预防的关键是加强卫生宣传教育；提倡熟食，改变烹调方法；不生 / 半生食溪蟹、蝲蛄和转续宿主的肉类，不饮生水，以防病从口入；加强粪便、水源管理，严禁未处理的粪便施肥，搞好环境和个人卫生，以防粪便和痰中的虫卵入水。治疗患者和带虫者，控制传染源。首选治疗药物为吡喹酮，亦可用阿苯达唑治疗，硫双二氯酚对杀灭肺吸虫囊蚴有较好疗效。皮下包块、包膜形成的脓肿或囊肿压迫脊髓者，可配合手术治疗。

第二节　兽比翼线虫

兽比翼线虫属（*Mammomonogamus* spp.）是一类主要寄生于野生哺乳动物、家畜、鸟类的线虫，其中喉兽比翼线虫（*M. laryngeus*）和港归兽比翼线虫（*M. gangguiensis*）偶可在人体咽喉、气管、支气管等部位寄生，引起人体兽比翼线虫病（mammomonogamosis）或比翼线虫病（syngamiasis）。

【形态】 喉兽比翼线虫成虫呈鲜红色，雌虫体长 8.7～23.5mm，前端具发达的口囊，口囊内有脊状齿 8 个，尾部圆锥形，末端尖削；雄虫体长 3.0～6.3mm，交合伞宽短，有交合刺 1 根。雄虫一旦与雌虫交配，雌雄虫不再分离而呈典型的"Y"形。港归兽比翼线虫成虫的不同之处是，虫体前端具唇瓣 6 片；雄虫具交合伞外边缘带，缺交合刺。两种兽比翼线虫卵均与钩虫卵相似，呈椭圆形，无色透明，大小为（75～80）μm×（45～60）μm，内含物随发育不同而各异，可见数个卵细胞或幼胚。

【生活史】 喉兽比翼线虫的生活史不详，根据已报道的临床病例，并结合同类寄生虫的生物学资料分析,该虫终宿主多为牛、羊、鹿等食草动物,成虫寄居其喉头,卵随口腔分泌物或粪便排出体外,发育为感染期虫卵,污染食物或水源,被人和动物误食即可感染。被食入的感染期虫卵,在消化道孵出幼虫,继而侵入肠黏膜,穿过肠壁,经血流到达肺,穿过肺泡上行至呼吸道,定居于咽喉、气管、支气管等部位发育为成虫。自感染至发育成熟需 70 天左右。龟和鳖可能是其转续宿主或中间宿主,幼虫寄生在其肝、胆、肌肉等。当人生 / 半生食龟、鳖的肝、胆时,亦可被感染。

【致病】 潜伏期 1～2 周,早期肺部可有短暂的浸润性炎症,常干咳无痰,随后发展为气管炎样的表现。本病的主要临床表现为发热、咳嗽、哮喘及咯血等呼吸道症状。

【诊断】 查获成虫或虫卵是确诊喉兽比翼线虫病的依据。可通过纤维支气管镜从气管或支气管壁上检获成虫,或从支气管镜检查后的冲洗液、痰液中发现成虫及虫卵。末梢血检查常伴外周血嗜酸性粒细胞增多。

【流行与防治】 全世界报道的比翼线虫病超过 100 例,大多来自南美洲及加勒比地区。我国自 1975 年起,已陆续报道了 13 例病例,其中 12 例为喉兽比翼线虫病,1 例为港归兽比翼线虫病。本病属人兽共患疾病,食草动物是主要的保虫宿主。在我国的 13 例患者中,3 例因食入未煮熟的龟血而感染,3 例在发病前 20 天有生吃鳖肝或鳖胆史。

鉴于本病的临床表现与一般呼吸道疾病的症状极易混淆,轻度感染者又可自行排出虫体而痊愈,故临床上可能有不少漏诊或误诊情况。

(宋广忠)

第三节　粉　螨

粉螨(flour mite)是蜱螨亚纲、真螨目、粉螨科的微小寄生虫,因体型微小而得名,广泛分布于人类居室内的尘埃和储藏物中。大多数粉螨营自生生活,可对粮食等储藏物造成危害;有些粉螨可直接寄生人体,引发螨病;有些粉螨与人接触引起螨性皮炎;有些则引起过敏性疾病或粉螨中毒。因此,粉螨既是对储藏物造成危害的害虫,也是引发人类疾病的病原体。危害人体的主要螨种有腐食酪螨(*Tyrophagus putrescentiae*)和粗脚粉螨(*Acarus siro*)。

【形态】 粉螨成虫呈长椭圆形,乳白色,长度为 120～500μm。身体分为颚体和躯体两部分,由关节膜相连,活动自如。体表覆多根长刚毛,体壁薄,半透明。螯肢呈钳状,须肢扁平。背部前方有 1 块盾板,具有鬃毛,背后体之间有一明显的凹陷(图 7-2)。共有 4 对足。雌、雄螨的生殖孔均位于躯体腹面,雌螨躯体后缘有一交合囊,无肛吸盘及跗吸盘。雄螨有阳茎、肛吸盘和跗吸盘。粉螨没有气门及气门沟,用柔软膜质的表皮呼吸。粉螨卵为长椭圆形。

【生活史】 粉螨的生活史包括卵、幼螨、第一若螨、第三若螨和成螨五期。在第一、第三若螨之间可有处于休眠状态的第二若螨。适宜条件下,一代发育约需 1 个月。雌螨寿命为 100～150 天,雄螨为 60～80 天。粉螨的生存能力极强,滋生场所多样,如储藏的粮食、农副产品、中药材、棉纺类产品,例如人居室内的枕头、衣被、地毯等均是粉螨的栖息地。春、秋季粉螨密度最高。

【致病】 部分螨类可引起螨性皮炎(acarodermatisis),俗称谷痒症。由于粉螨体轻且微小,易随尘埃被吸入呼吸道,可致肺螨病(pulmonary acariasis),症状类似于支气管炎。若螨体随食物进入肠道,可致肠螨病(intestinal acariasis),症状包括腹痛、腹泻、肛门烧灼感、乏力、精神不振和消瘦等。粉螨偶尔侵入泌尿道,引起尿螨病(urinary acariasis)。螨虫还可能侵入血液,甚至引起继发感染。

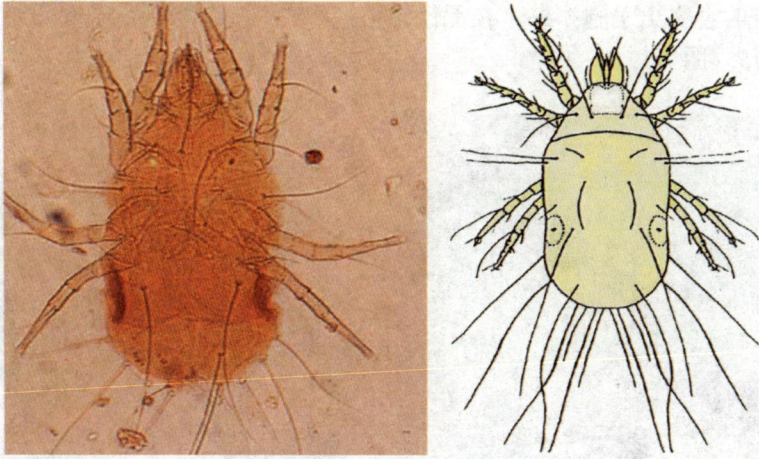

图 7-2 腐食酪螨和模式图

粉螨的分泌物、排泄物和皮屑等含有强烈的过敏原，可能引发粉螨性过敏，如过敏性哮喘、过敏性鼻炎、过敏性皮炎等。粉螨性哮喘通常在幼年时期首次发作，表现为突然及反复发作，症状包括呼吸急促、胸闷、甚至出现发绀，且患者难以平卧。过敏性鼻炎表现为鼻子痒、频繁打喷嚏和大量清水样鼻涕，鼻涕中常含有嗜酸性粒细胞，症状可突然出现并迅速消失。过敏性皮炎多具遗传性，常在冬季发作且迁延难愈，婴幼儿主要表现为面部湿疹，成人则常见于四肢屈面、肘窝等部位，有时全身都会受累。

【诊断】 疑似肺螨病、肠螨病以及尿螨病的患者，可通过分别从痰液、粪便和尿液中分离螨体确诊。疑似粉螨性过敏的患者可依据病史及典型症状，初步作出诊断，再采用皮内试验等免疫学方法进行辅助诊断。

【流行】 粉螨性过敏呈世界性分布，其中以哮喘的危害最为严重。儿童发病率高于成人，哮喘好发于春秋季节，尤以秋季为甚。此外，粉螨性过敏的发病通常与遗传、职业以及接触等因素密切相关。

【防治】 预防粉螨性疾病应保持储藏场所及室内的通风干燥，定期清理室内尘埃，勤洗晒床上用品，避免误食被粉螨污染的食物，并在粉螨滋生场所使用敌百虫、马拉硫磷等杀螨剂。对过敏者可用粉螨浸液进行脱敏治疗，或使用色甘酸二钠等抗过敏药物缓解症状。体内感染者可口服伊维菌素、甲硝唑等药物治疗。

第四节　蠊缨滴虫

蠊缨滴虫（*Lophomonas blattarum*）属于原生动物门、鞭毛虫纲、超鞭毛虫目、缨滴虫科的缨滴虫属（*Lophomonas* spp.），主要栖息于白蚁和蜚蠊（蟑螂）的消化道。可通过食入或吸入等方式侵入人体呼吸系统，引发呼吸道及肺部感染。我国自 1992 年报道首例蠊缨滴虫感染病例以来，已累计病例近 100 例。

【形态】 蠊缨滴虫的滋养体呈圆形或椭圆形，半透明，体长 10～45μm。经染色后，细胞质呈紫红色，细胞核大而明显，呈紫褐色，泡状，位于虫体前端。虫体前端有成簇的多根鞭毛，长 5～18μm，有 40～80 根，染成深紫红色，排列成环状，做旋转或左右摆动。旁基体（parabasal body）排列呈环状、无胞口。一束原纤维从体部向后延伸，形成一个结构，称为萼（calyx），继续向后延伸形成轴柱（axostyle）。"萼"呈环领状，像一个保护性的包壳包裹着细胞核。轴柱有时会突出于胞体外。在无性繁殖过程中,细胞核分裂产生子细胞,而其他结构则会逐渐消失(图7-3)。

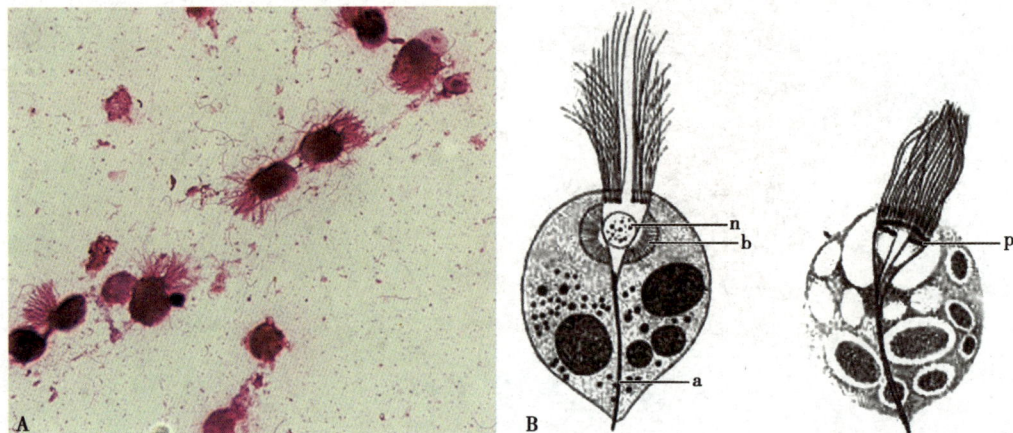

图 7-3　蠊缨滴虫滋养体形态
A. 染色标本见簇生鞭毛;B. 模式图(a. 轴柱;b. 萼;n. 细胞核;p. 旁基体)。

【生活史】　目前对于蠊缨滴虫的生活史尚不完全清楚。原虫通过纵二分裂进行繁殖,可形成包囊。当虫体发育进入囊前期时,通常会吸收可伸缩的轴柱。主要栖居于蜚蠊(主要是东方蜚蠊)和白蚁的消化道内,随蜚蠊和白蚁的粪便、呕吐物排出,污染食物或周围环境(例如空气)。人体摄入或吸入这些污染物后,原虫可经咽部进入气管、支气管,在支气管黏膜上生长繁殖。蠊缨滴虫主要侵袭人体的呼吸系统,尤其是支气管、气管和肺等组织,但也有报道,在咽喉、鼻窦和上颌窦等部位发现。极少数情况下也可能出现在尿液中。

【致病】　蠊缨滴虫进入支气管腔后,通过分泌特殊物质使虫体黏附在支气管黏膜上。当人体抵抗力下降或支气管、肺部有病变时,虫体迅速繁殖,引发Ⅰ型超敏反应,引起呼吸道及肺组织炎症反应。病理观察发现,虫体在支气管内可形成黄白色团块,阻塞支气管,可能伴随细菌感染,导致支气管扩张或肺脓肿。

依据虫体寄生位置,患者临床表现不同:寄生在上呼吸道表现为低热、咳嗽、黏液泡沫痰量增多、颜色呈黄色,肺部呼吸音粗,可听到少许细湿啰音;寄生在支气管及肺部表现为剧烈咳嗽、胸闷、气急、窒息,每次发作持续10～60分钟,类似于重症哮喘发作,但无明显胸痛,肺部可听到哮鸣音,严重时双肺满布哮鸣音;当虫体寄生在上颌窦时,患者表现为持续性的上颌窦钝痛,窦腔内充满暗褐色干酪样物。

机会性致病多发生在中老年患者及免疫功能低下患者,常合并有细菌、病毒和真菌的感染。

【诊断】

1. 病原学检查　采集痰液、咽拭子,或用支气管镜采取可疑组织和分泌物或支气管肺泡灌洗液等,采用生理盐水湿涂片法(加盖玻片湿涂法),在显微镜下观察到蠊缨滴虫是确诊的主要依据。未染色的蠊缨滴虫在光镜下呈圆形衣壳和盒状内容物,生理盐水中可观察到活体鞭毛有节律地摆动。痰液黏稠时活动能力明显减弱,而稀痰或经生理盐水稀释后的液体中虫体鞭毛摆动迅速,并有翻滚运动。瑞氏或吉姆萨染色可见虫体呈椭圆形,核紫黑色,鞭毛深紫红色。若固定或染色不良,虫体可能变形,难以识别。支气管镜检查和肺泡灌洗液检查的确诊病例较痰液检查更多见。

2. 辅助检查

(1)支气管镜检查:镜下可见黏膜炎性改变,支气管口狭窄或阻塞,在支气管腔内有时可见成团的黏性分泌物,取材后在显微镜下可查见蠊缨滴虫。

(2)影像学检查:大多数患者的 X 线及 CT 检查显示肺部支气管影增粗,肺间质改变程度不同,可见肺泡液渗出,散在大小不等的斑片状影,边缘模糊,肺门密度增高。严重患者可能出现支气管扩张或肺脓肿、胸腔积液等病变。

【流行】 蠊缨滴虫的分布和感染与蜚蠊、白蚁等昆虫宿主密切相关。调查显示,德国小蠊的感染率高达 47.62%。国内已知病例主要分布在江苏、广东、浙江和上海,感染途径可能是食入或吸入昆虫污染物。蠊缨滴虫生命力强,能在痰液中存活 70 小时。

【防治】 治疗上,感染者应及时使用甲硝唑或替硝唑静脉滴注,或口服复方磺胺甲噁唑进行除虫治疗,并配合抗生素预防其他病原体感染。重症患者可能需要气管切开和使用持续正压通气进行辅助呼吸。

鉴于昆虫宿主可能通过食物、飞沫、空气灰尘及密切接触传播病原体,因此,注意饮食和饮水卫生,并开展灭蜚蠊和白蚁等活动,对于防治本病有着重要的意义。

本章小结

能够引起呼吸系统疾病的寄生虫种类繁多,大部分属于人兽共患寄生虫。本章内容不包括肺外寄生虫病引起的肺部表现。有些寄生虫直接寄生在呼吸系统,如卫氏并殖吸虫和兽比翼线虫等;有些寄生虫在移行过程中,途经肺部导致肺组织的炎症,如钩虫、蛔虫和血吸虫等;有些寄生虫,人类不是其适宜宿主,在人体内可导致幼虫移行症,引起肺部损害,如广州管圆线虫、斯氏并殖吸虫和棘颚口线虫等;有些寄生虫的幼虫或原虫的滋养体阶段可直接寄生在肺部,导致肺部损害,如细粒棘球蚴、多房棘球蚴、溶组织内阿米巴和弓形虫等;而吸入某些自生生活的节肢动物也可致呼吸系统的病变,如粉螨。呼吸系统的寄生虫病原诊断主要依据痰液或腔镜取材及支气管灌洗液的检查。对于细粒棘球蚴、多房棘球蚴和溶组织内阿米巴等引起的肺部占位性或坏死性损害,可进行影像诊断或手术后标本的病原学检查。

(尹飞飞)

第八章 眼部寄生虫

通过本章学习，您将能够回答下列问题：

1. 寄生于眼部的寄生虫有哪些？
2. 结膜吸吮线虫病是如何感染的？怎样治疗？
3. 如何诊断盘尾丝虫病？

寄生于眼部的寄生虫有结膜吸吮线虫、盘尾丝虫和罗阿丝虫等。另外，犬弓首线虫（简称犬蛔虫）和猫弓首线虫（简称猫蛔虫）的幼虫也能在人体内移行，引起眼幼虫移行症；猪囊尾蚴、曼氏迭宫绦虫裂头蚴、弓形虫等亦可寄生于眼部，分别引起眼囊尾蚴病、眼裂头蚴病和脉络膜视网膜炎。

第一节　结膜吸吮线虫

结膜吸吮线虫（*Thelazia callipaeda*）主要寄生于犬、猫等动物眼部，也可寄生于人眼，引起结膜吸吮线虫病（thelaziasis）。本病多发生于亚洲地区，故也称东方眼虫病。

【形态】　成虫呈细长圆柱状，寄居于眼结膜囊内时为淡红色，离开宿主后呈乳白色，半透明。头端钝圆，无唇，口囊发达呈角质性，口孔边缘在光镜下呈圆形或椭圆形。虫体表面具有表皮皱褶并形成边缘锐利的环纹，侧面观呈锯齿状（图 8-1）。雌虫大小为（6.2～20.0）mm×（0.30～0.85）mm，近阴门处子宫内的虫卵含盘曲的幼虫，雌虫直接产出幼虫（图 8-2）。雄虫大小为（4.5～15.0）mm×（0.25～0.75）mm，尾端向腹面弯曲，泄殖腔内有交合刺 2 根，长短不一、形态各异。幼虫大小为（350～414）μm×（13～19）μm，外被鞘膜，尾端连有一个大的鞘膜囊。

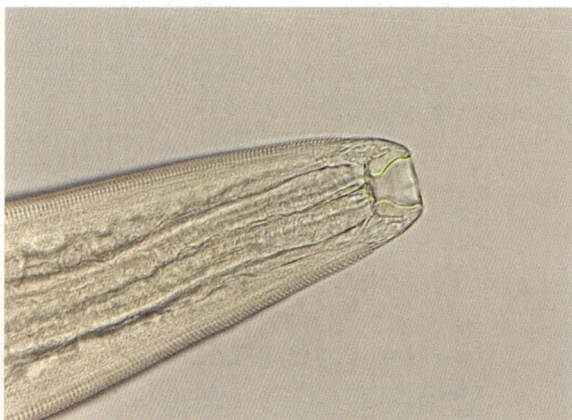

图 8-1　结膜吸吮线虫口囊和锯齿状环纹

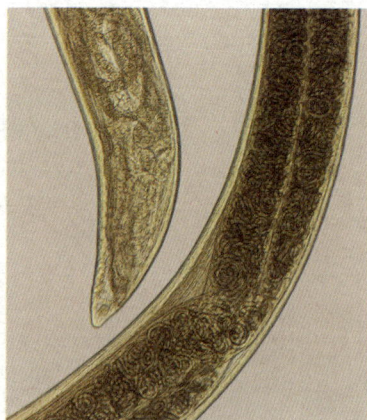

图 8-2　结膜吸吮线虫体内幼虫

【生活史】　成虫主要寄生于犬、猫等动物的眼结膜囊及泪管内，偶可寄生于人的眼部。雌虫产出的幼虫混于泪液等分泌物内，当中间宿主冈田绕眼果蝇舐吸终宿主眼分泌物时被吸入蝇体内,经蜕皮发育为感染期幼虫进入蝇的头部。当蝇再次舐吸终宿主时,感染期幼虫自蝇口器逸出侵入宿主眼部,发育为成虫。成虫寿命可达2年以上(图8-3)。

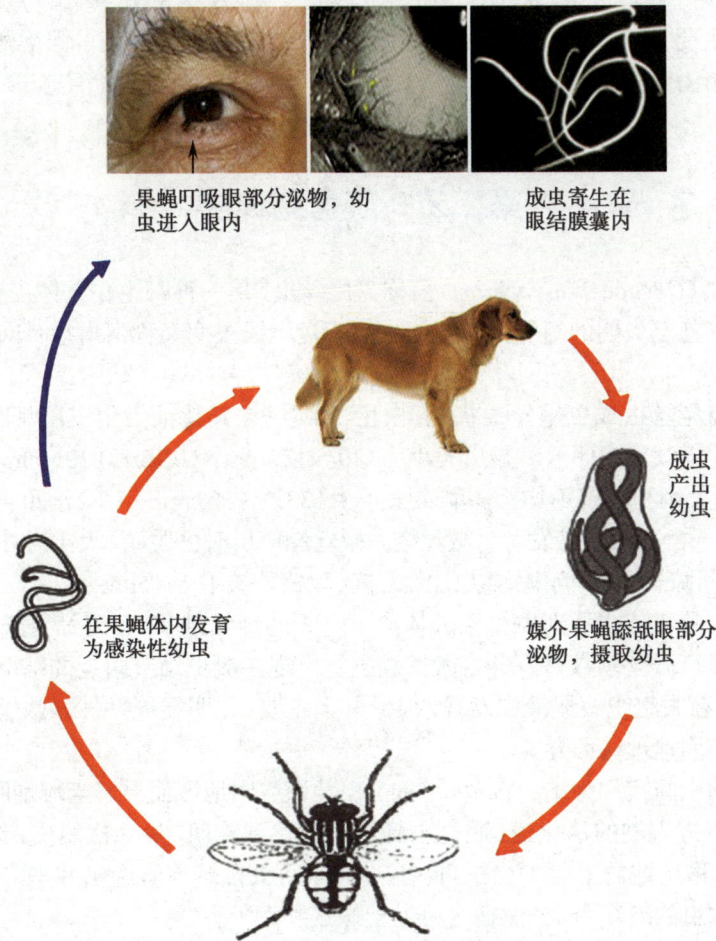

果蝇叮吸眼部分泌物,幼虫进入眼内

成虫寄生在眼结膜囊内

成虫产出幼虫

媒介果蝇舐舐眼部分泌物,摄取幼虫

在果蝇体内发育为感染性幼虫

图 8-3 结膜吸吮线虫生活史

【致病】 成虫主要寄生于人眼结膜囊内,以上穿隆部外眦侧多见,也可见于眼前房、泪小管、泪腺及眼睑、结膜下等处,单侧感染多见。由于虫体表皮皱褶的环形锐利缘摩擦、口囊吸附作用等机械性损伤,加上虫体分泌物、排泄物的刺激,可引起眼结膜炎症反应。主要症状有眼部异物感、痒感、流泪、畏光、分泌物增多、眼痛等,视力一般无障碍。婴幼儿不敢睁眼,有手抓眼的动作,家长可发现患儿眼球有白色细小的虫体爬行。严重者可发生结膜充血、形成小溃疡面或角膜混浊、眼睑外翻等。如寄生在前房,可有眼部丝状阴影移动感、睫状体充血、房水混浊、眼压升高、瞳孔扩大、视力下降等。

【诊断】 可取眼内眦处分泌物,压片镜检,若查见卷曲的幼虫(初产蚴),即可确诊。也可提起上眼睑暴露结膜囊上侧和外侧腔隙,认真观察结膜囊内有无活动的或卷曲成团的虫体,用无菌镊子或棉签将虫体取出,置于盛有生理盐水的平皿或玻片上,用显微镜检查虫体特征即可确诊。幼儿可用2%可卡因或1%丁卡因药水滴眼,5分钟后虫体可随药水及泪液外溢,取下虫体镜检确诊。

【流行】 本病主要分布在亚洲,近年发现欧洲也呈区域性流行。至2018年,我国28个省、自治区、直辖市已报道643例人体感染病例,以湖北(134例)、山东(103例)、安徽(80例)、江苏(69例)和河南(62例)等地病例较多。近年我国学者证实冈田绕眼果蝇(*Amiota okadai*)是结膜吸吮线虫的中间宿主和传播媒介。家犬是主要的保虫宿主,其次为猫和野兔。感染季节以夏秋季为主,与蝇类的季节消长相吻合。感染者以婴幼儿及少儿多见,农村多于城市。

【防治】　搞好环境卫生,加强犬、猫等宠物的管理,注意个人卫生,特别注意眼部清洁是预防感染的主要措施。治疗方法简便,可用 1%~2% 可卡因或丁卡因溶液滴眼刺激虫体从眼角爬出,或用镊子取出。

第二节　旋盘尾线虫

旋盘尾线虫(*Onchocerca volvulus*)简称盘尾丝虫,是一种寄生在人体皮肤内,并可造成严重的眼部损害甚至失明的组织内寄生线虫。旋盘尾线虫病又称河盲症(river blindness)或瞎眼丝虫病。

【形态】　盘尾丝虫成虫呈丝线状,乳白色,半透明,其特征为角皮层具明显横纹,外有螺旋状增厚部使横纹更为明显。雄虫大小为(19~42)mm×(0.15~0.20)mm,尾部向腹面卷曲,两根交合刺大小和形态不均等。雌虫大小为(33.5~50)mm×(0.27~0.40)mm,子宫内有含胚虫卵,至子宫末段时已发育为微丝蚴。微丝蚴产出时已脱鞘,大小为(220~360)μm×(5~9)μm。头间隙长宽相等,尾端尖细而无核,无核处长 10~15μm。

【生活史】　雌雄成虫成对寄生于人体皮下组织的纤维结节内,寿命可长达 15 年,估计每条雌虫一生可产微丝蚴数百万条。微丝蚴主要出现在成虫结节附近的结缔组织和皮肤的淋巴管内,也可在眼组织或尿液中发现,很少见于血液,无明显周期性。微丝蚴在人体各部位皮肤内的分布因地理株而异。

盘尾丝虫的中间宿主为蚋(*Simulium* spp.),其种类因地区而异。当雌蚋叮人吸血时,微丝蚴即随组织液进入蚋的消化道,通过中肠经血腔到达胸肌,经 2 次蜕皮,约 6~8 天发育为感染期幼虫,移至蚋的下唇。当蚋再次叮人时,幼虫自蚋下唇逸出并进入人体皮肤而致人感染。人为本虫的终宿主,自然宿主可见于蛛猴和大猩猩。

【致病】　盘尾丝虫的成虫和微丝蚴对人均有致病作用,但以微丝蚴为主。微丝蚴可进入宿主身体各部位的皮肤层和皮下淋巴管,引起各种类型的皮肤损害及淋巴结病变;微丝蚴进入眼球可引起眼部损害;在腹股沟部位的淋巴结受损可引起阴囊鞘膜积液、外生殖器象皮肿或股疝。成虫致病作用主要表现为在皮下形成无痛性、质地较硬的纤维结节。

皮肤病变系围绕死亡的微丝蚴所产生的炎症反应,以及微丝蚴释放抗原或产生溶胶原蛋白酶对皮肤内血管和结缔组织的损伤。病变类型各异,多表现为皮疹,初期症状为剧痒,继发细菌感染后,皮肤上常伴有大小不等的色素沉着或色素消失的异常区及苔藓样变。继之,皮肤增厚、变色、裂口、失去弹性、皱缩、垂挂。淋巴结病变表现为淋巴结肿大而坚实,无痛,淋巴结内含大量微丝蚴,这是盘尾丝虫病的典型特征。

盘尾丝虫病最严重的病损是眼部损害。眼部损害发展较慢,大多数患者的年龄超过 40 岁。其致病过程为,微丝蚴从皮肤经结膜进入角膜,或经血流或眼睫状体血管和神经鞘进入眼的后部,微丝蚴死后可引起炎症,导致角膜混浊及纤维化,亦可侵犯虹膜、视网膜及视神经,影响视力,甚至导致失明。

【诊断】　从皮肤、眼部、尿液、痰和淋巴结等处查见微丝蚴或成虫是本病的诊断依据。免疫学和分子生物学方法亦可作为本病的辅助诊断手段。

【流行】　盘尾丝虫病主要流行于非洲、中东、南美洲和中美洲等的 30 多个国家。援非的中国人中亦有感染此病的报道。

【防治】　本病治疗除外科手术摘除结节外,可用药物伊维菌素、乙胺嗪和舒拉明。伊维菌素在安全性、耐受性及疗效等方面均优于乙胺嗪，副作用小于乙胺嗪。眼部盘尾丝虫病的治疗主要目标是控制好角膜炎、脉络膜视网膜炎和葡萄膜炎。虽然盘尾丝虫病眼部并发症不能完全治愈，但成功治疗继发性眼炎可以维持或改善视力。加强对传播媒介蚋的防制是本病防治的重要环节。

本章小结

　　引起眼部疾病的寄生虫均为人兽共患寄生虫。结膜吸吮线虫的传播媒介是果蝇，成虫主要寄生于眼结膜囊内，病原诊断一般较易。盘尾丝虫的传播媒介为蚋，微丝蚴进入眼球可引起眼部损害。盘尾丝虫病主要流行于非洲和拉丁美洲等地区，因流行区沿河两岸有传播媒介滋生，当地居民常因感染盘尾丝虫而失明，故又称"河盲症"。我国已发现病例均为输入性感染。除此之外猪囊尾蚴可寄生在眼的任何部位，造成视力损害，甚至失明。曼氏迭宫绦虫裂头蚴可引起眼裂头蚴病，可引起眼睑红肿下垂、结膜充血等，甚至并发白内障、青光眼而引起失明。弓形虫感染可导致脉络膜视网膜炎和黄斑病变等，检眼镜观察特征性病变或检获病原体可明确诊断。

（曹喻）

第九章　泌尿生殖系统寄生虫

通过本章学习,您将能够回答下列问题:

1. 人体泌尿生殖系统主要寄生虫有哪些?
2. 泌尿生殖系统寄生虫各有何形态特征?
3. 常见泌尿生殖系统寄生虫是如何感染人体的?
4. 泌尿生殖系统寄生虫的危害主要表现在哪些方面?其致病机制如何?
5. 泌尿生殖系统寄生虫病原学检查方法有哪些?

寄生于泌尿生殖系统的寄生虫主要有阴道毛滴虫、肾膨结线虫和埃及血吸虫等。此外,日本血吸虫、曼氏迭宫绦虫裂头蚴、猪带绦虫的囊尾蚴、蛲虫、艾氏小杆线虫、粉螨、蝇蛆等偶尔寄生或异位寄生于泌尿生殖系统。

第一节　阴道毛滴虫

阴道毛滴虫(*Trichomonas vaginalis*)主要寄生于女性阴道、泌尿道,也可寄生于男性尿道、输尿管、前列腺、储精囊、睾丸、附睾及包皮下组织内,可引起滴虫性阴道炎、尿道炎及前列腺炎等,称为滴虫病(trichomoniasis)。

【形态】　滋养体呈梨形或椭圆形,无色透明,有折光性,大小为$(7\sim32)\,\mu m \times (5\sim15)\,\mu m$。经铁苏木素或吉姆萨染色后,可以观察到虫体有 4 根前鞭毛和 1 根后鞭毛,体外侧前 1/2 处有一波动膜,其外缘与向后延伸的后鞭毛相连。虫体的前 1/3 处有一个椭圆形的细胞核,一根纤细的轴柱由前向后纵贯虫体中央并伸出体外。细胞核的前缘有 5 颗排列成环状的基体,前鞭毛和后鞭毛由此发出(图 9-1)。

【生活史】　阴道毛滴虫生活史简单,仅有滋养体期而无包囊期。滋养体寄生于泌尿生殖道,尤以女性阴道后穹隆多见。虫体以二分裂法繁殖。滋养体为感染和致病阶段。该虫可通过直接或间接接触方式传播。

【致病】　滴虫性阴道炎的发病与阴道内环境相关。健康女性阴道内的乳酸杆菌能酵解上皮细胞内的糖原,产生乳酸,使阴道内保持酸性环境(pH $3.8\sim4.4$),从而抑制虫体及细菌的生长繁殖,称为阴道自净作用。滴虫寄生后,可妨碍乳酸杆菌的酵解,使乳酸生成减少,阴道内由酸性转变为中性或碱性,使得滴虫和致病菌大量繁殖,从而加重炎症反应。

目前,已发现的阴道毛滴虫致病机制有以下几种:①滴虫表面有 5 种蛋白(细胞黏附因子),可与阴道上皮细胞受体结合,并黏附其表面,形成伪足,插入细胞间隙;②虫体鞭毛分泌毒素和细胞剥落因子(cell-detaching factor)可使靶细胞解离;③阴道毛滴虫吞噬乳酸杆菌和阴道上皮细胞。

阴道毛滴虫的致病性取决于虫株毒力及宿主的生理状态,感染毒性弱的虫株患者大多无临床症状或症状不明显;感染毒性强的虫株可引起明显临床症状。女性患者可有外阴瘙痒或烧灼感、白带增多,分泌物多呈黄色泡沫状,伴有特殊气味,尤其在妊娠期、产后或月经

154

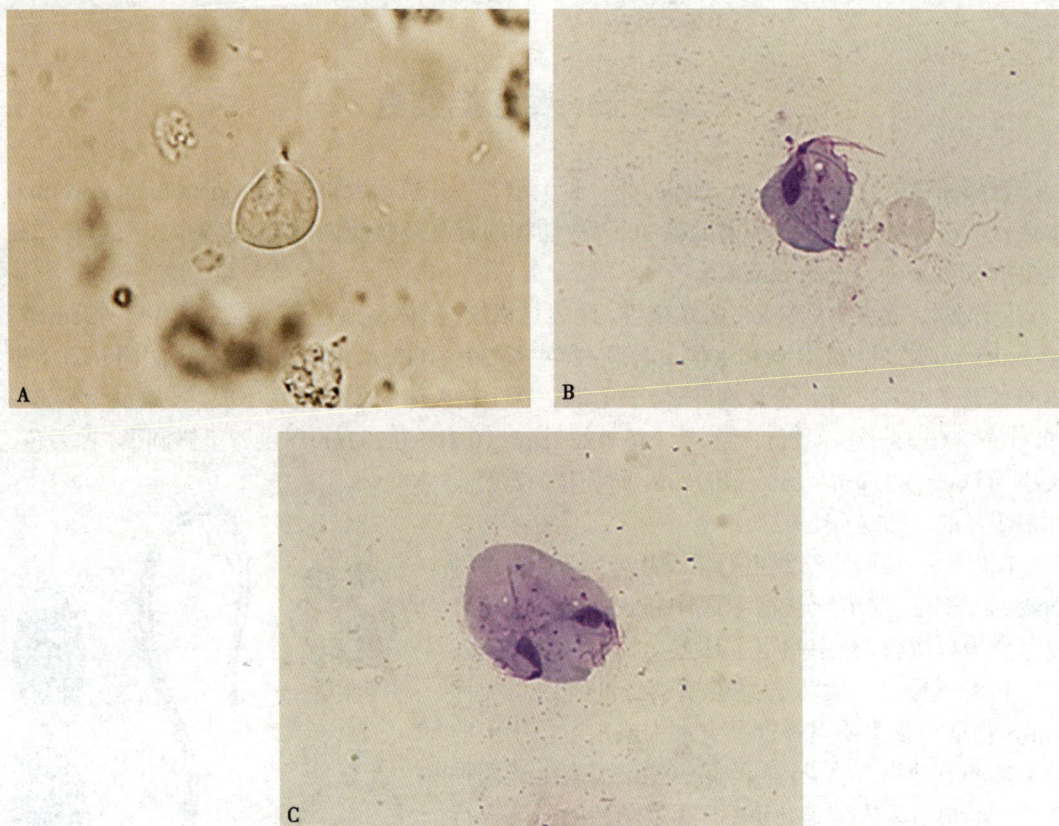

图 9-1 阴道毛滴虫
A. 未染色；B. 滋养体染色示鞭毛、细胞核和轴柱；C. 分裂期。

期症状明显；若累及泌尿道，可出现尿急、尿频、尿痛等尿道刺激症状。男性感染者常无临床症状，但处于带虫状态，可导致配偶反复感染；当累及前列腺、储精囊或输尿管时，可出现前列腺肿大、尿痛等症状。阴道式分娩的婴儿可感染滴虫，感染部位以呼吸道和眼结膜多见。

【诊断】 取阴道后穹隆及阴道壁部分泌物，用生理盐水涂片镜检，或取新鲜尿液、前列腺液直接镜检，观察到活的滋养体即可确诊。亦可将标本制成涂片，染色后镜检。此外，一些免疫学检查也可用于滴虫病的辅助诊断。

【流行】 阴道毛滴虫呈世界性分布，在中国也有广泛流行，各地感染率不同。传染源为患者和无症状带虫者。本病为性传播疾病（STD）之一，可通过性生活直接接触传播。阴道毛滴虫最适生长环境为 25~40℃，对外界环境有较强的抵抗力，在半干燥的环境下可存活 14~20 小时，即使在普通肥皂水中也能存活 45~150 分钟，所以阴道毛滴虫可通过公共浴池、游泳池、马桶等间接接触传播。阴道毛滴虫常与其他性传播疾病混合感染，在患滴虫病妇女中，淋病的感染率为非滴虫病患者的两倍。此外，阴道毛滴虫也可与人类免疫缺陷病毒（HIV）平行传播。

【防治】 开展卫生宣教，提倡淋浴，注意个人卫生，尤其是月经期卫生，保持坐式马桶的清洁，避免不洁的性生活是预防本病的重要措施。及时治疗患者和带虫者，性伴侣双方应同时治疗。临床上口服药物首选甲硝唑；局部可用香葵油精栓剂或用 1:5 000 高锰酸钾、1% 乳酸或 0.5% 乙酸溶液冲洗阴道，以保持阴道内的清洁和酸性环境。

第二节 肾膨结线虫

肾膨结线虫（*Dioctophyma renale*）是一种大型寄生线虫，俗称巨肾虫（giant kidney worm）。本虫寄生于犬、水貂、狼、褐家鼠等 20 多种动物的肾脏及腹腔内，偶尔感染人，引起肾膨结线虫病（dioctophymiasis renale）。

【形态】 成虫为圆柱形，两端略细，体表具横纹，活体呈血红色。雄虫长 14～35cm，宽 0.4～0.5cm，尾端有交合伞和 1 根交合刺；雌虫长 20～100cm，宽 0.5～1.2cm，阴门开口于虫体前食管之后的腹面中线上，肛门位于尾端。寄生在人体的虫体发育不成熟，雄虫为（9.8～10.3）cm×（0.12～0.18）cm，雌虫为（16～22）cm×（0.21～0.28）cm。虫卵呈椭圆形，棕黄色，大小为（60～80）μm×（39～46）μm，卵壳厚，表面有许多明显的小凹陷（图 9-2）。

【生活史】 肾膨结线虫通常寄生于终宿主（多种动物）的肾脏，受精卵从宿主尿中排出进入水体，经发育成为含蚴卵，被中间宿主环节动物食入后继续发育。兽类感染是由食入含感染期幼虫的蛙或鱼类而引起；食草动物主要因吞食了生水中或水生植物上的寡毛类环节动物而感染；人的偶尔感染可有上述两种方式。幼虫进入人体消化道后，穿过肠壁随血流移行至肾盂发育为成虫，并产卵。虫体亦可在膀胱、卵巢、子宫、肝脏、腹腔等部位寄生。

【致病】 肾膨结线虫寄生于肾脏中，导致肾脏显著增大，多数感染者在肾盂背部形成骨质板，骨质板边缘有透明软骨样物，大多数肾小球和肾盂黏膜乳头变性。病变晚期，感染肾萎缩，未感染肾因代偿而肥大。虫卵表面的黏稠物易凝成块，加上虫体死亡后的残存表皮，可能构成结石的核心。患者主要的临床表现有腰痛、肾绞痛、血尿、尿频，可并发肾盂肾炎、肾结石或肾功能不全等。若虫体阻塞尿路，可出现急性肾损伤。

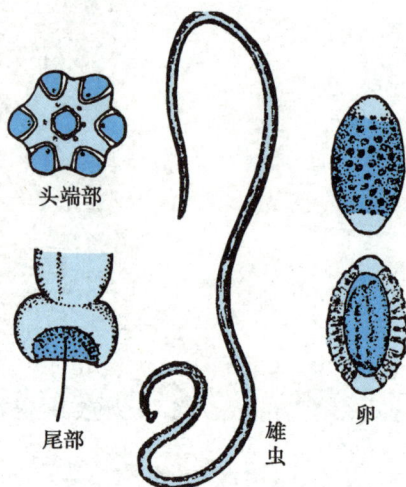

图 9-2 肾膨结线虫模式图

【诊断】 尿液中查见虫卵或发现虫体是确诊本病的依据。在临床上，有生/半生食鱼或蛙史，并具有上述临床表现者应考虑本病的可能；对无症状仅出现蛋白尿、血尿、脓尿而用通常方法治疗无效者应疑为本病；此外，尿道造影、B 超或 CT 检查有助于本病的诊断。

【流行】 肾膨结线虫呈世界性分布。我国自 1981 年至今已报告 22 例人体肾膨结线虫病病例。

【防治】 勿生/半生食鱼、蛙和未洗净蔬菜以预防本病。治疗用药为阿苯达唑和噻嘧啶，但需反复多个疗程。若虫体寄生在肾盂，行肾盂切开取虫为最可靠治疗办法。

第三节 埃及血吸虫

埃及血吸虫（*Schistosoma haematobium*）在埃及一例有血尿的患者的尸解中首次发现。曾在埃及木乃伊的肾脏中发现有钙化的埃及血吸虫卵，说明本虫在非洲已流行数千年之久。埃及血吸虫与日本血吸虫均隶属于裂体属吸虫。

【形态】 成虫雌雄异体，常合抱生活。雄虫乳白色，较粗短，虫体长 7～14mm，体宽 0.75～1.00mm，表皮上结节细小，口、腹吸盘均较发达，自腹吸盘以下虫体两侧向腹面卷曲而形成一条纵行的抱雌沟。雄虫有睾丸 4～5 个，椭圆形，呈串珠状排列于腹吸盘下的虫体背面。肠管在体中部后联合，盲端短。雌虫呈圆柱形，较细长，长 16～20mm，体宽 0.25～0.30mm，体末端表皮有小结节，卵巢 1 个，位于虫体中线之后，子宫内含虫卵 10～100 个，肠管内含吞食的已消化或半消化的血液。虫卵大小为（112～175）μm×（45～68）μm，呈纺锤形，一端有一小棘，内含一毛蚴（见图 4-4）。

【生活史】 埃及血吸虫成虫寄生于人泌尿生殖系统的静脉内，如膀胱静脉、骨盆静脉丛、直肠小静脉，偶尔寄生于肠系膜静脉、肝门静脉系统，虫卵从尿中排出，粪便偶见。卵内毛蚴在水中孵化后侵入中间宿主水泡螺（Bulinus spp.）等发育为尾蚴。当尾蚴侵入人体皮肤，脱去尾部形成童虫。童虫侵入小静脉，经右心、肺血管，最后到达肝脏。在肝内门静脉中约 20 天发育为成虫。雌雄合抱，逆血流移行至肠系膜下静脉、痔上静脉，有时停留在直肠静脉内，多数成虫通过痔静脉与会阴部静脉至膀胱静脉及盆腔静脉丛产卵，少数也可在直肠与肠系膜下静脉内产卵。从尾蚴发育至成虫产卵需 10～12 周。

【致病】 埃及血吸虫病的急性期临床表现常与日本血吸虫病相似，但较轻。慢性期早期症状为无痛性终末血尿，逐渐出现尿频、尿痛等症状，继而出现排尿不畅或排尿困难、泌尿道阻塞、肾盂积水、逆行性细菌感染等，甚至可导致肾衰竭。膀胱镜检查可见膀胱壁有大量虫卵肉芽肿，黏膜增生，呈乳突状生长。在埃及，83.1% 膀胱癌患者有埃及血吸虫感染史，故埃及血吸虫病可能诱发癌变。

【诊断】 尿液中查见虫卵是本病的诊断依据，也可采用膀胱组织活检查虫卵。

【流行】 埃及血吸虫病主要分布在非洲、亚洲西部及欧洲南部等地的 54 个国家。感染者是本病主要的传染源，保虫宿主有狒狒、啮齿类动物和黑猩猩等。中间宿主是水泡螺等。

【防治】 防治措施与日本血吸虫病相似。

本章小结

　　泌尿生殖系统寄生虫种类很多，但以阴道毛滴虫最为多见，该虫生活史简单，仅有滋养体阶段而无包囊阶段，可通过直接或间接接触方式传播，主要引起滴虫性阴道炎和尿道炎。埃及血吸虫成虫主要寄生于人泌尿生殖系统的静脉血管内，虫卵从尿液中排出，患者主要表现为尿频、尿急、尿痛、终末血尿、排尿不畅或排尿困难等泌尿系统症状，我国无埃及血吸虫病的流行。肾膨结线虫寄生于多种动物的肾脏中，因食入含感染期幼虫的蛙、鱼类，或吞食了生水中或水生植物上的寡毛类环节动物而感染，我国有散在的肾膨结线虫病病例。

（闫立志）

第十章 寄生虫病病原学检验技术

1. 寄生虫病原学检测方法有哪些？分别用于哪些寄生虫的检查？
2. 在粪便中可查见虫卵和成虫的有哪些寄生虫？可查见包囊的有哪些寄生虫？
3. 消化道哪些寄生虫感染不宜靠粪检方法诊断？为什么？
4. 根据肝吸虫的寄生部位如何设计病原诊断方法？肝吸虫卵形态有何特征？
5. 日本血吸虫病的主要诊断方法及其优缺点有哪些？
6. 疟原虫的血液检查应注意哪些问题？
7. 怎样根据滋养体的形态特征鉴别阴道毛滴虫？
8. 如何对埃及血吸虫病进行病原学诊断？

　　寄生虫病的病原学检验技术主要是对寄生虫不同发育阶段的形态学进行鉴别来确定是否有寄生虫感染，并确定寄生虫类别，从而达到临床诊断的目的。根据寄生虫感染人体后寄生部位、所致病变的组织器官及离体途径的不同，将寄生虫病的病原学检验技术分为消化道寄生虫的检查、肝脏与胆管寄生虫的检查、脉管系统寄生虫的检查、神经系统寄生虫的检查、皮肤与组织寄生虫的检查、呼吸系统寄生虫的检查、眼部和泌尿生殖系统寄生虫的检查。

　　其中，粪便病原学检查不仅能够检查到消化道寄生虫的虫卵和虫体，也能检查到寄生于其他组织器官的虫卵或虫体，如寄生于肝脏与胆管的华支睾吸虫和肝片形吸虫的虫卵或虫体，寄生于脉管系统的日本血吸虫的虫卵，寄生于呼吸系统的肺吸虫的虫卵等。此外，寄生于消化道的寄生虫，也可在其幼虫移行阶段于其他组织器官检查到。

第一节　消化道寄生虫的检查

　　消化道寄生虫的病原学检查主要根据寄生虫生活史某一发育阶段可随粪便排出体外，如蠕虫的虫卵、幼虫、成虫或节片，原虫的滋养体、包囊、卵囊或孢子囊，以及某些节肢动物；雌性蛲虫可在肛周产卵，牛带绦虫孕节片主动从肛门逸出过程中被挤破，虫卵可散落在肛周，因而可从肛周检获虫卵或虫体。所以，采用粪便检查或肛门周围检查是对消化道寄生虫检查的主要手段。为了确保检查结果的准确性，必须注意：①保证粪便新鲜，送检时间一般不超过24小时。特别是对于原虫滋养体的检查，需要在粪便排出后的半小时内进行，或者暂时保存在35～37℃的条件下待检。②盛粪便的容器须干燥、洁净，无尿、水、药物、粉尘和泥土等。③容器外部应贴有标签，注明受检者姓名、受检目的、送检日期等。④受检粪量一般为5～10g。若要求进行粪便自然沉淀或血吸虫毛蚴孵化，受检粪量一般不少于30g；若检查蠕虫虫体或绦虫节片，则留检一日内全部粪便。⑤观察粪便的颜色、形状，如果有黏液或脓血，则取这些部分，否则在粪便不同部位取样。⑥严格按照粪检程序进行操作，特别是镜检时要熟悉各种病原体形态特点，并能与粪便非寄生虫异物进行鉴别，如动植物细胞、花粉颗粒等。人体常见寄生虫卵的形态特征及鉴别见表10-1，蠕虫卵与粪便异物的区别见表10-2。

表 10-1　人体常见寄生虫卵的形态特征及鉴别

虫卵名称	大小/μm	形状	颜色	卵壳	卵盖	内含物
受精蛔虫卵	(45～75)×(35～50)	宽椭圆	棕黄	厚,外有一层凹凸不平的蛋白质膜	无	1个卵细胞
未受精蛔虫卵	(88～94)×(39～44)	长椭圆	棕黄	较厚,蛋白质膜较薄	无	大小不等屈光颗粒
钩虫卵	(56～76)×(36～40)	椭圆	无色	很薄,卵壳与卵细胞间有明显距离	无	分裂的卵细胞
蛲虫卵	(50～60)×(20～30)	椭圆	无色	厚,一侧较平,一侧稍凸	无	蝌蚪状胚蚴
鞭虫卵	(50～54)×(20～23)	纺锤形	黄褐	厚	两端有透明栓	卵细胞
肝吸虫卵	(27～35)×(11～19)	芝麻状	黄褐	较厚,盖两侧有肩峰,后端有一疣状突起	有	毛蚴
姜片虫卵	(130～140)×(80～85)	椭圆	淡黄	薄	有,小	1个卵细胞,数十个卵黄细胞
肺吸虫卵	(80～118)×(48～60)	椭圆	金黄	厚薄不匀,近卵盖处较薄	有	1个卵细胞,10多个卵黄细胞
日本血吸虫卵	(70～106)×(50～80)	椭圆	淡黄	薄,卵壳一侧有小突起,壳外有附着物	无	毛蚴
带绦虫卵	直径31～43	圆	黄褐	卵壳薄易破,厚的胚膜呈放射状条纹	无	六钩蚴
微小膜壳绦虫卵	(48～60)×(36～48)	圆或椭圆	无色	薄,胚膜两端有细丝4～8条	无	六钩蚴
缩小膜壳绦虫卵	(60～79)×(72～86)	椭圆	淡黄	较厚,胚膜两端无细丝状物	无	六钩蚴

表 10-2　蛲虫卵与粪便中异物的区别

鉴别点	虫卵	粪便中异物
外形	有一定形状	形状不固定
大小	有一定的大小范围	大小不等
颜色	少数无色透明,大多有一定颜色	无固定颜色
卵壳	卵壳有一定的厚度,有些虫卵有卵盖和/或小的突起	无卵壳结构,边缘不整齐
光泽	有固定的折光和光泽	无
内含物	有特征性的结构物如卵细胞、幼虫、毛蚴	无固定的结构和特征

消化道寄生虫的检查常用方法有以下几种。

一、粪便直接涂片法

粪便直接涂片法(fecal direct smear method)适用于检查蠕虫卵、幼虫、原虫的滋养体和包囊。方法简便、快速,但由于取材量少,易漏检。粪便不同部位连续涂片3张,可提高检出率。

1. 检查蠕虫卵 在洁净的载玻片中央滴加生理盐水 1~2 滴,用竹签挑取米粒大小的粪便,置于生理盐水中涂抹均匀。其厚度以载玻片置于报纸上,能透过粪膜隐约辨认玻片下的字迹为宜。加盖玻片,先低倍镜(10×10)下观察,如发现可疑虫卵,转高倍镜(10×40)观察。镜检时光线要适当,依据虫卵的大小、形状、颜色、卵壳(包括卵盖等)和内含物等特征进行辨认。

2. 检查原虫 可根据原虫不同的排离阶段,采用不同的方法。

(1)活滋养体检查:方法同检查蠕虫卵,要求粪便新鲜、涂片薄而均匀,不能混入尿液和水。若检查溶组织内阿米巴,其黏液血便标本,要取黏液部分,注意保温,必要时可用保温台保持温度,或先将载玻片和生理盐水略加温,使滋养体保持活动状态,便于观察。镜检时可见溶组织内阿米巴滋养体运动活跃,内含被吞噬的红细胞,后者是诊断溶组织内阿米巴的重要依据。

(2)包囊碘液染色检查:以碘液代替生理盐水滴加于载玻片上,挑取米粒大小的粪便置于碘液中,调匀涂片,加盖玻片。若需同时检查滋养体,可在玻片的另一侧滴一滴生理盐水,同上法涂抹粪便标本,再加盖玻片。染色后的包囊呈黄色或棕黄色,糖原泡为棕红色,囊壁、核仁和拟染色体均不着色。

碘液配方:碘化钾 4g,溶于 100ml 蒸馏水中,再加入碘 2g,溶解后贮于棕色瓶中备用。

二、厚涂片透明法

厚涂片透明法即加藤法(Kato's thick smear method)适用于检查蠕虫卵。将 100 目 / 英寸的尼龙网(大小约 4cm×4cm)覆盖在粪便标本上,用塑料刮片在网上刮取挤溢到网面的粪便约 50mg,置于载玻片上。用浸透甘油 - 孔雀绿溶液的玻璃纸片覆于粪便上,用胶塞轻压使粪便展开为 20mm×25mm 的椭圆形粪膜,置于 30~36℃温箱中约 30 分钟,或 25℃约 1 小时,待粪膜稍干并透明后镜检。

本法要注意掌握粪膜的合适厚度和透明时间。若粪膜厚、透明时间短,则虫卵难以发现;若透明时间过长,虫卵则变形,不易辨认。如检查钩虫卵时,透明时间一般不要超过 30 分钟。

玻璃纸制备:将玻璃纸剪成大小为 22mm×30mm 的小片,浸于甘油 - 孔雀绿溶液(含纯甘油 100ml,水 100ml 和 3% 孔雀绿 1ml)中 24 小时以上,直至玻璃纸呈现绿色后使用。

三、定量透明法

定量透明法即改良加藤法(modified Kato's thick smear method),适用于各种粪便内蠕虫卵的检查及计数。通过虫卵计数,估算人体内蠕虫的感染度(虫荷,worm burden),也可判断药物驱虫效果。本方法采用改良聚苯乙烯作定量板,大小约为 40mm×30mm×1.37mm,模孔为一长圆孔,孔径为 8mm×4mm,两端呈半圆形,孔内平均可容纳粪样 41.7mg。操作时将定量板置于载玻片上,用手指压住定量板的两端,将自筛网上刮取的粪便填满模孔,刮去多余的粪便。掀起定量板,载玻片上留下一长条形的粪样。将浸透甘油 - 孔雀绿溶液的玻璃纸(5cm×2.5cm)覆盖在粪样上,用胶塞轻轻加压,使粪样展平铺成一长椭圆形,经 1~2 小时粪便透明后即可镜检,顺序观察并记录粪样中的虫卵数。将虫卵数乘以 24,再乘以粪便性状系数(成形便 1,半成形便 1.5,软湿便 2,粥样便 3,水泻便 4),即为每克粪便虫卵数。并根据排便量和常见蠕虫每条雌虫每日排卵数(表 10-3)计算出虫荷。注意事项同厚涂片透明法。

表 10-3　常见蠕虫每条雌虫每日排卵数

虫名	每条雌虫每日排卵数 / 个
华支睾吸虫	1 600～4 000
姜片虫	15 000～48 000
卫氏并殖吸虫	10 000～20 000
日本血吸虫	1 000～3 500
猪带绦虫	30 000～50 000/ 孕节
牛带绦虫	97 000～124 000/ 孕节
十二指肠钩虫	10 000～30 000
美洲钩虫	5 000～10 000
蛔虫	234 000～245 000
鞭虫	1 000～7 000

四、饱和盐水浮聚法

饱和盐水浮聚法（brine flotation method）利用某些蠕虫卵的比重小于饱和盐水（比重为1.20），虫卵可浮于水面的原理。此法适用于检查各种线虫卵，尤以检查钩虫卵的效果最好，也可检查带绦虫卵和微小膜壳绦虫卵，但不适宜检查吸虫卵和原虫包囊。蠕虫卵及原虫包囊的比重见表 10-4。

表 10-4　蠕虫卵及原虫包囊的比重

虫卵或包囊	比重
华支睾吸虫卵	1.170～1.190
姜片虫卵	1.190
肝片形吸虫卵	1.200
日本血吸虫卵	1.200
带绦虫卵	1.140
微小膜壳绦虫卵	1.050
钩虫卵	1.050～1.080
鞭虫卵	1.150
蛲虫卵	1.105～1.115
受精蛔虫卵	1.110～1.130
未受精蛔虫卵	1.210～1.230
毛圆线虫卵	1.115～1.130
溶组织内阿米巴包囊	1.060～1.070
结肠内阿米巴包囊	1.070
微小内蜒阿米巴包囊	1.065～1.070
蓝氏贾第鞭毛虫包囊	1.040～1.060

用竹签挑取黄豆大小（约 1g）粪便置于盛有少量饱和盐水浮聚瓶内（高 3.5mm，直径 2cm的圆筒形小瓶，也可用青霉素小瓶代替），先加少许饱和盐水将粪便充分搅匀，后加饱和盐水至瓶口，用竹签挑去浮于水面的粪渣，再慢慢加饱和盐水至稍高于瓶口而不溢出。在瓶口轻轻覆盖一载玻片，注意不能有气泡。静置 15 分钟后，将载玻片小心提起并迅速翻转，置镜下观察（图 10-1）。

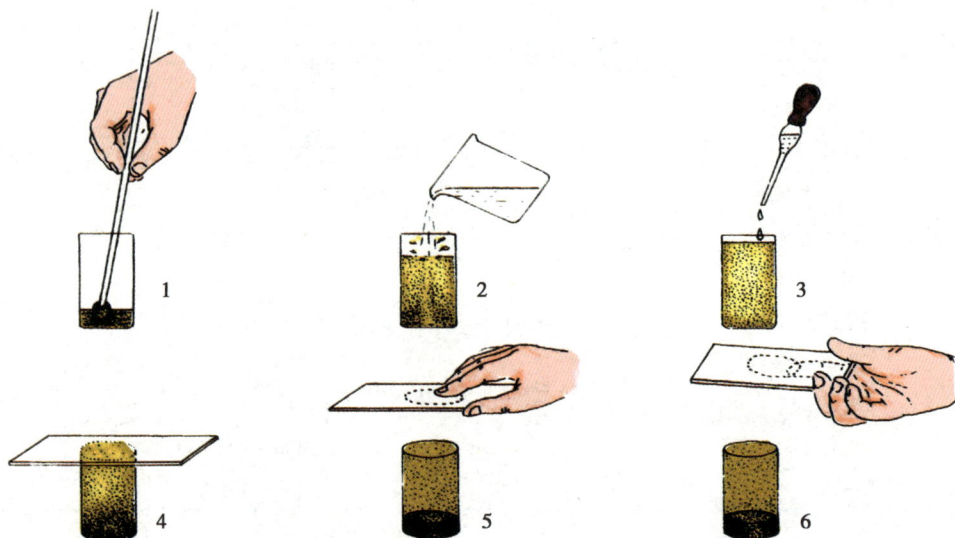

图 10-1 饱和盐水浮聚法

饱和盐水的配制：烧杯中盛有清水，煮沸后，慢慢加入食盐并不断搅拌，直至食盐不再溶解为止，冷却后即为饱和盐水。100ml 沸水约加食盐 35～40g。

五、自然沉淀法

自然沉淀法（natural sedimentation method）主要用于蠕虫卵、原虫包囊和球虫卵囊的检查。蠕虫卵和原虫包囊的比重大于水（表 10-4），可沉于水底。使虫卵集中，经过水洗后，视野较清晰，易于检出，但较费时。

取粪便 20～30g，加水调成混悬液，经 60 目 / 英寸筛网过滤于 500ml 三角量杯内，用水冲散粪渣，再加水至离杯口 2cm 处，蠕虫卵静置 20～30 分钟，原虫包囊则需 6～8 小时，缓缓倒去上液，加满清水后，再次沉淀。如此重复 2～3 次，直至上液清澈，最后倾去上液，吸取沉渣涂片镜检（图 10-2）。

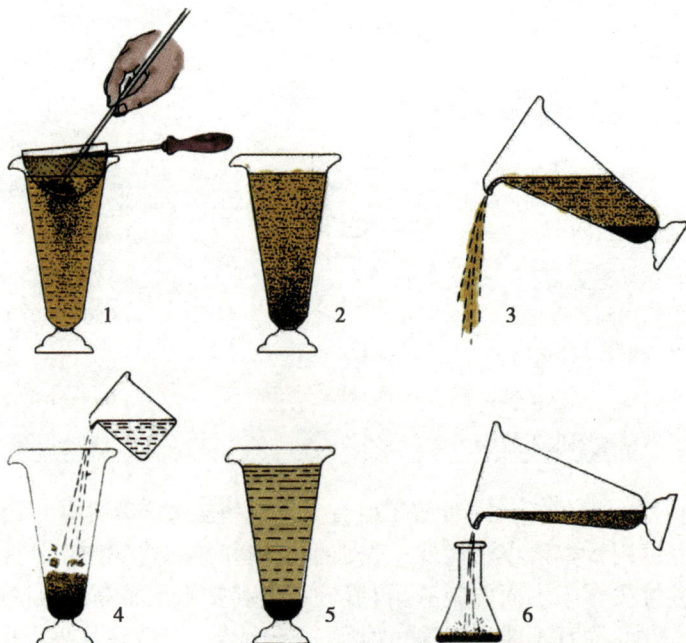

图 10-2 自然沉淀法

六、钩蚴培养法

钩蚴培养法(culture method for hookworm larvae)亦称试管滤纸培养法,用于钩虫感染检查。在适宜的温度和湿度下,钩虫卵在数日内发育并孵出幼虫(钩蚴),一般在3~5天后,可用肉眼或放大镜观察,检出率为粪便直接涂片法的7.2倍,也优于饱和盐水浮聚法,孵出的丝状蚴可作虫种鉴定。

取1cm×10cm的洁净试管1支,加冷开水1.5~2.0ml。将滤纸剪成与试管内径等宽,但略短于试管长度的"T"字形,上端用铅笔写上受检者姓名或编号、受检日期。用竹签挑取0.2~0.4g粪便均匀涂于滤纸中段,上、下各1/4处不涂粪便。将滤纸插入试管内,使滤纸下端浸入水中,勿使粪便接触液面,置于25~30℃温箱中孵育(图10-3)。每天沿管壁补充试管内蒸发的水分。3天后肉眼或放大镜观察试管底部有无蛇样运动的钩蚴。如无钩蚴,可继续培养观察至第5天。如需作虫种鉴定应从管底吸出钩蚴镜检,气温较低时可将试管放入温水(约30℃)中数分钟,再进行检查。

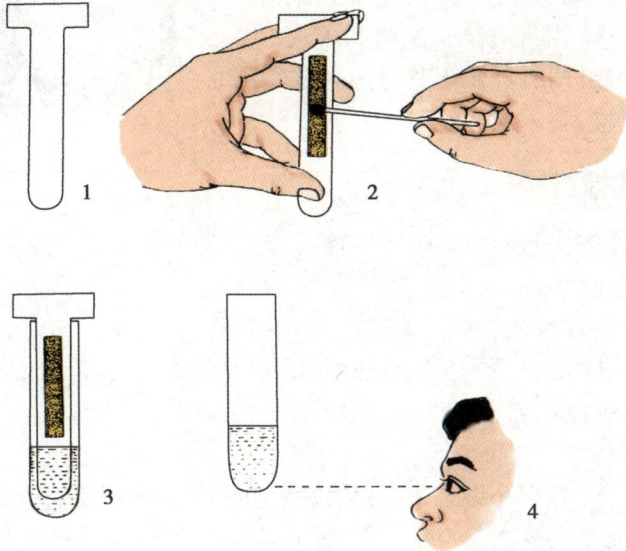

图 10-3　钩蚴培养法

此法亦可用于分离人体消化道内各种阿米巴滋养体和肠道滴虫滋养体,检出率较高,但每管粪便量需1.0g,培养2~4天。检查肠道各种原虫,仍应结合包囊碘液染色检查。

七、肛门拭子法

肛门拭子法(anal swab method)根据雌性蛲虫在人体肛门周围及会阴部皮肤产卵,带绦虫孕节从肛门排出或主动逸出过程中破裂、虫卵黏附于肛门周围皮肤上的特性而设计。该方法对这两种寄生虫的检出率远高于其他粪便检查方法。一般在清晨醒后或午睡后、便前、洗澡前进行检查,如首次检查阴性,可连续检查2~3天。常用方法有棉签拭子法和透明胶纸法。

1. 棉签拭子法(cotton swab method)　先将棉签用生理盐水浸湿,擦拭受检者肛门周围和会阴部皮肤,然后将棉签放入盛有饱和盐水的试管或青霉素小瓶中,充分搅动,使虫卵洗入盐水中,迅速提起棉签,在试管内壁挤去盐水后弃之。再加饱和盐水至管口,并按饱和盐水浮聚法检查虫卵。也可将擦拭肛周皮肤后的棉签放入盛有清水的试管中,充分浸泡后,提起棉签在管壁内挤去水分后弃之。试管静置10分钟后离心,倒去上液,取沉渣镜检。

2. 透明胶纸法（scotch tape test） 剪取宽 2cm、长 6cm 的透明胶带，一端向胶面折叠约 0.4cm（易于揭开）后，再贴在洁净的载玻片上。载玻片的一端贴上标签，并注明受检者姓名或编号等。检查时揭下胶纸，用胶面粘贴肛周皮肤，然后将胶纸复位贴在载玻片上、镜检。如胶纸下有较多气泡，可揭开胶纸加一滴生理盐水或二甲苯，覆盖胶纸后镜检（图 10-4）。

八、肛周蛲虫检查

雌性蛲虫常在宿主睡眠期间爬出肛门产卵，可在肛门周围被检获。对于儿童，可在睡眠 1 小时后或肛门瘙痒惊醒时，暴露其肛门，仔细观察肛门周围皮肤，若发现白色小虫，可用透明胶纸粘贴后贴于载玻片上镜检。也可用镊子夹入有生理盐水的小瓶内，蛲虫会产卵于生理盐水中，再将此虫转入有 70% 乙醇的小瓶内，虫体被固定后作进一步鉴定，虫卵形态更有助于虫种鉴定。对疑有蛲虫感染的成人，可在晨醒后（便前），或肛门有异物瘙痒感时，暴露肛门，按上述方法进行检查。

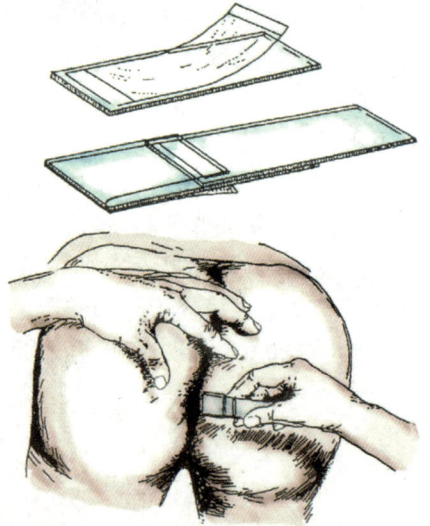

图 10-4 透明胶纸法

九、粪便虫体检查法

此法包括淘虫检查法和带绦虫孕节检查法，前者常用于驱虫疗效考核，后者可作为带绦虫的病原检查和虫种鉴定。

1. 淘虫检查法 一般留取患者 24～72 小时的粪便。

（1）直接挑取：用竹签或镊子挑取粪便中肉眼可见的大型虫体，如蛔虫、姜片虫、带绦虫等。挑取后置于清水洗净，置于生理盐水中观察。挑虫时注意虫体完整性，避免头节丢失，影响鉴定。

（2）水洗沉淀：用于收集小型蠕虫。粪便置于两杯或玻璃缸，加水搅拌，静置 20～30 分钟，去上清，如此反复至上清清亮。弃上清，将沉渣倒入平皿内，下衬黑纸检查。

（3）经筛冲洗：粪便加水搅拌，用 40 目铜筛或纱布滤出粪渣，经水反复冲洗后，倒在盛有清水的大玻璃器皿中，器皿下衬以黑纸，检出混杂在粪渣中的虫体进行鉴别。

2. 带绦虫节片检查法 猪带绦虫或牛带绦虫的孕节可从链体上脱落，随粪便排出体外或主动逸出肛门，或服药后驱出虫体。粪便中的虫体可采用淘虫法，或直接取出节片用清水洗净，置于两载玻片之间，轻轻压平，对光观察虫体结构鉴定虫种。如是孕节片，可根据子宫分支情况直接鉴定，也可用小号针头注射器，从孕节后端正中处生殖孔的位置插入子宫，徐徐注入墨汁或卡红染液，用手指轻压使染液分布于侧支中。拔出针尖后，洗去节片表面黏附的染液，子宫分支显现黑色或红色，便于观察、鉴别。

卡红染液配制：钾明矾饱和液 100ml，卡红 3g，冰乙酸 10ml。混合液置于 37℃温箱内过夜，过滤后即可使用。

十、铁苏木素染色法

此法主要用于阿米巴和蓝氏贾第鞭毛虫滋养体、包囊的检查与鉴定。

用竹签挑取粪便少许，按一个方向在洁净的载玻片上涂成薄粪膜，立即放入 60℃的肖丁固定液 2 分钟。依次将标本放入 70% 碘乙醇、70% 乙醇、50% 乙醇各 2 分钟，流水清洗 2 分钟。再置于 40℃的 2% 铁明矾溶液 2 分钟，流水冲洗 2 分钟，放入 40℃的 0.5% 苏木精溶液中染色 5～10 分钟,再流水冲洗 2 分钟,放入冷 2% 铁明矾溶液中褪色 2 分钟。镜下检查褪色情况(观察时勿使玻片干燥),如颜色偏深,应继续褪色,直至核膜、核仁均清晰可见为止。然后,流水冲洗 15～30 分钟,至标本显现蓝色,再用蒸馏水洗 1 次。继而,依次在 50% 乙醇、70% 乙醇、80% 乙醇、95% 乙醇、100% 乙醇Ⅰ、100% 乙醇Ⅱ中逐渐脱水各 2 分钟。在二甲苯中透明 3～5 分钟后用中性树胶封片。

染色后,原虫细胞质呈灰褐色,细胞核、包囊内的拟染色体及溶组织内阿米巴滋养体吞噬的红细胞均被染成蓝黑色,糖原泡则被溶解呈空泡状。

苏木精染液的配制:苏木精粉 10g,溶于 95% 乙醇 100ml 中,装入 250ml 大口玻瓶内,加塞置室温中 6～8 周,使之充分氧化。如将玻瓶晒于阳光下,每日振摇,可加速其氧化,便于应急使用。氧化成熟的染液滴于水中呈鲜艳紫色,未氧化成熟染液则呈淡红或红紫色。此为原液,使用时,按 1:19 加蒸馏水配成 0.5% 染液,此染液可保存 3～6 个月。

70% 碘乙醇:将碘酒加入 70% 乙醇中,呈红葡萄酒色即可。

肖丁固定液配制:饱和氯化汞水溶液 2 份加 95% 乙醇 1 份配成 100ml,用前再加冰乙酸 5ml。

十一、溶组织内阿米巴培养

当受检者疑有溶组织内阿米巴感染,而直接粪便检查为阴性时,可做阿米巴人工培养,培养方法有常规培养、有菌培养和无菌培养。

(一)常规培养

取脓液、黏液处稀便 0.5ml,或黄豆大小的成形便,直接接种至试管内与培养液混匀;或将粪便自然沉淀后,取沉淀物 0.5ml 接种至试管内。置试管于 37℃温箱中培养,培养后 24 小时、48 小时、72 小时取培养液中的混浊部分涂片镜检,查出虫体即可确诊。

常用的培养基有营养琼脂双相培养基和洛克液鸡蛋血清培养基。

1. 营养琼脂双相培养基 分固相和液相两部分。

(1)固相部分:牛肉浸膏 3g,蛋白胨 5g,琼脂 15g,NaCl 8g,蒸馏水 1 000ml。

(2)液相部分:NaCl 8g,KCl 0.2g,CaCl$_2$ 0.2g,MgCl$_2$ 0.01g,Na$_2$HPO$_4$ 2g,KH$_2$PO$_4$ 2g,蒸馏水 1 000ml。

配制液相部分时,KCl 和 CaCl$_2$ 各加少许蒸馏水分别另装小瓶,高压灭菌(121℃,20 分钟),冷却后再合并在一起。固相部分的各成分经沸水浴 2～3 小时完全溶解后(若有残渣,须经 4 层纱布过滤除渣),趁热分装试管,每管 5ml,加棉塞,高压灭菌后置成斜面,冷却后放入 4℃冰箱备用。接种前每管加液相部分 4.5ml,灭活小牛血清 0.5ml,米粉 20mg(180℃ 烤箱消毒 3 次),青霉素、链霉素各 1 000U/ml。

2. 洛克液鸡蛋血清培养基 培养基成分:洛克液 70ml,灭活马血清(每管 0.5ml),米粉(每管 20mg),鸡蛋 4 个。先配制洛克液:NaCl 9.0g、CaCl$_2$ 0.2g、KCl 0.4g、NaHCO$_3$ 0.2g、葡萄糖 2.5g、蒸馏水 1 000ml,高压灭菌(110℃,15 分钟)。鸡蛋用肥皂水刷洗,再用 70% 乙醇抹洗后,破壳装入有 70ml 洛克液烧瓶内,加玻璃珠充分摇动,分装至消毒试管内,每管约 5ml,斜置并加热至 70℃ 1 小时使之凝固为斜面,翌日再高压消毒 20 分钟。接种前每管加洛克液 4.5ml,马血清 0.5ml,无菌米粉 20mg,青霉素、链霉素各 1 000U/ml。

(二)有菌培养

在含有琼脂斜面的 6ml 有螺旋盖的培养管中加入 10mg 米粉、120μl 红霉素液和足够遮盖斜面量的邻苯二甲酸氢钾(50mmol,pH 6.3,115℃ 20 分钟高压灭菌)和 BRS 液 4:1 混合液,加入约 50mg 粪便、混匀。37℃培养 24 小时,倾去培养上清液,再加入适量 4:1 混合液、少量米粉和 60μl 红霉素液。37℃再培养 48 小时后,取米粉与粪渣混合物一滴,以碘液染色或直接观察有无滋养体。若未发现虫体，再加入米粉，继续培养 24 小时。若有虫体可将少量培养混合液转入新鲜培养基中继续转种培养。

这种有菌培养方法也可培养结肠内阿米巴、微小内蜓阿米巴和哈门内阿米巴等多种阿米巴。其培养基组成如下。

1. 琼脂 15g 琼脂和 7.5g 氯化钠溶于 1 000ml 蒸馏水中，取 1.5~2.0ml 盐水琼脂置于 6ml 培养管中高压灭菌（121℃，15 分钟），当冷却至 75℃左右倾放使其形成斜面。

2. 红霉素溶液 在无菌容器中加入 20ml 70% 乙醇，再加 0.5g 红霉素粉剂溶解，在 4℃放置 2 小时以上，然后加灭菌水至 50ml。

3. 米粉 大米粉高压消毒（121℃，30 分钟）或 180℃干燥灭菌。

4. BRS 溶液 NaCl 50g、$(NH_4)_2SO_4$ 10g、柠檬酸（$2H_2O$）20g、$MgSO_4$（$7H_2O$）0.5g、KH_2PO_4 5g、乳酸（90% 纯度）4ml，加水至 950ml，调节 pH 至 7.0，最终调节容量至 1 000ml，分装高压灭菌，制备成贮存液。使用时在 100ml 贮存液中加入 850ml 双蒸水，调节 pH 为 7.0 分装高压灭菌，即为 R 溶液工作液。25ml R 溶液工作液与 1 个克隆大肠埃希菌，37℃振摇培养 48 小时，即为 BR 溶液。在 BR 溶液中加入等量血清（56℃ 30 分钟灭活的牛或马血清），继续培养 24~48 小时，即为 BRS 溶液。

（三）无菌培养

无菌培养主要用于溶组织内阿米巴的克隆培养，其是在有菌培养的基础上，将虫体转种至无菌培养基中，使其逐渐转为无菌培养，并可进一步克隆化。由于虫体对培养基的要求甚高，难度较大，一般不用于临床检验。

十二、隐孢子虫卵囊染色检查

目前检查隐孢子虫卵囊的最佳方法是金胺 - 酚改良抗酸染色法。该法先采用金胺 - 酚染色，再用改良抗酸染色法（modified acid-fast stain）复染，以提高检出率和准确性。单用金胺 - 酚染色法或改良抗酸染色法，其效果均不如复染方法。检查时，取患者新鲜粪便或经 10% 甲醛溶液固定保存（4℃，1 个月内）的粪便，自然沉淀后用吸管尽可能取底部粪便，于载玻片上涂成粪膜，晾干后先用金胺 - 酚染色，再用改良抗酸染色法复染。

（一）金胺 - 酚染色法

1. 染液配制

1g/L 金胺 - 酚染色液（第一液）：金胺 1g，苯酚 5.0g，蒸馏水 100ml。

3% 盐水乙醇（第二液）：盐酸 3ml，95% 乙醇 100ml。

5g/L 高锰酸钾液（第三液）：高锰酸钾 0.5g，蒸馏水 100ml。

2. 染色步骤 滴加第一液于晾干的粪膜上，10~15 分钟后水洗；滴加第二液，1 分钟后水洗；滴加第三液，1 分钟后水洗；待干后置荧光显微镜下观察。

低倍荧光显微镜下，可见卵囊为一圆形小亮点。高倍镜下卵囊呈乳白或略带绿色，周围深染，中央淡染，似环状，或深染结构偏位，有些卵囊全部为深染；但有些标本可出现非特异的荧光颗粒，应注意鉴别。

（二）改良抗酸染色法

1. 染液配制

苯酚复红染色液（第一液）：碱性复红 4g，95% 乙醇 20ml，苯酚 8ml，蒸馏水 100ml。

10% 硫酸溶液（第二液）：纯硫酸 10ml，蒸馏水 90ml（边搅拌边将硫酸徐徐倾入水中）。

2g/L 孔雀绿液（第三液）：20g/L 孔雀绿原液 1ml，蒸馏水 9ml。

2. 染色步骤 滴加第一液于粪膜上，1.5~10.0 分钟后水洗；滴加第二液，1~10 分钟后水洗；滴加第三液，1 分钟后水洗；待干后置显微镜下观察。

染色后，卵囊为玫瑰红色，圆形或椭圆形，背景为绿色。如染色（1.5分钟）和脱色（2分钟）时间短，卵囊内子孢子边界不明显；如染色时间长（5～10分钟），脱色时间相应延长时，子孢子边界明显，卵囊和子孢子均被染成玫瑰红色，子孢子呈月牙形，共4个。其他非特异颗粒则染成蓝黑色，容易与卵囊区分。

（三）金胺-酚改良抗酸染色法

先用金胺-酚染色后，再用改良抗酸染色法复染，然后置光镜下观察。卵囊同改良抗酸染色法所见，但非特异性颗粒被染成蓝黑色，两者颜色显然不同，极易区别，使检出率和准确性都明显提高。

十三、内镜检查法

1. 胃镜检查 可观察到患者胃部的病理改变，其探头还可达十二指肠，检查小肠上段的寄生虫感染，并可钳取组织，通过活检鉴定虫种。此法可用于钩虫病、异尖线虫病的诊断。

2. 结肠镜检查 可直接观察到盲肠、乙状结肠及直肠的黏膜病变，并可活检取材，作进一步检查，对溶组织内阿米巴病、血吸虫病或鞭虫病的诊断有一定价值。

十四、十二指肠引流法

该法是用十二指肠引流管将十二指肠液引流至体外进行寄生虫检查的方法。十二指肠引流法可用于蓝氏贾第鞭毛虫滋养体及粪类圆线虫检查。将十二指肠引流液滴在载玻片上，加盖玻片后直接镜检。为提高检出率，可将引流液加生理盐水搅拌后分装于离心管内，2 000r/min 离心5～10分钟，弃上清液，取沉渣涂片镜检。

（王立富）

第二节　肝脏与胆管寄生虫的检查

肝脏与胆管内寄生虫的检查方法较多，如粪便直接涂片法、改良加藤厚涂片法、自然沉淀法、倒置沉淀法、离心沉淀法、醛醚沉淀法、汞碘醛离心沉淀法、氢氧化钠消化法、十二指肠引流液检查法、组织活检检查法以及对痰液、尿液、腹水和胸腔积液的直接镜检或离心镜检法等。本节仅介绍倒置沉淀法、十二指肠引流液检查法及棘球蚴砂的直接镜检或离心镜检法，其他有关方法详见其他章节。

一、倒置沉淀法

取约0.5g粪便于沉淀杯（如青霉素瓶）内，滴加少许蒸馏水调匀后，再滴加蒸馏水至大半杯，用60目金属筛或双层湿纱布过滤至另一沉淀杯中，细心滴加蒸馏水至满，但不要外溢。取一清洁载玻片盖在沉淀杯口上，将两者一起翻转，使沉淀杯倒置于载玻片上。静置15～20分钟后，将沉淀杯与载玻片一起迅速翻转并立即提起载玻片、快速翻片，翻片时谨防水滴洒落，然后直接镜检。本方法所用器材较少，无须化学试剂，简便快速，适用于华支睾吸虫卵等比重较大的蠕虫卵。但视野清晰度稍差。

二、小肠液检查

1. 十二指肠引流液检查 十二指肠引流液通常是指十二指肠液（D液）、胆总管液（A液）、胆囊液（B液）和肝胆管液（C液）的总称。方法是将十二指肠导管细心地插入十二指肠，抽取十二指肠液，由于标本来自不同部位，其色泽、性质也不相同，按抽获液体的先后依次分装在四个容器内,其中对肝胆系统寄生虫病有诊断意义的是来自胆囊的胆囊液(B 液),色泽呈深黄绿色。将各部分十二指肠引流液分别滴于载玻片上,加盖玻片后直接镜检。为了提高检出率,亦可用离心法浓集后再镜检,即将引流液加适量生理盐水稀释混匀后,分装离心管内,以 2 000r/min 离心 5~10 分钟,吸取沉渣涂片镜检。如引流物过于黏稠,可先加 10% NaOH 溶液消化后再离心,但不适用于原虫滋养体的检查。十二指肠引流液主要适用于检查蓝氏贾第鞭毛虫滋养体、肝吸虫卵、肝片形吸虫卵、姜片虫卵、蛔虫卵、粪类圆线虫幼虫等。在急性阿米巴肝脓肿患者胆汁中偶可发现滋养体。本方法往往在临床症状可疑而粪检阴性时采用。

2. 肠检胶囊法 将一粒装有尼龙线的胶囊让受检者禁食后吞入,尼龙线的游离端留于口外。胶囊被吞入后溶解,尼龙线释出、松开伸展,经 3~4 小时到达十二指肠和空肠,原虫滋养体可黏附于尼龙线上。轻轻将尼龙线抽出,刮取其上附着物作生理盐水涂片镜检。此法主要适用于检查蓝氏贾第鞭毛虫滋养体。

三、棘球蚴砂的显微镜检查

肝脏或肺内的棘球蚴可由于外伤、挤压、震动、穿刺及炎症浸润、穿孔或手术不慎等而造成破裂,大量囊液、棘球蚴砂(囊壁上脱落的原头蚴、生发囊、子囊等)和棘球蚴碎片外流,可进入胆道、腹腔或支气管、胸腔等部位。囊液、棘球蚴砂和棘球蚴碎片有可能随痰液和尿液排出,或者进入腹腔和胸腔后引起腹水或胸腔积液,因此,从痰液、尿液、腹水和胸腔积液查见棘球蚴砂或棘球蚴碎片具有确诊意义。从手术摘除的疑似棘球蚴肿物中查见棘球蚴砂也具有诊断意义。

方法步骤:将痰液、尿液、腹水和胸腔积液等标本分别滴于载玻片上,加盖玻片后直接镜检;为了提高检出率,亦可用离心法浓集后再镜检,即将尿液、腹水或胸腔积液等加适量生理盐水稀释混匀后,以 2 000r/min 离心 5~10 分钟,吸取沉渣涂片镜检,如查见棘球蚴砂或棘球蚴碎片,即可确诊。

第三节 脉管系统寄生虫的检查

由于脉管系统内寄生虫的寄生部位及离体途径的不同,决定了病原学检查方法不同。本节主要介绍丝虫、血吸虫、疟原虫、利什曼原虫、锥虫及巴贝虫的病原学检查方法。

一、血膜染色法

此法是诊断疟疾、丝虫病、巴贝虫病和锥虫病的基本方法。由于弓形虫的滋养体也可寄生在血液的有核细胞内或在血液中,故血膜染色法也可用于弓形虫病的诊断。

可从耳垂或指尖取血,婴儿可于足部取血。先用 75% 乙醇棉球擦拭取血部位,待干后持采血针迅速刺入皮肤 1~2mm 深,挤出血滴涂片。间日疟宜在发作后数小时采血;恶性疟在发作初期采血可见大量环状体,1 周后可见配子体。丝虫成虫寄生于淋巴系统,但产出的微丝蚴主要在血液循环中,且具有夜现周期性,故采血在 21 时至次晨 2 时之间进行为宜。但罗阿丝虫、常现丝虫、欧氏丝虫则应在白昼取血,且夏季查见的微丝蚴较冬季多几倍。

1. 血膜制片 疟原虫检查多用薄血膜或厚血膜法,前者取血量少,涂面大,疟原虫分散,但虫体形态结构清晰,易于作虫种鉴别;后者取血量较多,红细胞较集中,在疟原虫数量较少时便于发现,但因制片时血细胞相互堆积挤压,疟原虫皱缩变形,缺乏经验者较难辨认。故最好在 1 张载玻片上同时进行厚、薄血膜涂片(图 10-5),以便比较观察。

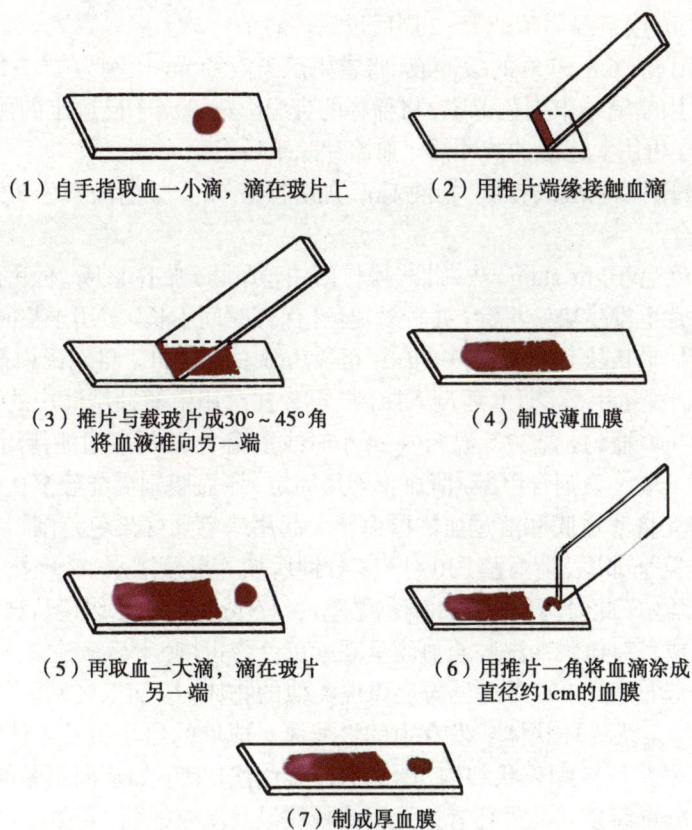

（1）自手指取血一小滴，滴在玻片上   （2）用推片端缘接触血滴

（3）推片与载玻片成30°~45°角   （4）制成薄血膜
将血液推向另一端

（5）再取血一大滴，滴在玻片   （6）用推片一角将血滴涂成
另一端   直径约1cm的血膜

（7）制成厚血膜

图 10-5　厚、薄血膜制作

（1）薄血膜制片：在载玻片 1/3 与 2/3 交界处滴血 1 小滴（约 $2\mu l$），以一端缘光滑的载片为推片，将推片一端置于血滴之前，并与载片形成 30°~45° 夹角，待血液沿推片端缘扩散后，均匀而迅速适当地用力向前推成薄血膜。血量不宜太多或太少，两玻片间的夹角要适当，否则血膜会过厚或过薄。推片时用力要均匀，一次推成，切勿中途停顿或重复推片。理想的薄血膜，应血细胞分布均匀、无裂缝、整个血膜呈舌形。

（2）厚血膜制片：于载玻片的另一端 1/3 中间滴血 1 滴（约 $3\mu l$），以推片的一角，将血滴自内向外作螺旋形摊开，使之成为直径约 1cm 的厚血膜。厚血膜为多层血细胞的重叠，约等于 20 倍薄血膜的厚度。过厚则血膜易脱落，过薄则达不到浓集虫体的目的。将厚、薄两种血膜涂在同一张载玻片上，方法是将载玻片分成六等份，将厚血膜涂在第三格的中央，薄血膜涂在第四格前缘至第六格中部，一、二格备贴标签及编号用。厚、薄血膜需用蜡笔画线分开，以免溶血时影响薄血膜或薄血膜用甲醇固定时影响厚血膜。检查微丝蚴时，需取血 3 大滴（相当于 $60\mu l$），涂成直径 1.5~2.0cm 圆形或 2.5cm×1.5cm 长方形厚血膜。血涂片充分晾干，用甲醇或无水乙醇固定薄血膜。如薄、厚血膜在同一玻片上，切勿将固定液流到厚血膜上。厚血膜上滴加蒸馏水进行溶血，待血膜呈灰白色时，将水倒去，晾干后再用甲醇固定。

2. 染色

（1）吉姆萨染色（Giemsa stain）法：此法染色效果良好，血膜褪色较慢，保存时间较久，染色技术也易掌握，适用于染大批量血涂片标本。

染液配制：吉姆萨染剂粉 1g，甲醇 50ml，纯甘油 50ml。将吉姆萨染剂粉置于研钵中，加少量甘油充分研磨，加甘油再磨，直至 50ml 甘油加完为止，倒入棕色瓶中。然后分几次用少量甲醇冲洗钵中甘油染粉，倒入玻瓶直至 50ml 甲醇用完为止，塞紧瓶口，充分摇匀，置

65℃温箱内24小时或室温阴暗处1～2周后过滤,备用。

染色方法:用 pH 6.8～7.0 的缓冲液,将吉姆萨染液稀释,比例为15～20 份缓冲液加 1 份吉姆萨染液。用蜡笔划出染色范围,将稀释的吉姆萨染液滴于已固定的薄、厚血膜上,染色半小时(室温),再用上述缓冲液冲洗。血涂片晾干后镜检。

(2)快速吉姆萨染色法:吉姆萨染液 1ml,加缓冲液 5ml,如前法染色 5 分钟后用缓冲液冲洗,晾干后镜检。

(3)瑞氏染色(Wright stain)法:此法操作简便,适用于临床诊断,但甲醇蒸发甚快,掌握不当易在血涂片上发生染液沉淀,并较易褪色,保存时间不长,多用于临时性检验。

1)染液配制:瑞氏染剂粉 0.1～0.5g,甲醇 97ml,甘油 3ml。将瑞氏染剂粉加入甘油中充分研磨,然后加少量甲醇,研磨后倒入瓶内,再分几次用甲醇冲洗钵中的甘油溶液,倒入瓶内直至用完为止。摇匀,置37℃温箱内24小时或室温1～2周后过滤待用。

2)染色方法:瑞氏染剂含甲醇,薄血膜无须固定;厚血膜则需先经溶血,待血膜干后才能染色。染色前先将薄血膜和溶过血的厚血膜一起用蜡笔划好染色范围,以防滴加染液时外溢。滴染液覆盖全部厚、薄血膜,30秒～1 分钟后加等量蒸馏水,轻轻摇动载玻片,使蒸馏水和染液混合均匀,此时出现一层灿铜色浮膜,3～5 分钟后用水缓慢从玻片一端冲洗(注意勿先倒去染液或直对血膜冲洗),至血膜呈现紫灰色为止,晾干后镜检。

在镜检薄血膜过程中,有时遇见与疟原虫类似的物体,应加以区别。如单个血小板附着于红细胞上,易误认为环状体或发育中的滋养体。成堆的血小板易误认为成熟裂殖体。血小板中央部常呈紫红色颗粒状结构,周边部着色浅,但不如疟原虫紫红色的细胞核与浅蓝色的细胞质分得清楚。此外还有染液沉淀颗粒以及偶有细菌、真菌、尘粒、白细胞碎片重叠于红细胞上,很像环状体或滋养体。但这些类似物大多呈一种颜色,若细调显微镜焦距,可以看出它们与红细胞不在同一水平面上。特别注意疟原虫与巴贝虫的鉴别。厚血膜经溶血后,红细胞轮廓已消失,疟原虫皱缩变形,虫体比薄血膜中的略小;有的疟原虫细胞质着色很深,细胞核模糊不清,初学者较难识别。检验人员必须经过一段时间的严格训练,在充分掌握薄血膜中各种疟原虫的形态特征后,才能认清厚血膜中的疟原虫。当厚、薄血膜涂在同一载玻片上时,应先检查厚血膜,发现疟原虫后如鉴定虫种有困难,可再仔细观察薄血膜,以节约时间,提高镜检率。

血膜染色法也是诊断丝虫病最常用的方法,不仅可以避免漏检,还可鉴别虫种和定量计数微丝蚴。另外也可用离心浓集法以提高检出率,常用于门诊,但操作复杂,且需静脉采血,不宜用于普查。乙胺嗪白天诱出法可用于夜间取血不方便时,但对低密度感染者易漏诊。在低倍镜下,微丝蚴为细长、无色透明、头端钝圆、尾端尖细、呈不同弯曲的虫体。注意在血膜上有时留有棉纤维,状似微丝蚴,应加以鉴别。棉纤维的长短粗细不等,两端多呈折断状,内部常见纵行条纹。

二、溶血离心沉淀法

溶血离心沉淀法又称浓集湿血涂片染色法,不需要特殊仪器设备,是基层医院快速、准确地诊断疟疾的良好方法。在离心管内加入 2/10 000 的白皂素蒸馏水溶液 1ml,取受检者耳垂血 1 大滴入该试管内,混匀后常规离心 5 分钟,吸去上清液,底部沉渣摇匀。取 1 滴于干净载玻片上,再用直径为 1.5～2.0mm 的铁丝棒依次蘸取 0.4% 的伊红液和吉姆萨原液先后于该载玻片上,并将液体混匀,然后覆以 22mm×22mm 盖玻片,即可在油镜下检查,镜检10 分钟查不见疟原虫者为阴性。白皂素液破坏了大部分正常红细胞,少量未被破坏的红细胞边缘紫色呈锯齿状。感染疟原虫的红细胞对染料的吸附力较正常红细胞强,除少数感染小滋养体期的红细胞发生变形外,其他含各期疟原虫的红细胞皆不变形,且着色较深,疟原虫细胞质染为深蓝色,细胞核为紫红色,疟色素为褐色,在镜下较易识别。由于白皂素破坏了正常的红细胞,离心又使疟原虫浓集于试管底部,使单位面积内含虫数量增多,从而提高了检出率。但在操作时,试管内白皂素与血液混合后放置时间及离心时间都不宜过长,否则会出现絮状物,影响检查结果。

三、穿刺涂片染色检查法

主要用于检查利什曼原虫无鞭毛体,也可用于检查锥虫。

1. 骨髓穿刺 一般常作髂骨穿刺,嘱患者侧卧,暴露髂骨部位。视年龄大小,选用17～20号带有针芯的干燥无菌穿刺针,从髂前上棘后约1cm处刺入皮下,当针尖触及骨面时,再慢慢地钻入骨内0.5～1.0cm,当针尖阻力感突然消失时,即已进入骨髓腔内,拔出针芯,接2ml干燥注射器,抽取骨髓液。取少许骨髓液作涂片,晾干后甲醇固定,同薄血膜染色法染色,油镜检查。

2. 淋巴结活检 检出率低于骨髓穿刺,但方法简便、安全。对于以往治疗的患者,因其淋巴结内原虫消失较慢,故仍有一定价值。穿刺部位一般选腹股沟部,先将局部皮肤消毒,用左手拇指和示指捏住一个较大的淋巴结,右手用一干燥无菌6号针头刺入淋巴结。稍待片刻,拔出针头,将针头内淋巴结组织液滴于载玻片上,做涂片染色检查。也可用摘除的淋巴结切面做涂片,固定染色后镜检。亦可做病理切片检查。

3. 皮肤及皮下结节活检 利什曼原虫在皮肤上出现丘疹和结节等疑似皮肤型黑热病患者,可选择皮损较明显之处,做局部消毒,用干燥灭菌的注射器,刺破皮损处,抽取组织液做涂片;或用消毒的锋利小剪,从皮损表面剪取一小片皮肤组织,以切面做涂片;也可用无菌解剖刀切一小口,刮取皮肤组织做涂片。以上涂片均用瑞氏或吉姆萨染色。如涂片未见原虫,可割取小丘疹或结节,固定后做组织切片染色检查。

四、体液内微丝蚴检查法

对慢性丝虫病患者,可取鞘膜积液、乳糜尿、乳糜腹水等体液离心涂片或染色查微丝蚴,但检出率常较低。含乳糜的液体可加乙醚使脂肪充分溶解,去除上面的脂肪层,加生理盐水稀释10倍后,以1 500～2 000r/min离心3～5分钟,取沉渣涂片直接镜检活微丝蚴或染色镜检。如液体因蛋白含量高而呈胶状,可先加抗凝剂,然后用生理盐水稀释10倍,按上述条件离心沉淀镜检。

五、毛蚴孵化法

毛蚴孵化法(miracidium hatching method)依据血吸虫卵内毛蚴在适宜温度的水中,短时间内可孵出的特性而设计,适用于早期血吸虫病患者的粪便检查。其特点是将沉淀法和孵化法结合进行,可提高检出率。取粪便约30g,先经重力沉淀法处理,将粪便沉渣倒入三角烧瓶内,加清水(凉开水)至瓶口下0.5～1.0cm,在25～30℃有光线的室温下或孵箱内孵育,2～6小时后,在光线明亮处,衬以黑色背景,用肉眼或放大镜观察结果。见水面下呈白色点状物做直线游动的毛蚴为阳性结果(图10-6)。必要时可用吸管吸出白色点状物镜检。若无毛蚴,每隔4～6小时(24小时内)观察一次。气温高时,毛蚴在短时间内孵出,故在夏季要用1.2%盐水或冰水冲洗粪便,最后一次改用室温清水。

毛蚴促孵法:将用沉淀法处理后的粪便沉渣置于三角烧瓶内,不加水,或将粪便置于吸水纸上,再放入20～30℃温箱中过夜,次日加清水,2小时后即可见到孵出的毛蚴。采用此法,毛蚴孵出时间较一致,数量较多,较易观察。

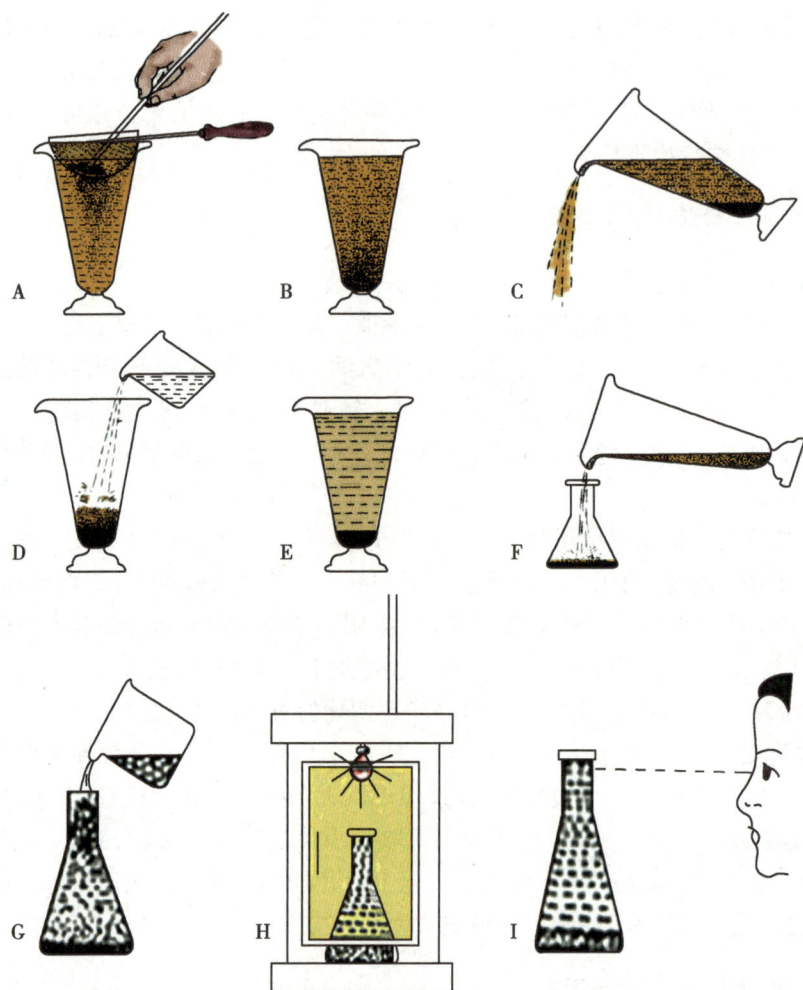

图 10-6 毛蚴孵化法

A. 以竹签挑取无渣粪便 30g 左右,通过铜丝网调研滤入盛满清水的锥形杯内;
B. 静止 20～30 分钟;C. 倒除上层粪液,留下沉淀;D. 加清水至满杯;E. 再静止 15～20 分钟,倒去上层粪液,如此反复数次直至上清液澄清为止;F. 倒去上层液后,将沉淀物倒入三角烧瓶内;G. 加清水至瓶口下缘;H. 将三角烧瓶置于 25～30℃中进行孵化;I. 孵化 2～6 小时后,将烧瓶置于光亮处,观察瓶颈部水中毛蚴,呈直线运动。

六、直肠活组织检查法

慢性及晚期血吸虫病患者肠壁组织增厚,虫卵排出受阻,故粪便中不易查获虫卵,可做直肠活组织检查。用直肠镜观察肠黏膜情况,选择有黄点或组织病变部位钳取直肠黏膜组织,做切片或置于两块载玻片间压薄,镜检虫卵。可仔细区分活卵、近期变性卵和远期变性卵。在未染色的情况下,活卵椭圆形,淡黄色,卵壳薄而边缘整齐,内含毛蚴或卵黄细胞及胚细胞;近期变性卵轮廓清楚,灰白略带黄色,卵壳薄或不均匀,卵内有浅灰色或黑色小点,或折光均匀的颗粒,或萎缩的毛蚴;远期变性卵(钙化卵)轮廓不清楚,灰褐至棕红色,卵壳厚而不均匀,两极可有密集的黑点,有网状或块状结构物。未治疗患者检出的虫卵,不论死活均有诊断价值;有治疗史的患者,如有活卵或近期变性卵,表明受检者体内有成虫寄生;若为远期变性卵,则提示受检者曾经有过血吸虫感染。目前流行区血吸虫病患者大多经过一次或多次治疗,检查到活卵的病例很少,并且此方法有一定的危险性,故不适于大规模应用。

七、尼龙绢筛集卵法

此法是诊断慢性血吸虫病的首选方法,可显著提高检出率。取 30～50g 粪便,置于杯内,用少量水将粪便搅匀,经粗筛过滤后的粪液,用两个重叠的尼龙筛(120 目在上,200 目在下)收集,用一定压力的自来水边洗边筛,直至流水变清为止,继而将留有粪渣的 200 目尼龙筛浸泡在 20% NaOH 溶液中消化 10 分钟,自来水冲洗去掉细渣,吸取筛内粪渣镜检虫卵。应特别注意的是尼龙筛在使用前后均应经甲酚皂溶液浸泡,自来水冲洗干净,避免虫卵嵌在筛孔中造成交叉污染。此外,筛孔的孔径若被破坏可显著影响检出率。

八、原虫体外培养法

1. 前鞭毛体培养 常用 NNN 培养基(Novy-MacNeal-Nicolle culture medium)。

(1)NNN 培养基制备:1.4g 琼脂、0.6g 氯化钠加入 90.0ml 双蒸水,加热溶解后每 3～5ml 分装入培养管中,用棉塞塞紧管口,121℃灭菌 20 分钟,待冷却至 48℃时,每管加入新鲜无菌去纤维蛋白兔血 1.5ml,混匀后斜置冷却成斜面。每管加入洛克液 0.2～0.3ml,置 37℃温箱中培育 24 小时,证明无菌后置于 4℃冰箱储存备用。接种前加青霉素和链霉素。

(2)操作步骤:取皮肤或组织、骨髓标本加入培养管中,拧紧螺盖,置于 22～28℃温箱中培养。每 2～3 天取少量培养液镜检或染色镜检,一旦发现有前鞭毛体则应立即取数滴培养液转入新鲜培养基。若为阴性,应转种培养 1 个月再报告结果。

2. 无鞭毛体培养 利什曼原虫的无鞭毛体寄生在哺乳动物的单核吞噬细胞内,也可体外培养在这类细胞内,例如可在巨噬细胞培养株 J774G8 内培养或在直接从外周血分离的巨噬细胞内培养。前者巨噬细胞分裂,且虫体大量增殖,但有时会混有前鞭毛体。后者则适用于短期实验,虽然虫体自身增殖,但巨噬细胞并不分裂。无鞭毛体还可以生长在无细胞的培养基中。这种无鞭毛体可以被巨噬细胞迅速吞噬,并在细胞内分裂,可转化为前鞭毛体。一般培养温度为 33℃,每 96 小时转种一次。

3. 疟原虫培养 4 种人体疟原虫的红内期,仅恶性疟原虫可以成功地在体外长期培养。但操作复杂,需要 O 型血的红细胞、人血清及由 3% O_2、4% CO_2 和 93% N_2 组成的气体充在培养瓶内。当然还需要基本的培养基,例如 RPMI 1640 等。

红细胞外期培养,恶性疟原虫和间日疟原虫都可以成功,这对开展疟原虫疫苗研究具有重要意义。

九、动物接种法

1. 利什曼原虫 取可疑利什曼病患者骨髓或淋巴结穿刺液或皮肤刮取物,加适量生理盐水稀释后,取 0.5ml 注入中华仓鼠等动物腹腔内,3～4 周后解剖动物,取肝、脾、淋巴结或骨髓做涂片,经瑞氏或吉姆萨染色后,镜检到无鞭毛体即可确诊。

2. 疟原虫 感染人体疟原虫的动物模型均为灵长类动物,为疟疾的研究提供了有利的条件。用于疟疾诊断,其价格昂贵,周期长。

3. 巴贝虫 取患者血 1ml 接种于仓鼠或沙土鼠腹腔内,然后隔日检查血涂片,连续观察 4 周,查见虫体即可确诊。

第四节　神经系统寄生虫的检查

一、脑脊液离心镜检

脑脊液中可以查到的寄生虫有肺吸虫卵、日本血吸虫卵、细粒棘球绦虫原头蚴、粪类圆线虫幼虫、棘颚口线虫幼虫、广州管圆线虫幼虫、溶组织内阿米巴滋养体、致病性自生生活阿米巴及弓形虫滋养体等。但是这些虫体在脑脊液中为数甚少，容易漏检。

取脑脊液 2ml，2 000r/min 离心 5 分钟，取沉渣涂片镜检。阿米巴滋养体检查则不用离心沉淀法，因离心会影响滋养体活力，故自然沉淀后取沉渣镜检。对于致病性自生生活阿米巴及弓形虫的检查，需涂片后甲醇固定，瑞氏或吉姆萨染色镜检方可鉴定。

二、动物接种及人工培养

疑有寄生虫感染的活组织或分泌物可通过动物接种及人工培养法进行检查。将此活组织或分泌物中疑有的病原体接种于易感动物或人工培养基中生长、繁殖，然后做临床实验诊断和科学研究。多用于溶组织内阿米巴、弓形虫、利什曼原虫、致病性自生生活阿米巴以及旋毛虫等。常用的动物有各种品系的小白鼠。

1. 刚地弓形虫　对宿主的选择性不强，所有实验动物均可感染，但普遍使用小白鼠。一般经腹腔感染，急性感染者 3 天后即可死亡，在小鼠腹腔中有大量腹水，腹水中含弓形虫滋养体；如果为弱毒成囊虫株，在感染 3 周后陆续对脑组织压片可检查到包囊。

将体重 18～25g 的小白鼠腹部皮肤消毒，取患者体液 0.5～1.0ml，用无菌注射器经腹腔接种，观察小鼠发病情况，如出现竖毛、萎缩、进食减少，且出现腹水，则抽取腹腔液涂片镜检。若为阴性，再取此鼠的肝、脾或脑等组织研磨成匀浆，按 1∶10 比例加入无菌生理盐水稀释，进行第二代接种，若仍为阴性，可连续传代 2～3 次或更多次，以明确诊断。

2. 杜氏利什曼原虫　取患者骨髓穿刺液加 0.5ml 无菌生理盐水稀释，或将捣碎的病鼠肝、脾组织研磨成匀浆，按 1∶10 比例加入无菌生理盐水稀释。取 0.5～1.0ml 稀释液注射于田鼠或长爪沙鼠的腹腔或睾丸内，1 个月后感染会波及全身，处死小鼠，取肝、脾或睾丸剪开，用剖面直接涂片，吉姆萨染色，镜检无鞭毛体。若无虫体，可连续传代 2～3 次或更多次。动物接种是诊断黑热病非常有价值的方法。

3. 旋毛虫　取患者就餐点获得的剩余肉 15g 左右，直接饲喂小白鼠或长爪沙鼠。5 周后解剖小鼠或长爪沙鼠，取鼠肌（以膈肌、腿部肌多见）压片镜检囊包，或用人工消化液（胃蛋白酶 1g、盐酸 1ml、蒸馏水 100ml）过夜消化后，离心，取沉淀物检查幼虫。若无虫体，可连续传代 2～3 次或更多次，以明确诊断。取患者的骨骼肌少许也可进行同样诊断，但此创伤性检查一般患者难以依从。

4. 溶组织内阿米巴的人工培养　见本章第一节溶组织内阿米巴培养。

5. 杜氏利什曼原虫的人工培养　见本章第三节原虫体外培养法。

（李士根）

第五节　皮肤与组织寄生虫的检查

寄生于皮肤与组织内的寄生虫主要有猪囊尾蚴、曼氏裂头蚴、旋毛虫幼虫、卫氏并殖吸虫和斯氏并殖吸虫的成虫和童虫、罗阿丝虫成虫、旋盘尾线虫、链尾盖头线虫成虫及微丝蚴、棘颚口线虫、刚刺颚口线虫幼虫、麦地那龙线虫、疥螨、蠕形螨、蝇蛆和虱等。主要从结节、肌肉、皮肤、毛囊和皮脂腺等处取材,通过肉眼或镜下观察进行确诊。

一、皮下结节和肌肉活组织检查

(一)皮下结节检查

多种蠕虫的成虫或幼虫在人体皮下可形成结节或包块。如猪囊尾蚴、曼氏裂头蚴、卫氏并殖吸虫和斯氏并殖吸虫的成虫和童虫、罗阿丝虫成虫、旋盘尾线虫、链尾盖头线虫成虫及微丝蚴、棘颚口线虫和刚刺颚口线虫幼虫等均可在皮下寄生形成包块或结节,麦地那龙线虫可刺激皮肤形成水疱,疱内有子宫已破裂的雌虫和大量幼虫。

无菌条件下手术切开肿块,检获虫体,直接观察或压薄制片后鉴定,或取肿块内的液体涂片,检查有无幼虫。

(二)肌肉组织检查

1. 猪囊虫、曼氏裂头蚴、卫氏并殖吸虫成虫及斯氏并殖吸虫童虫 用外科手术法摘取肌肉肿块内的虫体,直接用解剖镜或显微镜观察鉴定。必要时压片、固定、染色、脱水透明封片后,进行虫种鉴定。

2. 旋毛虫幼虫 通过手术从患者疼痛的肌肉(常为腓肠肌、肱二头肌或肱二头肌近肌腱处)中摘取米粒大小的一块组织,置载玻片上,滴1滴50%甘油乙醇,覆以另一载玻片,用力压紧,并用橡皮筋固定玻片两端,低倍镜下观察。取下肌肉需尽快检查,以防幼虫破坏、虫体模糊,影响检查结果。患者吃剩的肉类也可镜检,或进行动物接种,有助于诊断。刚形成囊包的幼虫可能看不清,需亚甲蓝溶液(0.5ml饱和亚甲蓝乙醇溶液,加10ml蒸馏水)染色后观察。

人工消化沉淀法可提高检出率。将可疑肌肉组织剪碎,每克组织加入20ml含1%胃蛋白酶的消化液(取活性3 000:1的胃蛋白酶粉10g、浓盐酸10ml、蒸馏水990ml)置于37℃恒温箱或水浴锅内1～2小时,不断搅拌。沉淀30分钟后,弃上清,取沉淀镜检。

二、疥螨检查

1. 针挑法 在双目解剖镜下直接观察皮损部位,发现有隧道及其盲端内的疥螨轮廓,即用消毒针尖挑出虫体,放在有石蜡油的载玻片上,于显微镜下鉴定。阳性率可高达95%以上。

2. 刮片法 选择新出的、未经搔抓、无结痂的丘疹,先用消毒的外科刀片蘸少许无菌石蜡油,平刮数下以刮取丘疹顶部的角质层部分,以油滴内有小血点为度。连刮6～7个丘疹,将刮取物移至载玻片上的石蜡油滴内,加盖玻片镜检。

三、蠕形螨检查

1. 挤压刮拭法 采用痤疮压迫器或手指挤压皮损部位,将挤出物用消毒刀片刮下并涂于载玻片上,加1滴甘油使之透明,覆盖玻片轻压,使油脂均匀地散开,镜下检查。

2. 透明胶纸法 取5.0cm×1.2cm的透明胶纸条于睡前粘贴于额、鼻、鼻沟、颧及颏部等处,用手压平。次晨揭下胶纸贴于载玻片上镜检。如胶纸下气泡较多,可揭开后加1滴甘油再粘贴于玻片上。本法安全、简便,检出率高,并有治疗效果。同时还可按胶纸面积镜检计数,以测定感染度。

175

四、蝇蛆检查

绿蝇、金蝇等蝇类幼虫可在皮肤伤口寄生,纹皮蝇及牛皮蝇的一龄幼虫可在皮肤中形成结节或引起匐形疹。取出伤口表面或皮肤组织中的蝇蛆,置于 10% NaOH 溶液中浸泡 4~8 小时,用水洗数次后镜检。几种较常见蝇蛆病的蝇幼虫形态特征如下。

1. 舍蝇(*Musca domestica vicna*) 后气门呈"D"形,气门环完整,气门钮位于气门环凹入处;3 个气门裂显著多次弯曲,末端均是向心的。

2. 厩腐蝇(*Muscina stabulans*) 后气门呈圆形,棕黑色,气门环宽阔;3 个气门裂短小、无明显弯曲。

3. 厩螫蝇(*Stomoxys calcitrans*) 后气门呈类三角形,有圆角,3 个气门裂呈"S"形,气门环宽阔。

4. 丝光绿蝇(*Lucilia sericata*) 2 个后气门间距较宽,气门环完整,环较细,类圆形。第 1、2 气门裂直,第 3 气门裂微弯曲,气门钮在气门环中。

5. 巨尾阿丽蝇(*Aldrichina grahami*) 后气门具角化的气门钮,位于气门环上,气门环完整,气门裂直。

6. 大头金蝇(*Chrysomyia megacephala*) 后气门间距为其横径的 1/2 或小于 1/2,气门环不完整,3 个气门裂直。

7. 尾黑麻蝇(*Bellieria melanura*) 后气门位于虫体末端的凹陷处,气门环不完整,无气门钮,3 个气门裂较直。

8. 黑须污蝇(*Wohlfahrtia magnifica*) 后气门沉陷在陷窝内,气门周围乳头状后突起中有 3 对较粗大,气门裂直,无气门钮,气门环不完整。

9. 肠胃蝇(*Gastrophilus intestinalis*) 后气门位于凹陷内,每一气门具有弓形或曲折并呈垂直排列的气门裂 3 条,无明显气门环。

10. 羊狂蝇(*Oestrus ovis*) 后气门呈"D"形,气门钮位于气门中央,周围有许多小孔。

11. 牛皮蝇(*Hypoderma bovis*) 后气门平坦,黄色或浅棕色,具有 11~43 个气孔(常为 20~30 个),但亦有少至 9~10 个者;排列疏松,有间隙,气孔缘为浅黄或浅棕色。

12. 纹皮蝇(*Hypoderma lineatum*) 后气门凹入,呈漏斗状,黑色,气门钮在气门中央,气孔 19~60 个(常见的为 30~50 个),但亦有 20~24 个的;聚合紧密,孔缘黑色,气孔为深褐色。

五、虱检查

1. 体虱 常在腋窝接触处、腰带及衣领处的衣缝发现虫体,根据衣缝中的虱成虫及卵可以确诊体虱病。

2. 头虱 好发于儿童,一般累及头皮,枕部及耳后部受累最多。偶尔胡须及其他有毛的部位也可存有头虱。最有效的诊断方法是用篦子梳理头发,可以检出最小的一期若虫、虫卵和卵壳。如果没有发现虱成虫,应隔数天后再作检查。在用药后的两周内应作随访,观察疗效。从头皮和头发获得的可疑标本,应进一步作镜检确诊,区别空卵壳和发周角质套,后者松散地附着在发杆上,可沿着发杆移动。

3. 耻阴虱 除常寄生在阴部外,也可在躯干、手臂、腿、腋窝以及胡须、眉毛及睫毛上发现。睫毛寄生多见于儿童。也常见于头皮,特别是头皮边缘,尤其是头发稀疏的老年人和婴儿。耻阴虱常累及毛根,产生剧痒,体格检查毛根发痒处,发现局部有斑疹及淡褐色可疑虫体,毛干上有白色小颗粒(虱卵)悬挂,摘取受累的毛干,显微镜或放大镜下观察,鉴别耻阴虱成虫或虫卵。

第六节 呼吸系统寄生虫的检查

呼吸系统寄生虫可通过痰液及肺部病变组织抽出液直接涂片法、痰液消化沉淀法及支气管镜检查发现病原体。主要用于检查卫氏并殖吸虫虫卵、粪类圆线虫幼虫、蛔虫、钩虫、溶组织内阿米巴大滋养体、兽比翼线虫成虫及虫卵、细粒棘球蚴原头节、粉螨和螨卵等。

一、痰液检查

1. 直接涂片法 适用于卫氏并殖吸虫虫卵及溶组织内阿米巴大滋养体的检查。取患者晨起后用力咳出的气管深处的痰液送检,勿混入唾液。若痰过于黏稠不易咳出,可让患者吸入水蒸气数分钟,以助咳出痰液。先在载玻片上加 1～2 滴生理盐水,挑取少许带脓血的痰液涂成薄膜,覆以盖玻片镜检。检查肺吸虫卵时,如镜下未见虫卵,但有较多的嗜酸性粒细胞和 / 或菱形的夏科 - 莱登晶状体,仍提示有卫氏并殖吸虫感染的可能,应作多次检查或改用浓集法。如检查的是阿米巴大滋养体,痰液标本以受检者清晨第一口痰为最佳,最好取新鲜痰液快速涂片,并注意保温,在镜下观察有无阿米巴滋养体做伪足运动,但要注意与吞噬细胞及上皮细胞相区别。

2. 消化沉淀法(浓集法) 收集患者 24 小时痰液,置烧杯中,加等体积 10% NaOH 溶液,充分搅拌后置 37℃温箱 2～3 小时,至痰液被消化成稀液状。于离心管内 1 500r/min 离心 10 分钟,弃上清液,取沉渣涂片镜检。此法适用于检查肺吸虫虫卵、细粒棘球蚴原头节、兽比翼线虫、蛔虫、钩虫、粪类圆线虫幼虫及粉螨。

二、支气管镜检查

内镜检查在一些寄生虫病的诊断中有重要参考价值,可减少某些疑难寄生虫病的漏诊或误诊。支气管镜取活检材料做切片、印片或组织研碎后涂片,染色镜检。或进行支气管肺泡灌洗,灌洗液经离心,取沉渣涂片,染色镜检。在兽比翼线虫感染时,用此法检查可发现支气管壁上附有活动的血红色虫体或囊包块。

第七节 眼部和泌尿生殖系统寄生虫的检查

眼部寄生虫可通过检眼镜或从眼结膜囊内取出虫体进行确诊,常见的是眼囊尾蚴及结膜吸吮线虫感染。泌尿生殖系统寄生虫可通过检查尿液和鞘膜积液、阴道分泌物及前列腺液等发现病原体,常见阴道毛滴虫,也可查见班氏微丝蚴、埃及血吸虫虫卵、肾膨结线虫虫卵或成虫,偶尔可查见蛲虫虫卵、蛲虫成虫、溶组织内阿米巴大滋养体及蝇蛆。

一、眼部寄生虫检查

(一)检眼镜检查

眼囊尾蚴病可用检眼镜检查,发现囊尾蚴即可确诊。弓形虫脉络膜视网膜炎、黄斑病变等可用检眼镜观察到特征性病变。

(二)眼部寄生虫的鉴定

从眼结膜囊内取出虫体进行形态鉴定可确诊结膜吸吮线虫病。

二、泌尿生殖系统寄生虫检查

(一)尿液和鞘膜积液离心沉淀法

尿液（特别是乳糜尿）和鞘膜积液，主要检查班氏微丝蚴。此外尿中有时可查见阴道毛滴虫、埃及血吸虫虫卵和肾膨结线虫虫卵或成虫。一般的尿液和鞘膜积液可用离心法（1 500~2 000r/min，离心 3~5 分钟）取沉渣镜检。乳糜尿则应加等量乙醚，用力振摇使脂肪溶于乙醚，吸去上浮的脂肪层，加 10 倍量水稀释后再离心，吸沉渣镜检。如尿中蛋白质含量很高，可先加抗凝剂，再加水稀释后离心。

(二)阴道分泌物检查

阴道分泌物中可查见阴道毛滴虫，偶尔可查见蛲虫虫卵、蛲虫成虫、溶组织内阿米巴大滋养体及蝇蛆。

1. 涂片法 取无菌棉签在阴道后穹隆、子宫颈及阴道壁拭取分泌物，在滴有生理盐水的载玻片上涂成混悬液，覆以盖玻片镜检，可查到活的滋养体。气温低时应注意保温送检。

2. 染色涂片法 取阴道分泌物做生理盐水涂片，晾干后甲醇固定，用瑞氏或吉姆萨染色后镜检。染色涂片法除观察阴道毛滴虫外，还可判定阴道清洁度。

3. 培养法 接种阴道分泌物于肝浸汤培养基内，37℃孵育 48 小时后做涂片镜检。

(三)前列腺液检查

主要用于阴道毛滴虫检查。用指腹自前列腺两侧向中间沟慢慢压，各按摩 2~3 次，将前列腺液挤入后尿道，再由膀胱颈压向后尿道，推过外括约肌将前列腺液从尿道口挤出，随后用涂片法或染色涂片法检查。

本章小结

由于寄生虫种类多、形态和生活史各异，且寄生部位、致病的组织器官及离体途径各不相同，因此，应结合临床和病原体特性来确定不同的病原学检测方法，也可采用若干方法组合检查以提高检出率。对消化道寄生虫，通常以粪便标本为主，可进行直接观察或涂片，必要时使用各种浓缩或染色技术；肝脏与胆管寄生虫的病原学检查也常采用直接涂片或沉淀浓集；疟疾的关键诊断时期是疟原虫在红细胞内增殖期，血涂片观察疟原虫红细胞内的特征性变化；巴贝虫病可通过血涂片诊断，需与疟原虫区分；血吸虫病的诊断依赖于粪检虫卵和毛蚴孵化法，但存在漏检风险；利什曼病的实验室诊断常用骨髓或淋巴结穿刺检查；丝虫病的诊断需注意其微丝蚴的夜现周期性；神经系统寄生虫的病原学检查一般以脑脊液或病灶涂片染色或接种到琼脂培养基观察；寄生于人体皮肤与组织内的寄生虫病原检查较易，取材后用肉眼或在镜下观察即可；呼吸系统寄生虫依靠痰液或支气管镜检查；眼部寄生虫采用检眼镜观察特征性病变或检获病原体可明确诊断；泌尿生殖系统寄生虫依赖尿液和分泌物检查诊断。

（王立富）

第十一章　寄生虫病免疫学检验技术

通过本章学习,您将能够回答下列问题:

1. 寄生虫病免疫学检查的优点有哪些?
2. 简述皮内试验的原理及其检测意义。
3. 常用寄生虫病免疫学检验技术有哪些?

　　病原学检测技术虽有确诊寄生虫病的优点,但对早期和隐性感染,以及晚期和未治愈的患者却常常出现漏诊。相反,免疫学诊断技术则可作为辅助手段弥补这方面的不足。随着抗原纯化技术的进步、诊断方法准确性的提高以及标准化的解决,免疫学诊断技术已经更为广泛地应用于寄生虫病的临床诊断、疗效考核以及流行病学调查。免疫学检验通过检测患者体内的特异性抗体、抗原或免疫复合物,协助诊断。最常用标本为血清,此外全血、各种体液及排泄分泌物等也可用于检查。寄生虫免疫学检验的结果不具有确诊价值,但此类方法也有其自身优点。免疫学方法适用于感染早期或轻度感染,病原体检查为阴性者;深部组织感染,病原体检查标本不易获得者;血清流行病学调查。鉴于各种免疫学诊断技术,在相应的免疫学书籍或手册中均有全面介绍,故本章仅重点介绍与寄生虫病诊断有关的免疫学技术。

第一节　一般免疫学诊断技术

一、皮内试验

　　【原理】　寄生虫变应原刺激宿主后,机体产生亲细胞性 IgE 抗体和 IgG4 抗体,当将同样抗原注入皮内与抗体结合后,导致肥大细胞和嗜碱性粒细胞脱颗粒,释放出生物活性介质,引起注射抗原部位局部出现红肿。皮内抗原试验(intradermal antigen test)属 I 型超敏反应试验,少数受试者也可出现IV型超敏反应。

　　【步骤】　通常将适宜浓度的无菌皮试抗原 0.03ml,注射入消毒后的前臂屈面表皮内层形成皮丘。在邻近处或另一手臂同样注射生理盐水作为对照,15 分钟后观察结果。如皮丘增大,或有红晕、水肿或伪足样扩展,最长径≥1cm,对照为阴性,可判为阳性反应。注射2～4 小时,甚至 72 小时后出现阳性反应仍有诊断意义。

　　【应用】　皮内试验操作简单,反应快速,敏感性较高,有一定的特异性,是寄生虫应用较早也较为广泛的一种免疫检测技术,可应用于多种蠕虫病的诊断及某些螨类所致超敏反应的诊断,如血吸虫病、肺吸虫病、肝吸虫病、棘球蚴病、囊虫病、旋毛虫病、肺螨病等的辅助诊断和流行病学调查。但本试验多采用粗制抗原,交叉反应较多,假阳性率较高,而且所检测的抗体可在寄生虫杀灭后维持多年。因此,皮内试验一般只能作为寄生虫感染检测的辅助诊断,无疗效考核价值。主要用于流行病学调查的粗筛。若用纯化抗原可在一定程度上提高特异性,减少假阳性。

二、乳胶凝集试验

【原理】 乳胶凝集试验（latex agglutination test，LAT）是以乳胶微粒作为载体的凝集反应。即将可溶性抗原或抗体吸附于乳胶颗粒表面，特异性抗体或抗原与之结合后，在有电解质存在的适宜条件下，可产生凝集反应，从而观察反应的结果。

【步骤】 乳胶凝集试验分试管法与玻片法。试管法先将待检标本在试管中以缓冲液做倍比稀释，然后加入致敏乳胶试剂，混匀反应后观察乳胶凝集情况。玻片法操作简便，一滴受检标本和一滴致敏的乳胶试剂在玻片上混匀后，连续摇动2～3分钟即可观察结果。出现凝集大颗粒者为阳性；保持均匀乳液状者为阴性。

【应用】 该法灵敏度和特异度较高，快速简便，结果肉眼可见，适于现场应用。主要应用于弓形虫病、囊虫病、旋毛虫病、血吸虫病、棘球蚴病等的诊断。

三、间接血凝试验

【原理】 间接血凝试验（IHA）是以红细胞为载体，吸附预先制备的特异性抗原或抗体，制成致敏红细胞，用于检测标本中相应的抗体或抗原的一种血清学方法。其特点是抗原与相应抗体之间的特异性反应借红细胞凝集现象表现出来。这是一种定性的检测方法，根据凝集出现与否判定阳性或阴性结果。也可以做半定量检测，即将标本做一系列倍比稀释后进行反应，以出现阳性反应的最高稀释度作为滴度。

【步骤】 根据致敏用的试剂和反应方式，间接血凝试验（IHA）可以分为用抗原致敏红细胞检测标本中相应抗体和用特异性抗体致敏红细胞检测标本中相应抗原两种基本方式。血凝试验结果的判定：根据红细胞在血凝板孔底的沉积型而定。红细胞沉积于孔底，呈小圆点形、边缘光滑者为阴性；红细胞沉积在孔底，呈扩散状、边缘不齐者为阳性，其阳性程度还可根据血凝板孔底的沉积型分为三级。

【应用】 间接血凝试验（IHA）操作简便，特异度和灵敏度均较理想，适用于寄生虫病的辅助诊断和现场流行病学调查。现已用于诊断疟疾、阿米巴病、弓形虫病、血吸虫病、猪囊尾蚴病、旋毛虫病、卫氏并殖吸虫病和华支睾吸虫病等。

四、酶联免疫吸附试验

【原理】 酶联免疫吸附试验（enzyme-linked immunosorbent assay，ELISA）是以酶作为标记指示物，以抗原抗体免疫反应为基础的固相吸附测定方法，是免疫学试验中应用最普遍、适用范围最广的免疫酶标记检测技术，用于多种寄生虫的免疫诊断、流行病学调查、疗效考核和监测。其基本原理是将待测标本（含待测抗原或抗体）和酶标记的抗体或抗原按一定程序加入反应体系中，与结合在固相载体上的抗原或抗体反应形成固相化的抗原抗体 - 酶复合物；用洗涤的方法将固相抗原抗体 - 酶复合物与其他成分分离，结合在固相载体上的酶量与标本中待测物质的量呈一定比例；加入酶反应底物后，底物被固相载体上的酶催化生成有色产物，产物的量与标本中待测物质的量直接相关，故可根据呈色的深浅进行定性或定量分析。

【步骤】 目前国内常用间接法酶联免疫吸附试验（ELISA）检测血清抗体，其操作要点：将已知抗原结合于固相载体表面，加入含抗体的不同稀释度的待检血清，使之结合后再加入酶标记的抗抗体，抗抗体与待检血清中特异性抗体结合，三者形成抗原 - 特异抗体 - 酶标记抗抗体复合物，最后加入适量底物。试验结果的判定：因底物和酶相遇即被水解，底物显色即为阳性。用分光光度计检测显色反应的强弱，可判断抗体的效价。

【应用】 酶联免疫吸附试验在国内外用于疟疾、阿米巴病、黑热病、包虫病、旋毛虫病、肝吸虫病和血吸虫病等多种寄生虫病的辅助诊断和血清流行病学调查。

五、间接免疫荧光技术

【原理】 间接免疫荧光技术（indirect immunofluorescence technique，IFT）的原理是应用荧光素染料（异硫氰基荧光素）与特异性抗体或抗免疫球蛋白结合成荧光抗体，将荧光抗体与被检抗原（直接法）或抗原抗体复合物（间接法）作用，在特制紫外线光源的荧光显微镜下检查，如抗原、抗体相结合，荧光素吸收紫外线而发出绿色荧光，说明被检材料中有相应的抗原或抗原抗体复合物存在。

【步骤】 直接法的操作要点：将荧光抗体加到待检标本上，30分钟后用缓冲液冲洗，干燥后，荧光镜下观察。发现有荧光，证明标本中有相应的抗原。间接法的操作要点：先将未标记的特异性抗体与相应待检抗原结合，再滴加荧光标记的抗免疫球蛋白抗体（抗抗体）。阳性时，三者的复合物可发出荧光。由于直接法每检查一种抗原必须制备一种相应的荧光抗体，不经济，应用受限。间接法制备一种荧光标记的抗抗体，可用于多种抗原抗体系统检查。

【应用】 本法具有较高的灵敏度、特异度和重现性等优点，除可用于寄生虫病的快速诊断、流行病学调查和疫情监测外，还可用于组织切片中抗原定位以及在细胞和亚细胞水平观察和鉴定抗原、抗体和免疫复合物。目前已用于疟疾、丝虫病、血吸虫病、卫氏并殖吸虫病、华支睾吸虫病、棘球蚴病及弓形虫病的诊断。

在荧光免疫分析的基础上，还发展了另一种基于非核素的免疫分析技术，即时间分辨荧光免疫测定（time-resolved fluoroimmunoassay，TRFIA）。该法以镧系元素作为长效荧光标记物来标记抗原或抗体，用时间分辨技术测量荧光，对波长和时间两个参数进行信号分辨，从而极大提高分析的灵敏度。该方法已应用于一些原虫的检测，如弓形虫、隐孢子虫等。

六、酶联免疫斑点试验

【原理】 酶联免疫斑点试验（enzyme linked immunospot assay，ELISPOT）是一种体外检测特异性分泌抗体细胞和分泌细胞因子细胞的固相酶联免疫斑点技术。基本原理是用抗体捕获培养的细胞分泌的细胞因子，并以酶联斑点显色的方式将其表现出来。

【步骤】 酶联免疫斑点试验（ELISPOT）操作是在96孔微孔板上进行的，板孔底部覆盖膜载体，膜上包被特异性单克隆抗体。在微孔内加入待检测细胞及抗原刺激物进行培养。细胞受抗原刺激分泌细胞因子，此时局部（在紧靠分泌细胞的周围）分泌出的细胞因子会被位于膜上的特异抗体所捕获。微孔板中的细胞被移除并清洗后，被捕获的细胞因子可进一步与生物素标记的抗体结合，然后用酶标记链霉亲和素与生物素结合，形成膜特异抗体-细胞因子-生物素标记抗体-酶标记链霉亲和素复合物。加入显色底物，酶催化底物产生不溶性的色素，就近沉淀在局部的膜上形成斑点。每一个斑点代表一个细胞因子分泌细胞，斑点的颜色深浅程度与细胞分泌的细胞因子量有关。

【应用】 本法不仅可获得更多的分泌细胞因子细胞群的信息，而且能从单细胞水平评价细胞因子产物。具有易操作、灵敏度和特异度更高等优点。酶联免疫斑点试验（ELISPOT）除了直接用于临床诊断，还可对治疗和用药提供重要的参考信息。

七、免疫酶染色试验

【原理】 免疫酶染色试验（IEST）以含有寄生虫病原的组织切片、印片或培养物涂片为固相抗原，当其与待测标本中的特异性抗体结合后，可再与酶标记的第二抗体反应形成酶标记免疫复合物，后者可与酶的相应底物作用而出现肉眼或光镜下可见的呈色反应。

【应用】 本法稳定性好，简便易行，抗原片置-20℃可长期保存。所用抗原及操作方法尚需标准化。虽冷冻切片抗原优于石蜡切片，但在试验洗涤过程中易脱片。本法适用于血吸虫病、卫氏并殖吸虫病、华支睾吸虫病、丝虫病、猪囊尾蚴病和弓形虫病等的诊断和流行病学调查。弓形虫免疫酶染色试验（IEST）效果与免疫荧光试验相似，用一般光学显微镜观察，便于基层推广应用。

八、免疫印迹试验

【原理】　免疫印迹试验（immunoblotting，IB）又称免疫印渍或 Western blot，是由十二烷基硫酸钠 - 聚丙烯酰胺凝胶电泳（SDS-PAGE）、电转印及固相酶免疫试验三项技术结合为一体的一种特殊的分析检测技术。其原理是将混合抗原样品在凝胶上进行单向或双向电泳分离，然后取固定化基质膜与凝胶相贴，在印迹膜的自然吸附力、电场力或其他外力作用下，使凝胶中的抗原组分转移到固相载体上，如 NC 膜、尼龙膜等。固相载体以非共价键形式吸附蛋白质，且能保持电泳分离的多肽类型及其生物学活性不变。以固相载体上的蛋白质或多肽作为抗原，与对应的抗体进行抗原和抗体反应，再与酶、荧光素、发光剂或放射性核素等标记的第二抗体进行反应，经过底物显色、荧光或发光检测或放射自显影对特异性蛋白进行检测和分析。

【应用】　本法具有高灵敏度和特异度，可用于寄生虫抗原分析和寄生虫病的免疫诊断。

九、免疫层析技术

【原理】　免疫层析技术（immunochromatography assay，ICA）是一种将层析技术和抗原 - 抗体特异性免疫反应相结合的免疫检测技术。该技术以固定有检测线的条状纤维层析材料为固定相，待检样本溶液为流动相，通过毛细管作用使待测样品在层析条上移动，当待测物在检测线处发生抗原 - 抗体特异性结合时，示踪物标记可使其在检测线处浓集显色。常见的标记示踪物包括胶体金、荧光标记材料、磁性纳米材料等。

【步骤】　根据待测分子的大小和结合方式，免疫层析技术（ICA）可分为夹心法和竞争法。夹心法是指以抗体固定于检测线，待测抗原的不同表位分别与两种抗体结合，在检测线处形成固相抗体 - 抗原 - 标记抗体夹心结构，适用于大分子待测物，检测线颜色强度与待测物含量成正比。竞争法一般用于小分子，以抗原或抗原类似物固定于检测线，它与待测物竞争结合标记抗体，所以以检测线颜色强度与待测物的含量成反比。

【应用】　胶体金免疫层析技术（ICA）作为一种新的免疫学方法，因其快速简便、特异敏感、稳定性强、不需要特殊设备和试剂、结果判断直观等优点，已在临床检验和其他领域得到广泛的应用，如妊娠试验、传染病病原抗体的检测、蛋白质的检测和药物测定等。目前，该技术应用于如恶性疟疾、弓形虫病、猪囊尾蚴病、曼氏血吸虫病、旋毛虫病和广州管圆线虫病等寄生虫病的临床诊断。

第二节　寄生虫学特殊免疫学诊断技术

一、血吸虫环卵沉淀试验

【原理】　血吸虫环卵沉淀试验（circumoval precipitin test，COPT）是诊断血吸虫病特有的免疫学试验，其原理是血吸虫卵内毛蚴分泌的抗原物质经卵壳微孔渗出后与待检血清中的特异性抗体结合，在虫卵周围形成光镜下可见的免疫复合物沉淀，即为阳性反应。产生阳性反应虫卵占全部虫卵的百分率称环沉率。

【步骤】 在洁净的载玻片中滴加待检血清2~3滴,用细针挑取适量鲜卵或干卵(100~150个),于血清中混匀,加上盖玻片。用石蜡密封,37℃温箱静置48小时,低倍镜观察结果(必要时可至72小时)。结果判定:虫卵周围出现泡状(直径大于20μm)、指状、带状沉淀物,并有明显折光性,边缘整齐者为阳性反应;如沉淀物与虫卵似连非连,折光淡,直径小于10μm,为阴性反应。阳性反应可根据沉淀物的累计面积大小分为 +、++、+++ 三个级别。本试验还需记录环沉率。观察 100 个虫卵,凡环沉率≥5% 者为阳性(在血吸虫病传播控制或传播阻断地区环沉率≥3% 者可判为阳性),1%~4% 者为弱阳性。环沉率的动态变化在治疗上具有参考意义。

【应用】 血吸虫环卵沉淀试验(COPT)具有较高灵敏度和特异度。主要用于血吸虫病辅助诊断、疗效考核、流行病学调查及疫情监测。血吸虫环卵沉淀试验(COPT)操作烦琐,不易标准化,现已有许多改进方法。

1. 双面胶纸法 用双面胶纸条制成特定式样操作,省去石蜡封片,操作较简单。

2. 塑料管法 用聚乙烯塑料管采集血样,分离血清,并在管内加入干卵孵育。

3. 聚氟乙烯(polyvinyl-fluoride, PVF)抗原片法及血凝板法 以聚氟乙烯(PVF)膜为载体,将干卵用 5% 棉胶液黏附剂预置其上,试验时加待检者血清即可。操作简便易行,且抗原片便于携带、邮寄,还可保存实验结果。加卵数量一致,可实现标准化,适用于现场应用。血凝板法将血清及干卵加入血凝板孔中,省去了划蜡线的步骤。

4. 组织内环卵沉淀反应 以感染动物肝组织的石蜡切片为抗原,可省去干卵制备。其灵敏度和特异度与常规方法无显著性差异。

5. 酶联环卵沉淀反应 先在酶标反应板中进行环卵沉淀试验,洗去待检血清后加入酶标记的羊抗人 IgG 孵育,经洗涤后加入联苯胺底物显色。虫卵周围及虫卵内有棕色沉淀物即为阳性,反之为阴性。该法具有高灵敏度,特异度可达 100%,平均环沉率显著高于常规方法,且总试验时间可缩短至 24 小时出结果。

二、诊断弓形虫感染的染色试验

【原理】 将活弓形虫滋养体与正常血清混合,在37℃孵育1小时或室温数小时后,大多数虫体失去原有的新月形特征,而变为圆形或椭圆形,此时若用碱性亚甲蓝染色则细胞质深染。相反,将虫体与免疫血清和补体(辅助因子)混合,则其仍保持原有形态,对碱性亚甲蓝也不着色。

【步骤】

辅助因子:取正常人血清,与弓形虫速殖子混合,于37℃作用1小时,只有90%以上虫体被亚甲蓝染色,该血清方可使用,分装后置 -20℃备用。

抗原制备:用弓形虫速殖子经腹腔感染小鼠,3 日后抽取腹腔液,以生理盐水离心(3 000r/min,10 分钟)3 次,收集纯净虫体,用含补体的血清稀释后,将虫液调至约 50 个虫体 / 高倍视野。

碱性亚甲蓝溶液:将亚甲蓝 10g,溶于 100ml 浓度为 95% 的酒精内,制成饱和酒精溶液,过滤后取 3ml 再与 10ml 临时配制的碱性缓冲液(pH 11.0)混合。

待检血清:经56℃、30分钟灭活,4℃保存备用。

检测:取经生理盐水倍比稀释的待检血清,每管 0.1ml,加抗原液 0.1ml,置 37℃水浴1小时,加碱性亚甲蓝溶液 0.02ml/ 管,继续水浴15分钟,自每管取悬液1滴镜检。

结果判断:镜下计数 100 个弓形虫速殖子,统计着色和不着色速殖子比例数。以 50%虫体不着色的血清稀释程度为该份受试血清的最高稀释度。以血清稀释度 1∶8 阳性者判断为隐性感染;1∶125 阳性者为活动性感染;1∶1 024 及以下阳性者为急性感染。

【应用】 染色试验(DT)是诊断弓形虫病特有的免疫诊断技术,除肉孢子虫外与其他寄生虫无交叉反应,但本法难以标准化,且用新鲜活虫体作抗原有一定的实验室感染风险,限制了该方法的推广。

三、旋毛虫环蚴沉淀试验

【原理】 环蚴沉淀试验(circumlarval precipitation test,CPT)主要用于吸虫病的诊断,亦可用于旋毛虫病的诊断。其原理是以活尾蚴作抗原,置于患者血清中,尾蚴的分泌、排泄物即与血清中的特异性抗体结合,在尾蚴体表周围形成明显的透明胶状膜,是一种血清学反应。

【步骤】 取50~100条脱囊的旋毛虫活幼虫(冻干幼虫或空气干燥幼虫也可)放入待检血清中,37℃温育24小时,如1条以上幼虫体表出现泡状或袋状沉淀物附着,即为阳性反应。

【应用】 旋毛虫环蚴沉淀试验有较高的灵敏度和特异度,阳性率可高达97%以上,与常见的线虫(蛔虫、钩虫、丝虫、鞭虫)无交叉反应。一般在感染后的第3周末或症状出现后10~20天即可呈阳性反应。环蚴沉淀试验操作简单,无须任何特殊设备且有较高的灵敏度和特异度,适合基层卫生单位应用。

第三节 单克隆抗体在寄生虫病诊断中的应用

【原理】 单克隆抗体(monoclonal antibody,McAb)是用经特异性抗原刺激的B淋巴细胞与骨髓瘤细胞杂交、融合后分泌的一种单一的特异性抗体。有关寄生虫循环抗原的检测技术原理类同于检测抗体,只不过已知的材料是抗循环抗原的抗体。

【步骤】 单克隆抗体技术的发展使检测循环抗原的方法极大进步,已建立了不少单克隆抗体细胞株,制成了供现场应用的试剂盒,旨在检测感染宿主体内的循环抗原是否存在,以确定诊断或考核疗效。

【应用】 单克隆抗体已广泛用于寄生虫种株分型与鉴定,虫体结构与功能分析,免疫病理研究,分析、纯化抗原以及制备保护性疫苗等。利用单克隆抗体检测循环抗原诊断疟疾、弓形虫病、血吸虫病、肺吸虫病、棘球蚴病、丝虫病等国内外已有报道。

本章小结

病原学检测技术在确诊寄生虫病方面具有优势,但对早期、隐性感染和未治愈患者容易漏诊。相比之下,免疫学诊断技术可以作为辅助手段来弥补这些不足。寄生虫病一般免疫学诊断技术主要包括皮内试验、乳胶凝集试验(LAT)、间接血凝试验(IHA)、酶联免疫吸附试验(ELISA)、间接免疫荧光技术(IFT)、酶联免疫斑点试验(ELISPOT)、免疫酶染色试验(IEST)、免疫印迹试验(IB)、免疫层析技术(ICA)等。寄生虫学特殊免疫学诊断技术主要包括血吸虫环卵沉淀试验、诊断弓形虫感染的染色试验、旋毛虫环蚴沉淀试验等。这些方法各有特点,可以根据需要和实际情况选择合适的技术来进行检测和诊断。

(宋广忠)

第十二章　寄生虫病分子生物学检验技术

1. 如何利用核糖体 DNA 序列来进行寄生虫的种类鉴定和系统发育分析?
2. 线粒体 DNA 在寄生虫遗传学研究中有哪些应用?
3. 高通量测序技术在寄生虫学研究中的优势是什么?

在 20 世纪 70 年代初,Sanger、Maxam 和 Gilbert 提出的酶法和化学降解法为 DNA/RNA 序列测定奠定了基础,并极大地促进了这一技术的发展和应用。这些序列测定技术能够提供极为精确的遗传信息,对于探究寄生虫的起源、推断种群间的进化和演化关系具有重要意义。随着技术的进步和成本的降低,分子生物学方法不仅在科学研究中占主导地位,而且正在逐步向临床实践转化。目前,以核糖体 DNA(rDNA)和线粒体 DNA(mtDNA)为分子靶标,对寄生虫进行种类鉴定和遗传分析已成为常规研究手段,这些方法为寄生虫的分类学和系统进化学研究提供了强有力的工具。最新研究进展还包括高通量测序技术和基因组编辑工具(如 CRISPR-Cas 系统),这些技术不仅提高了分子鉴定的效率和精确度,还促进了对寄生虫复杂生命历程和宿主相互作用的深入理解。

第一节　特异性核酸序列检测

【原理】　核糖体 DNA 和线粒体 DNA 检测均利用其特定基因区域的变异性进行寄生虫种类鉴定和系统发育分析。核糖体 DNA 由一组编码构成核糖体 RNA 和蛋白质的基因组成,包括编码区(如 18S rDNA、5.8S rDNA、28S rDNA)和非编码区(ITS1、ITS2 以及基因间隔区)。编码序列具有保守性,而非编码区在种间具有显著差异,使核糖体 DNA 成为研究进化和寄生虫诊断的理想标记。基于核糖体 DNA 的检测种类包括:18S rDNA 适用于高级阶元的系统发育研究;28S rDNA 适用于科级以上的系统发育关系研究;ITS 区由于其快速进化和显著变异,适用于种类鉴定和种系发育研究。

线粒体 DNA 是一个结构简单、母系遗传的双链环状分子。由于其母系遗传、高突变和无重组的特性,也成为寄生虫遗传学研究的主要工具。基于线粒体 DNA 的检测种类包括 CO I、CO II 和 12S rDNA 基因。CO I 基因进化速度快,变异程度大,适合于种间和种内近缘种的系统发育研究。CO II 基因具有种属特异性,是物种属间变化最大的区域,进化速度快,容易被扩增,适用于亚种和种级水平的系统发育分析。12S rDNA 基因较为保守,常用于高分类水平的寄生虫种类鉴定,可在多种寄生虫混合感染的复杂环境中鉴定虫种。

这两类 DNA 检测技术的应用大大提高了寄生虫种类鉴定和系统发育分析的效率和准确性,为寄生虫分类学、系统发育及其与宿主之间关系的理解提供了重要工具。

【步骤】　核糖体序列检测的步骤通常包括以下几个基本环节。

1. 样本的采集与处理　根据检测的目的和寄生虫的种类采集适当的样本,如血液、组织或粪便等。采集后,立即将样本存放在适宜的条件下,以防止 DNA 降解。

2. DNA 提取 使用商业化的 DNA 提取试剂盒或经典的酚 - 氯仿提取方法从样本中提取总 DNA。

3. 测定与评估 使用 DNA 分析仪或紫外分光光度计测定波长 260nm 和 280nm 的光密度（OD）值，以评估 DNA 样品的纯度和浓度，这一步骤确保 DNA 样品具有足够的纯度和浓度，从而满足后续聚合酶链式反应（PCR）的要求。

4. PCR 扩增 根据目的基因设计特异性引物，准备 PCR 混合物，包括模板 DNA、引物、dNTP、缓冲液和 DNA 聚合酶等组分，然后按照设定的 PCR 条件扩增目标 DNA 序列。

5. 电泳分析 将 PCR 产品通过琼脂糖凝胶进行电泳，以检查目标 DNA 片段的扩增情况，使用 DNA 染料进行染色，观察和记录电泳结果。

6. 序列测定和分析 对 PCR 扩增的产物进行序列测定，使用分析软件对序列进行同源性比较和系统发育分析，与 GenBank 等数据库中已报道序列对比，以确认序列的身份并分析其进化关系。

【应用】 18S rDNA 因核酸替换率低，适合用于探究高级阶元的系统发育，已逐渐成为寄生虫虫种鉴定的重要依据，如疟原虫、组织滴虫等。28S rDNA 因其包含大量保守序列，被广泛应用于寄生虫高阶分类群的系统发育研究，如吸虫、线虫等。ITS 因其进化速度快且易于分析，特别适用于寄生虫的种类鉴定和种系发育研究，如绦虫病的诊断。

寄生虫线粒体 DNA 的应用已经成为研究寄生虫物种起源、分化、近缘种和亚种之间的关系，以及不同地理种群之间亲缘关系的重要工具。这些基因对于分析群体遗传结构和分化也具有重要价值。线粒体 DNA 因其母系遗传、高突变率和无重组的特性，被广泛应用于分子遗传学和进化生物学研究。

这些分子标记的应用加深了我们对寄生虫分类学、系统发育及其与宿主之间关系的理解，对于寄生虫病的诊断和治疗具有重要意义。

第二节 生物芯片技术

【原理】 生物芯片技术是一种将生物分子或细胞等生物样本高密度集成在微小芯片上的技术。该技术具有高通量、高集成、微型化、自动化、速度快等优点，目前已被广泛应用于生命科学，包括寄生虫学领域。

生物芯片的种类包括以下几种。

1. DNA 芯片 DNA 芯片技术，也称为基因芯片技术，通过将大量特定 DNA 片段固定于微小的支撑物表面，与待测的荧光标记样品进行杂交，随后利用荧光检测系统进行扫描，通过高精度计算机系统分析荧光信号，实现快速、准确的定性及定量分析。此技术基于核酸分子间互补配对的原理，将未知 DNA 作为探针与已知 DNA 序列作为标靶进行反向杂交，有效地提高了检测的灵敏度和准确性。DNA 芯片可分为寡核苷酸芯片、cDNA 芯片和基因组芯片等多种形式，根据其应用目的的不同，又可进一步细分为表达谱芯片、诊断芯片和指纹图谱芯片等。

在寄生虫学领域，DNA 芯片技术主要被用于病原体的诊断、检测和基因分型。例如，针对疟原虫、血吸虫、弓形虫、绦虫和旋毛虫等重要食源性寄生虫，已开展了相应的基因芯片研究，这些研究为食品检疫、卫生监督以及疾病的预防和控制提供了有力的技术支持。

2. 蛋白质芯片 蛋白质芯片技术利用蛋白质间的相互作用，对特定蛋白质进行检测。通过将已知的蛋白质、多肽、酶、抗原和抗体等分子，以特定的方式固定于不同的载体（如尼龙膜、硝酸纤维素膜、玻璃等）上，形成密集的分子阵列。当带有标记（如荧光、免疫金）的靶分子与芯片上的探针分子结合后,可以通过激光共聚焦扫描或光耦合元件(CCD)检测标记信号的强度,从而准确地判断样本中靶分子的数量。蛋白质芯片技术以其快速、高效、并行和高通量的特点,已成为蛋白质组研究的重要手段,在疟疾、弓形虫病和血吸虫病等病原体的诊断中发挥了关键作用。

【步骤】

1. DNA 芯片的实验步骤

(1)芯片设计与制备:根据研究目标选择合适的寄生虫特异性基因序列片段。常用的片段包括寡核苷酸、cDNA 或完整的基因组序列。将选定的 DNA 片段固定于芯片的微小支撑物表面。

(2)样品准备:提取待测寄生虫的 DNA,并进行荧光标记,通常使用荧光染料如 Cy3 或 Cy5。将标记的样品 DNA 稀释到适当浓度。

(3)杂交反应:将荧光标记的 DNA 样品与芯片上的固定 DNA 在适当的缓冲液和温度条件下进行杂交。杂交后,清洗芯片以去除未结合的或非特异性结合的 DNA。

(4)荧光扫描与信号检测:根据芯片的具体要求,使用配套荧光检测系统扫描芯片,捕获与固定序列结合的荧光标记 DNA 的信号。荧光信号的强度将反映出样品中对应 DNA 序列的丰度。

(5)数据分析:利用计算机软件分析荧光信号,确定哪些基因在样品中被表达或识别。分析结果可用于诊断、检测或基因分型。

2. 蛋白质芯片的实验步骤

(1)芯片制备:选择并固定相关蛋白质或抗体至芯片的支撑材料上。每种蛋白质或抗体都精确放置于芯片的特定位置,形成密集的分子阵列。

(2)样品处理:准备含有目标蛋白的样品,如血清或细胞裂解液,并将其标记,常用标记包括荧光或免疫金。

(3)杂交与结合:将标记的样品与芯片上的蛋白在适宜的缓冲液和温度等条件下进行结合。结合后,清洗芯片以去除未结合的或非特异性结合的标记物。

(4)信号检测:使用适当的检测设备如激光共聚焦扫描仪或光耦合元件 CCD 等扫描芯片,检测结合区域的标记信号。信号强度将反映样本中目标蛋白的数量。

(5)数据分析:通过专业软件分析信号强度,鉴定并定量样本中的蛋白质。

【应用】 生物芯片技术的发展,不仅极大地提高了寄生虫病原体检测的效率和准确性,还为疾病的预防、控制和治疗提供了新的思路和方法。随着研究的深入和技术的进步,预计在未来,生物芯片技术将在寄生虫学领域发挥更加重要的作用。

第三节　高通量测序

【原理】 高通量测序技术(high-throughput sequencing, HTS),又称下一代测序技术(NGS),自 2005 年推出以来已成为生物学研究的重要工具。该技术可以快速读取数十万至数百万条 DNA 序列,提供比传统 Sanger 测序更高的通量、分辨率,成本更低。高通量测序技术特别适合于寄生虫学研究和诊断,允许在无须特定靶向序列先验信息的情况下进行寄生虫种类鉴定和遗传变异分析。近年来,高通量测序技术在寄生虫病的研究和诊断中显示出巨大潜力,极大地促进了对寄生虫遗传多样性、传播途径和抗药性机制的研究。

高通量测序技术主要依赖于酶级联化学发光反应。这一过程开始于单链 DNA 的聚合酶链式反应(PCR)扩增和引物杂交,随后与 DNA 聚合酶、ATP 硫酸化酶、萤光素酶等酶共同孵育。每个测序周期中，只加入一种 dNTP。若 dNTP 与模板 DNA 碱基配对，DNA 聚合酶将其嵌入引物链并释放焦磷酸，该物质被 ATP 硫酸化酶转化为 ATP，进而产生荧光信号。这些信号由 CCD 摄像机捕获，并转化为代表各碱基的峰值。随后发展的平台虽原理类似，但使用荧光标记的 dNTP 或半简并引物直接检测新合成 DNA 链。这些荧光标记的 dNTP 嵌入后释放信号，被转换为序列数据，提供精确的 DNA 序列信息。

高通量测序包括以下种类。

单分子测序（三代测序）：该技术的特点是能够提供更长的读长，直接从单个 DNA 分子获取序列信息，减少了需要进行拼接的需求，可以更好地解析基因组中的复杂区域和大片段结构变异。

二代高通量测序：虽然测序获得的序列读长较短，但以高吞吐量和较低的成本为优势。

其他平台：例如 DNA 纳米球测序和半导体测序等，提供各自独特的测序解决方案。

【步骤】

1. 片段制备　纯化后的虫体全基因组经过雾化破碎处理数分钟，使 DNA 破碎成 3′ 或 5′ 末端突出的双链片段。随后进行末端修复，将不规则的末端转变为平直末端，并在 3′ 末端加上 poly（A）尾，以便于后续与接头的连接。

2. 接头连接与纯化　修复后的 DNA 片段与接头进行连接。连接产物通过凝胶电泳进行纯化，以去除未连接或自连接的片段。通常选择 500bp 左右的片段，然后使用测序仪配套的建库设备来构建测序文库。

3. 文库测序　使用最新一代的高通量测序仪对构建好的文库进行测序。现代测序平台能够提供更高的数据输出和更低的错误率，同时伴随着配套软件的进步，将光电信号转换成序列信息的过程更加精确和高效。

4. 分析

分析思路 1：对测序得到的序列进行质量控制，然后使用短序列比较软件与宿主和寄生虫的基因组数据库进行比对。通过严格的过滤和质量控制来识别样本中可能含有的寄生虫，甚至是其他潜在致病微生物。

分析思路 2：使用短序列组装软件对测序数据进行 de novo 组装，可能获得样本中寄生虫的基因组序列。然后与已知的基因组数据库进行比对分析，从而确定样本中含有的寄生虫信息。此方法获得的组装结果还可用于鉴定菌株、预测毒力基因等。

宏基因组学方法：对于难以纯化的寄生虫样本，应用宏基因组学策略和高通量测序技术进行全面分析。这些方法可以更精确地捕获微生物群落的多样性，包括那些未知或难以培养的寄生虫，从而为研究它们的生物学特性和与宿主的相互作用提供了更深入的视角。

【应用】　高通量测序技术已成为寄生虫学研究的重要工具，特别是在研究疟原虫、吸虫和线虫等主要寄生虫种类方面有多项研究报道。近年来，该技术的应用范围已扩展到布氏锥虫、微孢子虫、蓝氏贾第鞭毛虫、阴道毛滴虫和刚地弓形虫等其他寄生虫的研究。高通量测序技术的应用包括基因组测序、转录组分析、非编码小分子 RNA 的鉴定以及转录因子靶基因的筛选，这些研究方向不仅为寄生虫的基础生物学提供了深入了解，而且在疾病控制和治疗方面也有重要的应用前景。利用高通量测序技术，研究人员能够对实验室内可纯化的寄生虫样品进行详尽的基因组分析，并能针对难以纯化的样品应用宏基因组测序方法，全面揭示寄生虫的遗传多样性。这一技术使得我们可以从多组学角度全面解析寄生虫的遗传信息、表达调控机制以及它们与宿主之间的相互作用，揭示病原体的传播和疾病发展机制。随着测序技术的不断进步，如单细胞测序和长读长测序技术的发展，科研人员可以更精确地鉴定寄生虫种群内的遗传异质性和种间的微小差异。这种技术进步不仅增强了寄生虫种类鉴定的准确性，也促进了对寄生虫的生命历程、耐药性机制以及宿主 - 寄生虫相互作用的更深层次理解。此外,高通量测序技术在筛选特定寄生虫的生物标记物和潜在药物靶点方面发挥着重要作用。这些生物标记物的发现不仅有助于疾病的早期诊断和病因学研究,还为开发针对寄生虫的新型治疗药物和疫苗提供了重要依据,极大地推动了寄生虫病防治领域的研究进展。

第四节 其他分子生物学检测技术

在现代寄生虫学研究和诊断中,多种分子生物学技术已成为基本工具。实时定量 PCR(real-time PCR)技术允许对寄生虫的 DNA 或 RNA 进行精确的定量分析,广泛应用于定量检测和病原体载量测定。反转录聚合酶链式反应则用于分析寄生虫在不同环境条件下的基因表达变化。多重聚合酶链式反应技术能同时检测多个病原体,提高了诊断的效率和准确性。荧光原位杂交(FISH)技术则通过荧光标记的探针,可视化特定核酸序列在细胞中的位置,用于研究寄生虫在宿主组织中的分布。

此外,组学技术,包括转录组学、蛋白质组学和代谢组学,已经在寄生虫学研究中发挥了巨大作用。转录组学技术揭示了寄生虫在不同生命周期阶段或应对宿主免疫反应时的基因表达模式。蛋白质组学则关注寄生虫生命周期中蛋白质的表达、修饰和相互作用,而代谢组学揭示了寄生虫的代谢路径和宿主 - 寄生虫相互作用。国内外的最新研究表明,组学技术在解析寄生虫的生物学特性、病理机制及其与宿主间复杂的相互作用中,提供了前所未有的深度和广度。

通过整合这些先进技术,人们能够更加深入地研究寄生虫的生命历程,为发展新的诊断方法、疫苗和治疗策略提供科学依据。随着技术的不断进步,预期未来寄生虫学的研究将进入一个新的高效、精确的时代。

本章小结

分子生物学检测技术在寄生虫的鉴定、分类和系统发育研究中发挥着重要的作用。目前,广泛应用的分子生物学检测技术主要包括核糖体 DNA 序列检测、线粒体 DNA 检测和高通量测序技术。核糖体 DNA 检测通过分析特定基因区域,如 18S rDNA、28S rDNA 及 ITS 区,为寄生虫种类鉴定和系统发育研究提供了关键信息。线粒体 DNA 检测利用线粒体基因的快速进化特性,通过对 CO I 和 CO II 基因等关键序列的分析,帮助科学家解析寄生虫的遗传多样性和进化史。此外,高通量测序技术为寄生虫研究提供了一种高效的遗传信息获取方法,使得研究人员可以在缺乏预先知识的情况下,广泛地进行种类鉴定和遗传变异分析。这些技术的集成应用极大地推进了寄生虫学的科研和诊断技术发展。

(尹飞飞)

通过本章学习, 您将能够回答下列问题:

1. 粪便样本的采集有哪些注意事项?
2. 常用粪便样本的固定剂有哪些, 它们各自的优缺点是什么?
3. 蠕虫标本应如何固定和保存?
4. 寄生虫检验的质量控制有几个环节, 各环节的主要内容有哪些?
5. 如何理解"寄生虫检验的质量控制是检验结果真实可靠的重要保证", 请谈谈您的看法。

寄生虫检验的质量控制对于规范寄生虫检验、保证检验质量及诊断结果的正确性具有重要意义, 本章介绍了寄生虫检验质量控制的基本内容。在临床寄生虫检验中, 样本的采集和保存包括临床样本和寄生虫标本的采集、保存。临床样本是来自于患者的排泄物、分泌物、体液或各种组织材料, 其正确采集及适宜的保存方法是获得准确可靠检验结果的前提, 是检验前质量控制的重要一环。寄生虫标本是指用于标本制作、保种、冷藏的寄生虫不同生活史阶段的虫体材料、遗传材料及相关生物材料, 是寄生虫种质资源的实物资源。寄生虫标本的采集、保存可以为寄生虫病病原体的长期保存、寄生虫学教学、科研、健康教育、虫种分类和鉴定提供虫种资源, 也可为寄生虫病流行病学调查及预防提供科学信息。

第一节 临床样本的采集和保存

检验结果的准确性首先依赖于临床样本的正确采集和处理。基于寄生虫检验的特征, 对疑似含有寄生虫的样本常须多次送检, 以便确诊或排除感染。对可能含有寄生虫或寄生成分的样本有多种采集方法, 在选择采集方法时要全面考虑各种方法的适用性及局限性。样本采集或处理不当可能导致实验室诊断结果的错误, 不仅浪费时间和资源, 还会误导医生, 因而作为持续提升实验室质量的一部分, 检验结果的产生必须以严格的样本接收和拒收程序作为开始。

一、粪便样本的采集和保存

1. 样本的采集 某些物质和药物会影响肠道原虫的检测, 包括钡餐、矿物油、铋剂、抗菌药物(甲硝唑、四环素等)、抗疟药物及无法吸收的抗腹泻制剂等。当服用了以上药物或制剂, 一周或数周内可能无法检获寄生虫。粪便样本应在使用钡餐前采集, 在服用钡餐后, 采集时间需推迟5~10天; 服用抗菌药物则至少两周后采集样本。

新鲜粪便样本应选择其中脓血黏液等病理成分, 置于清洁、干燥的广口容器内, 如有密封盖的浸蜡纸盒或塑料容器。容器不能被水、尿、粉尘污染。水中可能含有自由生活的生物, 可能会被误认为是人体寄生虫; 而尿液则可能破坏虫体的活力。送检样本需注明以下信息: 患者的姓名和 ID 号、主管医生的姓名、样本采集的日期和时间以及需要做的检测项目。可疑诊断及相关的旅行史有助于实验室诊断,应显示在检验申请上。在某些情况下,可能还需要从医生处获取更多患者的病史。

很多寄生虫特别是肠道原虫每天在粪便中出现的数量并不一致,所以要获得相对准确的检查结果最少应送三份样本以提高检出率。送检一份样本的检出率往往只有 50%～60%,若送检三份样本则检出率可达 95% 以上。送检的三份样本尽可能间隔一天送一份,或在 10 天内送检。来自同一患者的多份样本不应在同一天送检。三份样本不推荐连续三天送检,但这样的样本也不宜拒收。

要发现活动的阿米巴、鞭毛虫或纤毛虫的滋养体必须采用新鲜的样本。原虫的滋养体阶段一般出现在腹泻患者的样本中。当粪便排出体外后,滋养体不会再形成包囊,但如果没有立即检查,即使保存时间很短,滋养体也可能破裂,故检查滋养体应于排便后立即进行,冬季在送检过程中需采取保温措施。大多数的蠕虫卵和幼虫以及球虫卵囊能存活较长时间。液体样本应在排出后 30 分钟内检查,而不是样本送达实验室后 30 分钟内,否则应将样本置于适合的固定剂中。半成形的软便样本可能同时含有原虫的滋养体和包囊,应在排出后 1 小时内检查,否则也应使用固定剂。成形粪便样本只要在排出后的 24 小时内检查,原虫的包囊不会发生改变。

2. 样本的保存 如果粪便样本排出后不能及时检验,则要考虑使用固定剂。为了保持原虫的形态及阻止蠕虫卵和幼虫的继续发育,粪便样本可在排出后立刻放入固定剂(由患者将样本放入专用的采集盒)或者在实验室收到样本后放入。可供选择的固定剂有甲醛水溶液(福尔马林)、乙酸钠 - 乙酸 - 甲醛(sodium acetate-acetic acid-formalin, SAF)、肖氏固定液(Schaudinn's fluid)和聚乙烯醇(PVA)等。样本必须与固定剂充分混匀,放置于室温。当选择了一种适合的固定剂后,应注意这种固定剂对永久染色涂片以及免疫学检测方法或分子生物学诊断方法(PCR 等)的结果是否会产生影响。每个实验室可通过查看各种固定剂的适用条款以帮助确定固定剂的选择。

(1)福尔马林:福尔马林即甲醛的水溶液,甲醛含量 37%～40%,是一种通用固定剂,易制备,保存期长。福尔马林适用于蠕虫虫卵和幼虫以及原虫包囊的保存,常用的有两个浓度:5%,建议用于原虫包囊的保存;10%,建议用于蠕虫虫卵和幼虫的保存。但原虫包囊、球虫卵囊、蠕虫虫卵和幼虫均能在 10% 的福尔马林中长期良好保存。福尔马林可加热至 60℃用于保存样本中的蠕虫虫卵,因为在未加热过的福尔马林中,一些厚壳虫卵可继续发育成为感染期虫卵,并可在较长的时间里保持活力。样本与福尔马林的比例为 1:10。福尔马林保存的样本只可用于湿片检查,但对于肠道原虫的鉴定,湿片检查的准确性远低于染色涂片。福尔马林固定的样本对于所有的免疫学检测都不是最优的选择;也不适用于分子生物学诊断如 PCR 等。如果样本在福尔马林中保存超过 1 天 DNA 会破裂,进而使 PCR 的灵敏度急剧下降。故如果考虑采用 PCR,应尽量避免使用福尔马林作为固定剂。对于必须使用福尔马林保存的样本,可以通过选择引物使 PCR 产物尽可能短,进而最大可能保持 PCR 的灵敏度。

(2)乙酸钠 - 乙酸 - 甲醛(SAF):SAF 保存的样本可用于浓集法和永久染色涂片。虽然 SAF 保存期长,制备简单,但黏附性差,建议将样本涂于白蛋白包被的玻片上。对打算只选用一种固定剂的实验室可选择 SAF。蠕虫虫卵和幼虫、原虫滋养体和包囊以及球虫卵囊均可用它保存。SAF 保存的样本也不适用于分子生物学诊断。

(3)肖氏固定液:肖氏固定液用于保存新鲜粪便样本或者是来自于肠道黏膜表面的样本,能很好地保持原虫滋养体和包囊的形态。永久染色涂片可用固定后的样本制备。不推荐用于浓集法。此固定液含氯化汞,废物丢弃更严格。液体或黏液样本的黏附性差。

(4)聚乙烯醇(PVA):PVA 是一种合成树脂,通常加入肖氏固定液使用。PVA 粉末的作用是作为粪便样本的黏附剂,即当粪便 -PVA 混合物涂于玻片时,由于 PVA 的存在,混合物可以很好地黏附在玻片上。固定的作用还是由肖氏固定液完成的。PVA 的最大优点在于可制备永久染色涂片。和 SAF 一样,PVA 固定液也是保存包囊和滋养体的推荐方法。PVA 对于水样便尤其适用,使用时 PVA 和样本的比例是 3:1。含 PVA 的样本不能用于免疫分析,但适用于 PCR。

二、血液样本的采集和保存

多种寄生虫如疟原虫、巴贝虫、锥虫、利什曼原虫、弓形虫和丝虫可以在血液样本包括全血、白细胞层或是各种血液浓集成分中检获。虽然某些寄生虫在新鲜全血中可以活动,但虫种鉴定常通过检查经染色的薄血膜和 / 或厚血膜来完成。血膜可以用未经抗凝的新鲜全血、抗凝血[推荐乙二胺四乙酸(EDTA)抗凝]或各种血液浓集成分来制备。抗凝管中的血应采集到相应刻度,以使血与抗凝剂有正确的比例。若要观察薛氏点或茂氏点,血膜应在样本采集后 1 小时内制备,否则在染色血膜上即使整个虫体的形态仍然很好,也可能无法观察到疟点彩。

血液样本的采集时间应清楚记录并显示于结果报告单上,以便医生能将实验室结果与患者的发热类型或其他症状相联系。选择适宜的采血时间可提高检出率,如恶性疟宜在发作开始时采血,间日疟、三日疟宜在发作后数小时至十余小时采血;检查有夜现周期性丝虫的微丝蚴时,采血时间须在夜晚,以 21 时至次日凌晨 2 时为宜,采集末梢血如耳垂血或指尖血。

实验室应建立并熟练使用至少一种适合的染色方法。血膜应尽快染色,如果疟原虫阳性血膜在一个月内未染色则染色后将无法显示每种疟原虫的典型特征。常用的染色法有两种:瑞氏染色的染色液有固定的作用,固定和染色同时进行,因此厚血膜在染色前必须先溶解红细胞;吉姆萨染色时,固定和染色分别进行,在染色前,薄血膜须先用无水乙醇固定。

用薄血膜检查寄生虫时应首先用低倍镜扫描全片,以免漏检微丝蚴。通常在每张薄血膜中只有少量微丝蚴,多位于薄血膜的边缘或羽毛状的尾部。寻找疟原虫和锥虫宜在血膜的羽毛状尾部,这个部位的红细胞铺成单细胞层,能清楚观察到受感染红细胞的形态和大小。用油镜检查一张薄血膜通常需要检查 200~300 个油镜视野。对于厚血膜同样用低倍镜检查更易发现微丝蚴,寻找疟原虫和锥虫在油镜下进行。一张厚血膜通常检查约 100 个油镜视野。血膜检查的阳性结果要尽快电话告知医生。

三、其他部位样本的采集和保存

从身体其他部位也可获得用于检查的临床样本,但这些样本以及相应的诊断方法不如常规的粪便样本和血液样本常用,且往往需要新鲜样本以供检查。

1. 痰 可以在痰中检出的寄生虫包括蛔蚴、钩蚴、粪类圆线虫、并殖吸虫虫卵、棘球蚴和溶组织内阿米巴、齿龈内阿米巴、口腔毛滴虫和隐孢子虫。痰通常制成湿片(生理盐水涂片或碘染)镜检,在制备湿片前无须浓集。如果痰黏稠,可加入等体积 3% NaOH 溶液,与样本充分混匀,1 500r/min 离心 5 分钟后取沉淀镜检。若要查找阿米巴或口腔毛滴虫则不应使用 NaOH。若无法及时检查,样本应用 5% 或 10% 福尔马林固定以保存蠕虫卵和幼虫或用 PVA 固定以便染色检查原虫。

2. 泌尿生殖道样本 泌尿生殖道样本中常见的寄生虫有阴道毛滴虫、微丝蚴及埃及血吸虫卵等。可通过观察阴道、尿道分泌物及前列腺分泌物或尿沉渣的湿片对阴道毛滴虫进行鉴定。样本用一滴生理盐水稀释,调低视野的亮度在低倍镜下观察是否有活动的虫体;可在高倍镜下观察波动膜的波动。如果实验室收到的是一张干的涂片,可以用无水乙醇固定后吉姆萨染色,对阳性感染进行确认。某些丝虫的感染需要对尿液沉渣进行检查,服用药物乙胺嗪能提高尿中微丝蚴的检出。埃及血吸虫虫卵可通过尿液样本的离心而浓集。

3. 穿刺物 当常规的检查方法无法找到病原体时，穿刺物的检查对于寄生虫感染的诊断具有重要价值。穿刺物包括采集自可能发现虫体的各部位的液体样本。实验室最常处理的穿刺物包括细针穿刺物和十二指肠吸出物。这些样本在采集后应立即送到实验室。细针穿刺物可用于涂片制备、培养和 / 或分子检测。用于阿米巴检查的囊肿或脓肿穿刺物可镜检观察直接涂片中虫体的运动、镜检染色涂片或进行培养。根据各实验室的情况也可选择进行抗原检测及 PCR 等分子检测。用于利什曼原虫无鞭毛体、克氏锥虫无鞭毛体或者疟原虫检查的骨髓穿刺物需要进行吉姆萨染色或者其他染色。在某些情况下，培养、免疫学方法检测抗原或 PCR 等分子检测会提供更敏感的结果。但体外培养的方法通常比较复杂，同时质量控制困难，极少数实验室能够开展寄生虫的培养，需要先与实验室进行协商并提出特殊申请。

4. 活检样本 活检样本可用于组织寄生虫的检查。除了标准的组织学检查，还可用来自皮肤、肌肉、眼角膜、肠道、肝脏、肺和脑的活检样本进行印片和压片。在某些病例，活检可能是确定疑似寄生虫感染的唯一手段。拟用于检测的样本应是置于生理盐水中的新鲜组织，并立即送到实验室。组织寄生虫的检查在某种程度上依赖于样本的采集以及是否有足够的材料来完成各项检查。活检样本通常很少，并且可能不能代表病变的组织。检查多个组织样本常可提高检出率。任何组织样本都应该用尽可能多的方法检查样本的所有部分以获得最优的结果。

第二节 寄生虫标本的采集和保存

寄生虫的生活史各不相同，因此，在进行寄生虫标本采集之前，应先掌握各种寄生虫的形态、生活史和生态、地域分布等相关知识，保证标本采集工作顺利进行。

一、标本的采集

1. 标本的来源 体内寄生虫可寄生于人体的肠道、腔道、淋巴管、血管、血液、骨髓、肝、肺、肌肉等组织内。寄生于肠道和腔道内的原虫滋养体或包囊以及蠕虫虫卵和某些成虫可从排泄物或分泌物中获取，大部分肠道寄生的蠕虫成虫则须借助药物驱出后采集。血液与骨髓内的寄生虫可通过采血或骨髓穿刺而采集，寄生于肝、肺、肌肉等组织内的寄生虫常通过穿刺活检来发现虫体。有些难以采集到的寄生虫则可通过动物接种及人工培养的方法来获得。

2. 采集标本的注意事项 ①详细记录相关信息：包括标本名称、采集地点、日期、标本来源、宿主种类和名称以及寄生部位和采集人姓名等。通过人工培养而获得的标本应注明，对昆虫标本还应详细记录采集场所的情况和气候等。这些记录对虫种的鉴定和诊断研究工作都是重要的科学依据。②保持标本的完整性：一份不完整的标本不仅给虫种的鉴定带来困难，甚至还会失去鉴定价值。因此，应尽可能地使采到的标本保持完整。采集过程中的每个步骤都应仔细、耐心地操作。在采集昆虫标本时更应注意保证昆虫的每一部分，包括足、翅、体毛、触角和鳞片等都不能残缺。③防止自身感染：为防止在采集标本过程中造成寄生虫或其他病原体的感染，除应具备必要的相关理论知识外，还应采取必要的防护和消毒措施。如在采集标本的操作中应穿工作服、戴手套，必要时戴口罩和防护镜；用毕的器具和实验台要消毒；在采集病媒节肢动物标本时，可在皮肤上涂擦驱避剂或穿防护衣，以防止被叮咬。

二、标本的处理和保存

1. 标本的处理 采到寄生虫标本后,要尽快加以适当处理。如要进行人工培养,则按其所需的条件妥善处理,或用易感动物进行保种。标本若不进行人工培养或接种,则应先用生理盐水将虫体黏附的污物洗净后尽快加以固定。若因条件所限无法对标本及时处理,应立即将标本放入4℃冰箱内待处理,但时间不宜过久,以免虫体腐烂。

2. 标本的固定 标本固定的方法有物理固定法和化学固定法。物理固定法是用加热、冷冻或干燥的方法固定标本。化学固定法是将标本浸于某些化学试剂配成的溶液来固定标本,这些溶液称为固定剂或固定液。

3. 常用固定液及配方 常用试剂包括甲醛、乙醇、氯化汞、三硝基苯酚、乙酸等。固定液分为单纯固定液与复合固定液。单纯固定液配制简单,使用方便,但往往不能兼备各种试剂的优点。复合固定液由两种以上化学试剂配制而成,可利用各种试剂的优点以互补不足,如乙酸会使细胞膨胀,而乙醇与三硝基苯酚使细胞收缩,二者混合使用可使收缩和膨胀的作用相抵消。

(1) 单纯固定液

福尔马林:杀菌力强,能长期保存标本,渗透力强,可使标本硬化,用来做切片的活检组织多用此固定液保存。用福尔马林固定和保存标本时,常用浓度为5%~10%,配制时按甲醛原液浓度(40%)为百分之百计算。固定时间数小时至24小时或更长。

乙醇:无色液体,具有固定、保存标本及脱水的作用。由于乙醇可使虫体或组织收缩变硬,较难渗入到组织深部,所以不宜固定大块组织。乙醇除了固定和保存虫体,还在制片过程中用来脱水。固定虫体一般用70%~100%乙醇,固定时间为24小时,固定完毕保存于70%乙醇内。若在70%乙醇中加入5%的甘油可长期保存标本。

(2) 复合固定液

鲍恩(Bouin)固定液:三硝基苯酚饱和水溶液75ml,福尔马林25ml,乙酸5ml。一般用于小型蠕虫的固定,固定时间为数小时或过夜。此固定液宜临用前配制,但三硝基苯酚饱和水溶液可预先配制备用。

劳氏(Looss)固定液:氯化汞饱和水溶液100ml,乙酸2ml。适用于固定小型吸虫和绦虫,固定时间为4~24小时。固定后的标本经脱汞处理后保存于70%乙醇内。

肖氏(Schaudinn)固定液:氯化汞饱和水溶液66ml,95%乙醇33ml,乙酸5ml。适用于固定肠道原虫涂片标本,固定时间为10~60分钟,固定完毕用50%或70%乙醇换洗,再用碘酒或碘液除去氯化汞沉淀。本液配制后可长期保存。

布莱(Bless)固定液:70%乙醇90ml,福尔马林7ml,乙酸3ml。此固定液渗透力强,为昆虫幼虫的良好固定剂,亦可固定小型吸虫和绦虫。

4. 固定后的处理 ①用任何浓度福尔马林固定后的蠕虫标本,更换于5%福尔马林生理盐水溶液中可长期保存,如果用作染色封制玻片标本时,则须经流水充分冲洗后置换于70%乙醇内保存;②用任何浓度乙醇固定后的蠕虫标本,须更换于70%乙醇内保存;③用含有氯化汞的固定液固定后的原虫标本,须更换于70%乙醇后加以碘液,使氯化汞变为碘化汞,消除沉淀后再更换于70%乙醇中保存;④用鲍恩固定液固定后的标本,须用50%~70%乙醇换洗数次,将三硝基苯酚的黄色洗掉,然后保存于70%乙醇内;⑤用任何保存液(如5%福尔马林或70%乙醇)固定后的虫体,须在1周内重新更换于新的保存液内保存,换液目的是防止药液被稀释而影响保存虫体的效果;⑥固定的标本应保存于紧塞的瓶中,并注明标本的来源、名称、保存液、日期和采集人姓名,存放于阴暗处备用。

5. 特殊用途的标本处理 标本用于分子生物学研究,如提取DNA等,需要对标本进行特殊的处理。现场采集的蠕虫（活虫）成虫、幼虫或虫卵可选用以下任何一种固定液进行保存：①固定于20%二甲基亚砜（DMSO）饱和盐水溶液中（其中DMSO 20份，饱和盐水80份）4℃保存；②固定于无水乙醇；③将活虫直接保存于-70℃冰箱中。

三、蠕虫成虫标本的采集及固定保存

1. 采集方法 蠕虫成虫的收集可采用以下方法：①给肠道蠕虫病患者服用驱虫剂，收集给药后72小时内全部粪便。用自然沉淀、冲洗过筛等方法收集虫体；②解剖自然感染或人工接种感染的动物，将相应的器官置于装有生理盐水的器皿中，剪开或剪碎器官或组织收集虫体。

2. 虫体的清洗 将采集到的虫体置于玻璃器皿中，用生理盐水洗涤数次。绦虫类标本清洗时不宜反复拨弄。

3. 固定保存 ①吸虫的固定：用5%福尔马林或70%乙醇固定24小时后换以新的5%福尔马林或70%乙醇保存。肺吸虫不能用5%福尔马林固定。如要制作染色标本，应根据虫体的大小、厚薄，用适宜的方法将虫体压扁后再行固定，以氯化汞类固定剂为佳。②绦虫的固定：用10%福尔马林固定后保存于5%福尔马林中。如要制作染色玻片标本，须将虫体或分段的节片置于两玻板或两张载玻片中加压使虫体或节片扁平，玻片两端以线扎紧，放入固定液中固定24～48小时即可。③线虫的固定保存：将虫体放入加热至60～70℃的热水或乙醇等固定液中固定，可获得伸直的虫体，待冷却后移至70%～80%乙醇中保存。

四、蠕虫虫卵的采集及固定保存

1. 采集方法 见第十章第一节中的粪便直接涂片法。

2. 固定保存 将虫卵沉渣用5%的福尔马林固定，固定24小时后换新的固定液保存。含卵细胞的虫卵固定时需将固定液加热至60℃，以阻止卵细胞继续发育。收集蛲虫卵可采用透明胶纸肛拭法。在载玻片中央加1滴甘油，将粘有蛲虫卵的透明胶纸分割成5mm×5mm的小块，置甘油上铺平，再在胶纸上加1滴中性树胶，覆以盖玻片，37℃温箱烘干即可长期保存。

五、肠道原虫标本的采集及固定保存

1. 采集方法 寄生于肠道的原虫有溶组织内阿米巴、结肠内阿米巴、布氏嗜碘阿米巴、迈氏唇鞭毛虫、蓝氏贾第鞭毛虫、人毛滴虫、结肠小袋纤毛虫等。滋养体通常出现于液质或半液质以及含有黏液脓血的粪便内，包囊则见于成形或半成形粪便中。标本收集后应及时处理，以免滋养体死亡。室温低于15℃时应注意保温使虫体保持活动，以便观察。若不能立即涂片观察，可将粪便暂时放置4℃冰箱中，待进行观察或制片时再升温（37℃）使虫体活动，但放置于冰箱时间不宜超过4小时。

2. 固定保存 当采到含有肠道原虫的新鲜标本时，无论是滋养体还是包囊，都应立即制成涂片标本，肖氏固定液固定，再移至70%乙醇内保存，以便日后染色镜检。肠道原虫滋养体由人体排出后易死亡分解，应及时涂片固定；包囊除涂片染色外，亦可保存于5%福尔马林中。

六、腔道内原虫标本的采集及固定保存

1. 采集方法 腔道内原虫主要为阴道毛滴虫、齿龈内阿米巴及口腔毛滴虫。阴道毛滴虫的采集见第十章第七节中的阴道分泌物检查。齿龈内阿米巴与口腔毛滴虫定居于齿龈组织、齿垢、蛀穴及齿槽脓肿内。采集时用牙签或小尖镊子挑取牙龈周围污垢物质，加一滴生

理盐水于载玻片上调匀镜检。

2. 固定保存 阴道毛滴虫：取标本涂片，晾干后用甲醇固定，可短期保存，吉姆萨染色后可长期保存。齿龈内阿米巴与口腔毛滴虫：取标本加一小滴生理盐水和血清于载玻片中央调匀，使其成一圆形薄膜，待尚未干燥时用肖氏固定液固定，再移至 70% 乙醇内保存，供日后染色制片、长期保存。

七、组织内原虫标本的采集及固定保存

组织内原虫主要为利什曼原虫和弓形虫。

1. 杜氏利什曼原虫 采集方法见第十章第三节中的穿刺涂片染色检查法。除直接从患者检获虫体外，还可通过培养及动物接种的方法获得虫体，方法见第十章第三节中的原虫体外培养法和动物接种法。将涂片或印片经自然干燥后，甲醇固定。

2. 弓形虫 取急性患者的体液、脑脊液经离心沉淀，取沉渣作涂片，干燥后用甲醇固定。当虫体较少时，可将阳性体液或组织磨碎，加适量无菌生理盐水稀释或制成混悬液，接种于小白鼠腹腔，1～3 周后待小白鼠发病时，取腹腔渗出液或小白鼠肝、脾、脑磨碎制成厚涂片，自然干燥后用甲醇固定。

八、血液内原虫标本的采集及固定保存

1. 疟原虫的采集 见第十章第三节中的血膜染色法。
2. 制片和染色 见第十章第三节中的血膜染色法。

九、医学昆虫标本的采集及固定保存

根据医学节肢动物的生活史，在滋生地和栖息地采集标本。蚊、白蛉等成虫通常用针插好晾干，存放于昆虫盒内，盒内应放樟脑块以防虫蛀。蚊、白蛉、蝇等昆虫的卵、幼虫和蛹以及蚤、虱、臭虫、蜱、螨等的发育各期均应保存于 70% 乙醇中。需要分离病原体的昆虫不做任何处理，收集于干净的试管或小瓶中保存。

十、寄生虫标本的包装和邮寄

液浸标本，即用乙醇或福尔马林等固定液保存的标本装于大小适宜的玻璃瓶或塑料瓶（管）中，附上铅笔写的标签。加满保存液或以棉花填塞，使标本与瓶间不留空隙，以免液体流动损坏标本。盖紧瓶（管）塞，用石蜡封口。昆虫的针插标本必须牢固插在指形管的软木塞上，或插于昆虫盒内，昆虫盒外面用塑料袋包上防潮。干燥昆虫标本不用针插，可放在大小适宜的瓶内，瓶底铺几层软纸，放入标本后，标本上的空间要用软纸填塞，以免标本因震荡而损坏，最后将瓶塞塞紧，瓶口用石蜡封闭。玻片标本应放在玻片盒中，在玻片之间及盒盖的空隙处，填塞棉花或软纸，如无玻片盒可在玻片两端用火柴杆或厚纸片隔开，再用纸包好扎紧，放木盒中。邮寄时，将上述装标本的瓶（管）或盒装于木箱内，四周用碎纸、棉花或锯末等填充塞紧。钉牢木箱，箱上标示放置方向。

对血清标本的邮寄，可采 2ml 血（无须空腹）凝固后分离 100～200μl 血清，吸入带盖的洁净小塑料管中放入含有干冰或冰块的保温杯中，装在用填充料塞紧的邮寄纸箱中，如采患者静脉血有困难，可耳垂采血 4～5 滴装于小管中，待血凝固后分离出 2～3μl 的血清同上法包装邮寄即可（检查一种寄生虫的血清量不得少于 2μl）。

凡在现场采集的蠕虫、原虫、昆虫标本及血清标本，基层防疫单位无法完成病原鉴定或血清学检测的，应及时包装邮寄或派专人运送至上级有关检疫部门进行检测。

第三节 寄生虫检验的质量控制

寄生虫检验的目的是及时准确地检获来自患者样本中的寄生虫病原体,为临床诊断和治疗提供依据。寄生虫检验的质量控制同样涉及检验前、检验中和检验后三个阶段,是检验结果真实可靠的重要保证。

一、检验前质量控制

该阶段包括检验申请、样本采集运送及接收。检验申请中应能提供足够的信息,具体内容应包括患者姓名、ID号、申请医生的姓名、标本来源、申请的检测项目、标本采集时间、实验室接收时间。寄生虫检验还应提供可疑诊断、旅行史和近期的药物治疗。

对于寄生虫检验,不同的样本类型有其各自的采集和保存要求,请见本章第一节临床样本的采集和保存。

实验室应制定并执行不合格样本的拒收标准,如缺乏正确标识、被污染或送检容器不合格的样本。某些抽吸物或组织等珍贵样本若不合格应与申请医生联系,说明情况后进行相关检验,但仍需要在报告结果时对样本不合格情况进行说明并记录。

二、检验中质量控制

1. 人员 检验人员应具备医学检验专业或相关专业的教育背景,并获得相应的工作资质。在此基础上有寄生虫检验相关的理论知识及实践经历。实验室应每年对员工进行培训,内容包括寄生虫检验相关知识技能以及其他与实验室相关的各项文件与操作。培训后应有相应的考核,评估合格后方能上岗。培训和考核均有记录并存档。

应准备参考材料以便与未知生物对照、复习和培训。理想的参考材料包括福尔马林保存的蠕虫虫卵、幼虫和原虫包囊、卵囊和滋养体的染色涂片以及阳性血涂片。还可使用一些彩色幻灯片和图谱以及相关参考书和手册用于人员培训。

2. 仪器和设备 一般要求包括以下内容:所有仪器和设备的常规维护时间表及维护的书面记录;仪器说明书和检修/维护记录应便于技术人员查阅;温度计每年均应在国家计量部门进行强制检验,并保留检验证书;每个冰箱、冰柜、孵箱、水浴锅等均应放置温度计,且每个使用日均要记录温度。特殊要求有离心机应有校准记录,显微镜建议每年校准一次。

3. 试剂 所有试剂都应有明确标识,包括内含物名称、浓度、配制或收到日期、批号、使用日期、失效期。若为室内配制试剂还需标明试剂配制人员及质控检查结果和日期。

染色剂在使用之前要用对照标本进行常规检查,更换新批号染色剂也应检查。对非常用染色剂在使用之前也应检查。对固定剂同样如此。

保存于聚乙烯醇或乙酸钠-乙酸-甲醛的一种已知阳性病原体的粪便标本可用于制作阳性对照涂片。染色后检查其中病原体的典型形态。适当固定的白细胞层也可用于检查每一新批号染色剂的染色特性。

4. 检验过程 实验室对于每个实验及操作都应建立本实验室的标准操作规程(standard operation procedure,SOP)。包含每个实验的实验原理、可接受的样本(包括样本拒收标准)和适当的样本采集和处理方法、试剂的制备、所需设备和耗材、质控操作步骤及结果和解释(包括超出质控范围时的改进行动)、实验方法、可能的结果、结果报告的正确方法、操作注意事项、操作的局限性、附加的表和图解及参考资料等。

对于所有方法的质控措施,不仅必须按计划进行质控检查,而且还要形成完整的文件,包括对失控结果及问题解决制定的具体计划。要明确预期结果、正常结果或数值,并列入实验室使用的质控表中。不能仅说明某项实验的质控在允许范围内,还须有什么是正常或"可接受范围"的定义。

实验室应按要求参加室间质评。国内寄生虫检验的室间质评涉及的是寄生虫形态学部分,如国家卫生健康委临床检验中心将病原体的图片发送到各参加室间质评的实验室,实验室在规定时间内回报结果。国外如美国病理家协会(CAP)室间质评的寄生虫部分包括形态学、免疫学及染色等内容。形态学部分的样本为液体样本,要求制作湿片,回报样本中包括寄生虫的种名及数量;免疫学部分主要是蓝氏贾第鞭毛虫和隐孢子虫的抗原检测;染色部分为隐孢子虫、贝氏等孢球虫和环孢子虫的改良快速抗酸染色。

三、检验后质量控制

1. 检验结果报告　除极个别情况外,以下为可采用的报告方式。

(1)所有查见的寄生虫包括卵和幼虫都应报告,无论认为其为致病性的或非致病性的。

(2)一般情况下,实验室对原虫和蠕虫可不予定量,但需指出具体时期(如滋养体、包囊、卵囊、孢子、卵或幼虫等)。若要定量,则标准应一致(表13-1)。

(3)检获人芽囊原虫(症状与感染数量可能有关)和鞭虫(轻症感染可不予治疗)需要定量。

(4)应报告所鉴定虫体的完整种名和属名。医学节肢动物的鉴别相对复杂,特别是其幼虫的鉴别非常困难,需要专家的帮助。实验室应能对常见重要医学节肢动物有一定的认识,并能进行初步的鉴定。

(5)对夏科-莱登结晶应报告并定量。

(6)报告中对特殊情况需要附加说明。

(7)在报告中须明确实施操作程序的实验室名称。

表13-1　虫体定量标准

定量	虫体数量	
	原虫	蠕虫
罕见	2～5/全片	2～5/全片
少量	1/5～1/高倍视野	1/5～1/低倍视野
中等	1～2/高倍视野	1～2/低倍视野
多量	>2/高倍视野	>2/低倍视野

2. 样本处理和记录保存　对于检测结果阳性的样本,应将其保存在适当的固定剂中以备日后复核。建议样本和实验结果记录至少保存2年,非常见阳性样本可长期保存。

作为质量控制的管理,各项检测项目应在部门负责人的监管下执行,且负责人至少每月一次对所有记录包括常规方法、仪器功能检测和设备检测的质控进行主动检查并要有书面证据。当质控超出允许界限时,要有改进的书面证据。通过提高对检验前、检验中和检验后各阶段(样本的完整性、处理、检测、报告和咨询)的跟踪检测能力,为患者得出准确可靠和及时的实验诊断结果。

本章小结

寄生虫检验最常见的样本为粪便样本,其次为血液样本,其他的包括痰、泌尿生殖道样本、穿刺物和活检样本等。对于寄生虫检验的临床样本,选择何种采集及保存方法要根据样本种类、拟采用的诊断方法以及可疑诊断等多方面的信息综合考虑，选择最适宜的采集、保存和处理方法，以获得准确全面的检验结果。

寄生虫标本的采集、固定和保存方法，根据寄生虫的种类、标本来源不同而有差异。蠕虫成虫和虫卵、肠道原虫、腔道原虫、组织内原虫、血液内原虫以及医学昆虫有各自不同的采集方法，根据标本的特点可选择不同的固定液和保存方法以获取最佳的保存效果。

寄生虫检验的质量控制包括检验前、检验中及检验后三个环节。检验前包括检验申请、样本采集运送及接收；检验中包括人员、仪器和设备、试剂及检验过程等内容；检验后涉及检验结果报告、标本处理及记录保存等。质量控制是检验结果真实可靠的重要保证。

（马 莹）

附录　寄生虫病实验室诊断中的生物安全

　　为了加强病原微生物实验室生物安全（biosecurity）管理，保护实验室工作人员和公众的健康，避免危险生物因子造成实验室人员暴露、向实验室外扩散并导致危害，国家出台了《中华人民共和国生物安全法》《病原微生物实验室生物安全管理条例》《医疗卫生机构医疗废物管理办法》《人间传染的病原微生物目录》《医疗废物分类目录（2021年版）》《临床实验室生物安全指南》（WS/T 442—2024）、《实验室生物安全通用要求》（GB 19489—2008）、《生物安全实验室建筑技术规范》（GB 50346—2011）、《医疗废物专用包装袋、容器和警示标志标准》（HJ 421—2008）、《病原微生物实验室生物安全风险管理指南》（RB/T 040—2020）、《病原微生物实验室生物安全通用准则》（WS 233—2017）、《病原微生物实验室生物安全标识》（WS 589—2018）、《医学生物安全二级实验室建筑技术标准》（T/CECS 662—2020）等相关法规、管理条例、标准及指南。

　　相关文件中根据病原因子的危害程度和目前的控制能力，对其进行了安全分级。同时规定：①实验室应制定生物安全风险管理程序，以持续进行风险识别、风险分析和风险评价，实施必要的风险应对措施。包括风险评估、风险应对、监督检查再评估、记录报告等；风险评估中重点提到实验室应针对检验工作的全过程，结合标本类型、检验项目及可能存在的病原微生物等，对实验活动的潜在风险逐一进行识别，对其特性进行定性描述。例如，检验前过程包括标本采集、标本暂存方法及安全措施，标本运输转运箱及要求，标本核收过程等。检验过程包括标本离心、研磨、振荡、匀浆等处理；标本加样、转运、涂片、培养及鉴定、药敏试验、锐器使用、检测仪器运行状态等。检验后过程及医疗废物处理包括标本保存、标本处理方式及效果评估；物体表面和环境消毒方式、消毒剂浓度及作用时间；医疗废物包装容器质量，医疗废物转运、处理等。②实验室设计原则及基本要求，包括实验室选址、设计和建造、实验室防火和安全通道设置、实验室的安全保卫、实验室的建筑材料和设备等均应符合国家相关法律法规的要求。实验室内通风、温度、湿度、照度、噪声和洁净度等室内环境参数应符合工作需要，同时符合《生物安全实验室建筑技术规范》（GB 50346—2011）、《医学生物安全二级实验室建筑技术标准》（T/CECS 662—2020）规定和职业卫生等相关要求。③实验室设施和设备要求，包括基本要求、通风系统及水电系统等，其中通风系统这一条中要求实验室应保证良好通风，可利用自然通风或机械通风。实验室应依据风险评估结果选择通风方式。采用自然通风时，应设置可开启的窗户，并安装可防蚊虫的纱网。采用机械通风时，应遵循定向气流原则。可采用排风扇等简单排风装置或系统化的送排风设施。采用系统化机械通风且有明确压力或压力梯度要求时，应符合国家、地方相关标准的要求，并遵循相关具体细则。④实验室管理要求，临床实验室或其设立单位应有明确的法律地位和从事相关活动的资质。临床实验室或其设立单位应设置生物安全委员会，对实验室的生物安全进行监督、咨询、指导、评估（包括实验室运行的生物安全风险评估和实验室安全事故处置）。实验室负责人应至少是生物安全委员会有职权的成员。实验室应根据风险评估制定生物安全政策、计划、程序、手册、指导书和记录等文件，并传达至相关人员。包括管理责任、个人责任、制定安全手册、安全检查、危险材料管理、实验室活动管理、内务管理、设施设备管理、医疗废物处置、应急措施、消防安全、事故报告、安全保障等。其中实验室活动管理中对临床实验室生物危险物质溢洒处理做了相关说明。在医疗废物处置中，要求临床实验室工作人员个体防护装备选用原则。个体防护装备，包括防护服、口罩、手套、眼面防护装备、工作帽、工作鞋等均有具体要求。在最后，安全保障一栏指出实验室设立单位应建立和完善安全保卫制度,采取安全保卫措施,保障实验室安全。防止危险材料、临床标本及患者信息丢失、被误用、被偷盗和被不正当使用。实验室设立单位应根据实验室工作内容以及具体情况进行风险评估,制定安全保障规划,进行安全保障培训;调查并纠正实验室安全保障工作中的违规情况。并且建立严格的实验室人员出入管理制度。适用时,还应按照国家有关规定建立相应的保密制度。

在寄生虫感染的实验室诊断中,常需近距离接触患者的分泌物、排泄物和血液等有生物危险因子的标本,因此在进行标本的采集、保存、运送、检查和废弃物处理的全过程中,必须在相应的生物安全条件下,严格遵循操作程序进行,坚决杜绝实验室感染和病原体的污染。各级别的生物危害病原体的操作必须在相应级别的生物安全实验室内进行。多数寄生虫病原体和血液样本的检测一般需在生物安全二级实验室(biosafety level 2 laboratory,SBL-2)内操作。

(曹　喻)

推荐阅读

[1] 沈继龙，张进顺. 临床寄生虫学检验. 4版. 北京：人民卫生出版社，2012.

[2] 苏川，刘文琪. 人体寄生虫学. 10版. 北京：人民卫生出版社，2024.

[3] 许隆祺. 图说寄生虫学与寄生虫病. 北京：北京科学技术出版社，2016.

[4] 詹希美. 人体寄生虫学. 2版. 北京：人民卫生出版社，2010.

[5] 李雍龙. 人体寄生虫学. 7版. 北京：人民卫生出版社，2008.

[6] 卢思奇. 医学寄生虫学. 2版. 北京：北京大学医学出版社，2009.

[7] 高兴政. 医学寄生虫学. 北京：北京大学医学出版社，2005.

[8] 汪世平，叶嗣颖. 医学微生物学与寄生虫学. 北京：科学出版社，2006.

[9] 殷国荣. 医学寄生虫学. 北京：科学出版社，2004.

[10] 曾庆仁. 病原生物学. 北京：人民卫生出版社，2001.

[11] 文心田，于恩庶，徐建国，等. 当代世界人兽共患病学. 成都：四川科学技术出版社，2011.

[12] 吴观陵. 人体寄生虫学. 4版. 北京：人民卫生出版社，2013.

[13] 许隆祺，余森海，徐淑惠. 中国人体寄生虫分布与危害. 北京：人民卫生出版社，2000.

[14] 蒋次鹏，焦郭堂，MCMANUS D P. 肝胆寄生虫病学. 天津：天津科技翻译出版公司，2001.

[15] 徐国成，韩秋生，王继春. 人体寄生虫学彩色图谱. 沈阳：辽宁科学技术出版社，2005.

[16] 潘卫庆，汤林华. 分子寄生虫学. 上海：上海科学技术出版社，2004.

[17] 杨维平，吴中兴. 人体寄生虫病化学药物防治. 南京：东南大学出版社，2004.

[18] 孙新，李朝品，张进顺. 实用医学寄生虫学. 北京：人民卫生出版社，2005.

[19] 汪世平. 医学寄生虫学. 北京：高等教育出版社，2009.

[20] 李朝品，高兴政. 医学寄生虫图鉴. 北京：人民卫生出版社，2012.

[21] 李朝品. 人体寄生虫学实验研究技术. 2版. 北京：人民卫生出版社，2024.

中英文名词对照索引

A

阿米巴肉芽肿　amebic granuloma 50
埃及血吸虫　*Schistosoma haematobium* 156
艾氏小杆线虫　*Rhabditis（Rhabditella）axei* 29

B

巴贝虫病　babesiosis 113
班氏丝虫病　wuchereriasis 79
伴随免疫　concomitant immunity 7
孢子增殖　sporogony 99
饱和盐水浮聚法　brine flotation method 161
保虫宿主　reservoir host 3
贝尔曼法　Baermann's technique 28
贝氏等孢球虫　*Isospora belli* 60
被忽视热带病　neglected tropical disease，NTD 1
比翼线虫病　syngamiasis 145
苄硝唑　benznidazole 113
标准操作规程　standard operation procedure，SOP 197
表膜抗原　membrane antigen 7
播散性超度感染　disseminated hyperinfection 27
布氏姜片吸虫　*Fasciolopsis buski* 31

C

肠道寄生虫　intestinal parasite 16
成熟裂殖体　mature schizont 97
迟发型子孢子　bradysporozoites，BS 98
虫荷　parasite burdcn 7
虫媒病　vector-borne disease 9
雌配子　female gamete 99

D

带虫免疫　premunition 7
带虫者　carrier 6
单克隆抗体　monoclonal antibody，McAb 184
滴虫病　trichomoniasis 154

顶突　rostellum 71
东方毛圆线虫　*Trichostrongylus orientalis* 28
动合子　ookinete 99
杜氏利什曼原虫　*Leishmania donovani* 105
多房棘球绦虫　*Echinococcus multilocularis* 75
多寄生现象　multi parasitism 6

E

萼　calyx 147

F

非消除性免疫　non-sterilizing immunity 7
肥胖带绦虫　*Taenia saginata* 35
分泌排泄抗原　secreted and excreted antigen 7
分子模拟　molecular mimicry 8
粉螨　flour mite 146
粪便直接涂片法　fecal direct smear method 159
粪类圆线虫　*Strongyloides stercoralis* 26
呋喃嘧酮　furapyrimidone 84
复发　relapse 101

G

改良加藤法　modified Kato's thick smear method 160
改良抗酸染色法　modified acid-fast stain 166
肝毛细线虫　*Capillaria hepatica* 64
肝片形吸虫　*Fasciola hepatica* 69
肝片形吸虫病　fascioliasis hepatica 69
肝吸虫　liver fluke 66
冈田绕眼果蝇　*Amiota okadai* 151
刚地弓形虫　*Toxoplasma gondii* 129
肛门拭子法　anal swab method 163
睾丸鞘膜积液　hydrocele testis 82
弓形虫病　toxoplasmosis 129
共栖　commensalism 2
钩虫　hookworm 19
钩蚴培养法　culture method for hookworm larvae 163

广州管圆线虫 Angiostrongylus cantonensis.................115

H

合子 zygote.................57
河盲症 river blindness.................152
互利共生 mutualism.................2
华支睾吸虫 Clonorchis sinensis.................66
华支睾吸虫病 clonorchiasis.................66
环卵沉淀试验 circumoval precipitin test，COPT.........182
环状体 ring form.................96
获得性免疫 adaptive immunity.................5

J

机会性致病性寄生虫 opportunistic parasite...................4
吉姆萨染色 Giemsa stain.................169
棘阿米巴属 Acanthamoeba spp..................117
棘口吸虫 Echinostome.................34
棘口吸虫病 echinostomiasis.................34
棘球蚴砂 hydatid sand.................72
继发性免疫抑制 secondary immunosuppression.................6
寄生 parasitism.................2
寄生部位的隔离 local isolation.................8
寄生虫病 parasitic disease.................6
寄生虫感染 parasitic infection.................6
加藤法 Kato's thick smear method.................160
贾第虫病 giardiasis.................53
兼性寄生虫 facultative parasite.................4
结肠小袋纤毛虫 Balantidium coli.................55
结肠小袋纤毛虫病 balantidiasis.................55
疥疮 scabies.................135
巨结肠 megacolon.................112
巨食管 megaesophagus.................112
聚合酶链式反应 polymerase chain reaction，PCR.........13

K

抗原变异 antigenic variation.................7
抗原伪装 antigen disguise.................8
口钩 oral hooks.................137
枯氏锥虫 Trypansoma cruzi.................111
阔节裂头绦虫 Diphyllobothrium latum.................45

L

蓝氏贾第鞭毛虫 Giardia lamblia.................53
利杜体 Leishman-Donovan body，LD body.................105

蠊缨滴虫 Lophomonas blattarum.................147
链状带绦虫 Taenia solium.................35
裂头蚴病 sparganosis.................128
裂殖子 merozoite.................97
临床寄生虫学检验技术 parasitic disease clinical examination technology.................1
淋巴水肿 lymphoedema.................82
淋巴丝虫病 lymphatic filariasis.................82
旅游者腹泻 traveler's diarrhea.................53
卵囊 oocyst.................57

M

麦地那龙线虫 Dracunculus medinensis.................124
曼氏迭宫绦虫 Spirometra mansoni.................128
慢性感染 chronic infection.................6
毛囊虫 hair follicle mite.................136
毛首鞭形线虫 Trichuris trichiura.................23
毛蚴孵化法 miracidium hatching method.................171
酶联免疫斑点试验 enzyme linked immunospot assay，ELISPOT.................181
酶联免疫吸附试验 enzyme-linked immunosorbent assay，ELISA.................28
美洲板口线虫 Necator americanus.................19
棉签拭子法 cotton swab method.................163
免疫层析技术 immunochromatography assay，ICA.................103，182
免疫酶染色试验 immunoenzyme staining test，IEST....83
免疫色谱技术 immunochromatographic technology，ICT.................83
免疫抑制 immunosuppression.................8
免疫印迹试验 immunoblotting，IB.................74，182

N

耐格里属 Naegleria spp..................117
囊尾蚴病 cysticercosis.................35
囊型包虫病 cystic echinococcosis.................71
囊液 hydatid fluid.................71
内脏利什曼病 visceral leishmaniasis，VL.................105
内脏幼虫移行症 visceral larva migrans.................6
拟染色体 chromatoid body.................47
黏膜皮肤利什曼病 mucocutaneous leishmaniasis，MCL.................105
牛带绦虫病 taeniasis saginata.................39
疟疾 malaria.................96

疟色素　malarial pigment 96
疟原虫　*Plasmodium* 96

P

旁基体　parabasal body 147
泡型包虫病　alveolar echinococcosis 75
配子生殖　gametogony 99
皮肤幼虫移行症　cutaneous larva migrans 6
匐行疹　creeping eruption 19

Q

恰加斯病　Chagas disease 111
迁延移行　persisting migrant 21
潜伏期　incubation period 6
潜蚤　*Tunga* spp. 140
潜蚤病　dermatophiliasis; tungiasis 140
球鞭毛体　spheromastigote 111

R

染色试验　dye test，DT 132
热带肺嗜酸性粒细胞增多症　tropical pulmonary eosinophilia，TPE 83
人兽共患寄生虫病　parasitic zoonosis 3
人芽囊原虫　*Blastocystis hominis* 59
溶组织内阿米巴　*Entamoeba histolytica* 47
肉孢子虫　*Sarcocystis* 133
肉孢子虫病　sarcocystosis 133
肉孢子毒素　sarcocystin 134
肉芽肿　granuloma 7
蠕形螨　demodicid mite 136
蠕形螨病　demodicidosis 136
蠕形住肠线虫　*Enterobius vermicularis* 24
乳糜尿　chyluria 83
瑞氏染色　Wright stain 170

S

上鞭毛体　epimastigote 110
伸缩泡　contractile vacuole 55
肾膨结线虫病　dioctophymiasis renale 156
生发层　germinal layer 71
生发囊　brood capsule 71
生物共生　symbiosis 2
虱　louse 139
虱病　pediculosis 139

十二指肠钩口线虫　*Ancylostoma duodenale* 19
时间分辨荧光免疫测定　time-resolved fluoroimmunoassay，TRFIA 181
世代交替　alternative generation 3
兽比翼线虫病　mammomonogamosis 145
兽比翼线虫属　*Mammomonogamus* spp. 145
输入性病例　imported case 12
丝虫　filaria 78
斯氏并殖吸虫　*Pagumogonimus skrjabini* 127
似蚓蛔线虫　*Ascaris lumbricoides* 17
速发型子孢子　tachysporozoite，TS 98
孙囊　grand daughter cyst 71
缩小膜壳绦虫病　hymenolepiasis diminuta 44

T

体内自身感染　endo-autoinfection 27
体外自身感染　exo-autoinfection 27
透明胶纸法　scotch tape test 164

W

微丝蚴　microfilaria 78
微小膜壳绦虫病　hymenolepiasis nana 42
未成熟裂殖体　immature schizont 96
无鞭毛体　amastigote 111
无性生殖　asexual reproduction 3

X

西里伯瑞列绦虫　*Raillietina celebensis* 46
细胞剥落因子　cell-detaching factor 154
细粒棘球绦虫　*Echinococcus granulosus* 71
先天免疫　innate immunity 5
象皮肿　elephantiasis 82
肖氏固定液　Schaudinn's fluid 191
消除性免疫　sterilizing immunity 7
硝呋莫司　nifurtimox 113
携带　phoresis 2
雄配子　male gamete 99
休眠子　hypnozoite 98
旋毛虫病　trichinelliasis，trichinellosis 120
旋毛形线虫　*Trichinella spiralis* 120
旋盘尾线虫　*Onchocerca volvulus* 152
血吸虫　schistosome 85

Y

亚洲带绦虫病　taeniasis asiatica......41

夜现周期性　nocturnal periodicity......81

伊维菌素　ivermectin......84

乙胺嗪　diethylcarbamazine，DEC......84

异尖线虫　*Anisakis*......126

异尖线虫病　anisakiasis......126

异染质　volutin......110

异嗜症　allotriophagy......22

异位寄生　ectopic parasitism......6

异位损害　ectopic lesion......6

异形吸虫　*Heterophyids* spp.......33

易感性　susceptibility......9

阴道毛滴虫　*Trichomonas vaginalis*......154

隐孢子虫　*Cryptosporidium* spp.......57

隐孢子虫病　cryptosporidiosis......57

隐性感染　latent infection......6

隐性期　latent period......6

隐性丝虫病　occult filariasis......82

蝇蛆　maggot......137

蝇蛆病　myiasis......137

有性生殖　sexual reproduction......3

幼虫移行症　larva migrans......2，6

原发性阿米巴脑膜脑炎　primary amoebic
meningoencephalitis，PAM......117

原生物界　Kingdom Protozoa......4

原头节　protoscolex......71

原位杂交　in situ hybridization......13

Z

再燃　recrudescence......101

中间宿主　intermediate host......3

终宿主　definitive host......3

轴柱　axostyle......147

猪带绦虫病　taeniasis solium......35

猪巨吻棘头虫　*Macracanthorhynchus hirudinaceus*......29

专性寄生虫　obligatory parasite......4

转续宿主　paratenic host；transport host......3

锥鞭毛体　trypomastigote......109

锥虫　trypanosome......109

锥虫病　trypanosomiasis......109

锥虫下疳　trypanosomal chancre......111

子孢子　sporozoite......57

子囊　daughter cyst......71

自然沉淀法　natural sedimentation method......162

自体感染　autoinfection......42